Springer-Verlag Wien GmbH

Manfred Schmidbauer

Das kreative Netzwerk

Wie unser Gehirn in Bildern spricht

Springer-Verlag Wien GmbI I

Univ.-Doz. Dr. Manfred Schmidbauer
Primarius der Neurologischen Abteilung
am Krankenhaus Lainz, Wien

Gefördert durch die Kulturabteilung der Stadt Wien,
Wissenschafts- und Forschungsförderung

Umschlagbild: Ausführender Nervenstrang vor dem Hintergrund eines Blockdiagramms cerebraler Informationsverarbeitung. Originalzeichnung M. Schmidbauer © 2004
Satz: Composition & Design Services, Minsk 220027, Belarus

Gedruckt auf säurefreiem, chlorfrei gebleichtem Papier – TCF
SPIN: 10981887

Bibliografische Information der Deutschen Bibliothek
Die Deutsche Bibliothek verzeichnet diese Publikation in der Deutschen Nationalbibliografie; detaillierte bibliografische Daten sind im Internet über http://dnb.ddb.de abrufbar.

ISBN 978-3-211-20834-2   ISBN 978-3-7091-0567-2 (eBook)
DOI 10.1007/978-3-7091-0567-2

Vorwort

Zeichnen und Malen ist eine allgemeinmenschliche Begabung. Sie entspringt der Notwendigkeit, die gegenständliche Umwelt kennen zu lernen und ihre Merkmale anderen mitzuteilen. Visuelle Umweltmerkmale, die für unser Leben wichtig sind, werden instinktiv, auf Basis individueller Erfahrung oder epochal im Kulturkollektiv bewertet. Daher treibt uns bereits früh in der Kindheit eine Motivation zur Auseinandersetzung mit Stift und Pinsel.

Ich versuche hier, die cerebralen Mechanismen darzustellen, welche – so weit bisher bekannt oder empirisch naheliegend – in ihrem Zusammenwirken diese exklusiv menschliche Leistung ermöglichen, und zeige an Beispielen die Auswirkung von organischen Hirnerkrankungen auf das „Funktionsorchester" bildhaften Gestaltens.

Diese Arbeit versteht sich als fragmenthafter Beitrag zu einer neurologischen Betrachtung der Ästhetik oder zu einer „Neuro-Ästhetik", wie es Semir Zeki in seinem Buch „The inner vision" (1) ausgedrückt hat. Im Gegensatz zu Zekis Konzept beschränkt sich diese Arbeit nicht auf Beziehungen zwischen Kunst und Neurophysiologie, sondern beabsichtigt eine möglichst vielfältige Anknüpfung an klinisch-neurologische Phänomene, die das visuelle Gehirn betreffen, und entsprechend wird illustrativen Fallbeispielen viel Raum gegeben.

Die Analyse setzt auch keinen elektiven Schwerpunkt auf moderne Kunst – im Vollbewusstsein ihrer stark reflexiven Wirkung auf Teilbereiche der visuellen Wahrnehmung –, sondern berücksichtigt in größerem Rahmen unsere gegenständliche und narrative abendländische Maltradition.

Die detaillierte Abhandlung insbesondere funktionell-neuroanatomischer Aspekte geschieht nicht nur mit Hinblick auf eine neurobiologisch-korrelative Durchdringung des Problems visueller Auffassung und bildlicher Gestaltung, sondern um die Anwendung von Zeichnen und Malen als praktisch-diagnostische und therapeutische Methode neurologisch zu begründen. Ich möchte aber keine abschließenden Summen der Problemeinsicht geben, sondern möglichst viele Betrachtungsebenen ansprechen und auf ihren Gegenstandsbezug verweisen. Dies ist unweigerlich mit Fragmenthaftigkeiten erkauft und sicher auch mit manchen vorläufigen Aussagen und versteht sich dort als der Versuch eines stimulierenden ersten Schritts zum Gegenstand.

Erwarten Sie bitte keine Systematik der funktionellen Neuroanatomie, sondern eine themen- und zielorientierte Zusammenstellung dessen, was davon für Zeichnen und Malen Bedeutung hat. Es wird also fallweise die Konsultation neuroanatomischer, neurologischer und neuropsychologischer Sachbücher hilfreich sein oder auch unumgänglich. Ich habe mich bemüht, inhaltliche Kontinuität zu gewährleisten, selbst wenn Passagen der „neurologiespezifischen" Kapitel von einem allgemeiner interessierten Leser übergangen würden. Das gilt besonders für Abschnitte von Teil III und IV, deren Inhalt allgemeiner verständlich in Kapitel VIII und in fortlaufenden Rekapitulationen zusammengefasst wurde. Neurologische Fachbezüge in der zweiten Hälfte des Buches folgen der Absicht, die Theorie eben durch praktische Beispiele in der täglichen Routine wiedererkennbar und damit besser umsetzbar zu machen.

Einzelne Störungen werden nicht durch Beispiele illustriert und einige Patienten ohne nähere Details zu Alter, Geschlecht und Krankengeschichte vorgestellt. Wir berücksichtigen damit Wünsche zur Anonymisierung des Bildmaterials. Aus ähnlichen Gründen musste leider auch auf manche beispielhaften Bilder verzichtet werden.

Ich danke meinen Patienten und meinen Kindern Caroline und Victor sowie meinem Neffen Gustav für ihre Zeichnungen und Malereien und meinen Freunden für viele hilfreiche Anmerkungen.

An der Schaffung des Manuskripts war mein Assistenzarzt, Herrn Dr. Robert Paur, mit neuroanatomischen Textpassagen, Blockdiagrammen (Abb. 44, 45, 53, 57–60) sowie vielen Anregungen beteiligt, und ich danke ihm hierfür ganz besonders. Herrn Hans Sfiligoi danke ich für seine langjährigen Verdienste in der praktischen Anleitung unserer Patienten beim Zeichnen und Malen. Meinem Neuropsychologen, Herrn Magister Werner Sattler, danke ich für Vorschläge in der Aufgabenkonzeption und deren praxisorientierter Anpassung, wodurch die Arbeiten von Patienten einer neuropsychologischen Analyse leichter erschlossen wurden. Herr Raimund Petri-Wieder vom Springer-Verlag hat auch dieses Manuskript mit kompetentem Rat und Beistand begleitet, dafür meinen besonderen Dank.

Die Umschlagsillustration wurde nach meiner Handzeichnung angefertigt, die Abbildungen 1, 5–7 und 39 sind meinen Originalzeichnungen im „Gitterlosen Käfig" (25) entnommen. Die Abb. 8–12, 15, 43, 52 und 54 habe ich neu beigefügt, um eine einfache und schematische Textbegleitung zu gewährleisten.

Ich möchte durch den neurobiologischen Betrachtungsstandpunkt dieser Arbeit nicht zur Entzauberung des Wunderbaren und zur Autopsie des Schönen aufrufen, keine therapeutische Methode neu begründet haben und mich nicht rechtfertigen für das Fehlen von interindividueller Vergleichbarkeit oder Standardisierung, weil gerade die Freilegung einzelmenschlicher Kreativität eine ihrer Hauptmotivationen ist. Ich möchte lediglich zeigen, dass bildliches Gestalten in Gesundheit und Krankheit eine zutiefst menschliche und menschenverbindende Fähigkeit ist und in Anwendung auf neurologische Patienten keineswegs eine Verlegenheitsform von „Beschäftigungstherapie".

Wien, im Juli 2004   Manfred Schmidbauer

Inhaltsverzeichnis

**Teil IV
Das kranke Gehirn
und seine bildnerischen Möglichkeiten**

Teil I
Ursprünge

Kapitel I

Einleitung

Zeichnen und Malen ist eine unserer anspruchsvollsten Hirnleistungen und ursprünglich keine elitäre Freizeitgestaltung mangels realer Aufgaben, sondern ein lustbegleitetes Lernprogramm in unserer Auseinandersetzung mit der Welt. Bildliches Gestalten lässt sich durch die Menschheitsgeschichte und durch jedes individuelle Leben wie ein bunter Faden verfolgen. Es ist ein harmonisches Zusammenwirken vieler Teile des Gehirns, in Gang gehalten durch die instinktgesicherten Motoren unserer biologisch wichtigen Funktionen, nämlich durch Lust und Neugierde, durch Freude an der Schönheit oder auch durch den Drang, Schmerzhaftes, Beängstigendes, Quälendes auszudrücken. Und diese „Menschen-Form der Entäußerung" wird durch Befriedigung im erreichten Ziel immer weiter vorangetrieben.

Unsere starke Motivation für die Sichtbarmachung wichtiger Inhalte, wodurch bildliches Gestalten in der Artgeschichte und im einzelnen Menschen bestimmt und geleitet wird, begründet die Hoffnung, cerebrale Gestaltungsfunktionen neu zu aktivieren, wenn sie etwa durch Gehirnerkrankungen gestört waren. Aber stellen wir uns zunächst eine Grundsatzfrage:

Warum ist das Schöne schön,
und was drängt uns dazu, es abzubilden?

Durch Freude am Schönen empfinden wir Werte und Wichtigkeiten für unser Leben. Es ist naheliegend, dass wir Naturvorgänge schön finden und die Natur aufsuchen, wenn wir existenzielle Orientierungshilfen brauchen. Naheliegend deshalb, weil wir Teil dieser Naturvorgänge sind. Von ihnen lernen wir für das eigene Existieren. Und weil das biologisch wichtig ist, wird es durch positive Emotionen abgesichert.

Die anteilnehmende Auseinandersetzung mit Naturvorgängen ermöglicht es uns, „Leit-Bilder" und Analogien für unser Handeln und Verhalten zu finden.

Bilden wir Naturvorgänge ab, so faszinieren uns nicht Linien, Anordnungen und Farben „als solche", sondern wir verwenden sie, um schöne, und schöne, weil biologisch wichtige Dinge und Vorgänge darzustellen. Und wenn wir sie darstellen, bedeutet das, wir werden durch Freude motiviert, sie auszudrücken, zu „verkörpern". Freude ist es also, was einen lebenswichtigen Lernprozess in Gang setzt und im Laufen hält.

Warum drängt die Faszination an der Naturschönheit zu bildnerischer Darstellung als ihrer direktesten Äußerungsform? Ich denke, das ist einfach: Alles, was uns umgibt, ist so vorrangig Farbe, Licht und Schatten und damit auch Linie, Fläche und Form. Form drängt offenbar darnach, durch Form ausgedrückt zu werden. Ich ignoriere nicht mit Vorsatz die Bedeutung der Musik, wenn sie aus diesen Überlegungen ausgeschlossen bleibt. Es geschieht mit Hinblick auf den thematischen Rahmen, der dadurch verlassen würde (2, 3). Und was ist mit Sprache und Schrift? Dort wird Gegenständliches zum abstrakten Symbol, zum flexiblen, gleichsam reisefesten Kürzel. Formauffassung, Interpretation, Abstraktion und formaler Ausdruck laufen also sowohl im bildlichen Gestalten als auch im gesprochenen und geschriebenen Code der Sprache ab, und beide Leistungen sind vielfach miteinander verschränkt, wenn auch nicht in der gleichen Hirnhälfte repräsentiert. Dennoch sind sie in ihrer sinnlichen Wirkung so verschieden, und diese Empfindung drückt Eugène Delacroix in seinem Tagebuch folgendermaßen aus:

„Es ist ein merkwürdiges Geheimnis um die Wirkungen, die die Kunst (gemeint ist die Malerei) auf empfindliche Organisationen ausübt, die so verworren sind, wenn man sie beschreiben will, und so voll Kraft und Bestimmtheit, wenn man sie auch bloß in der Erinnerung von neuem empfindet! Ich glaube ganz fest, dass wir immer etwas von uns in die Empfindungen hineinmischen, die von den Objekten, die uns ergreifen, auszugehen scheinen. Es ist wahrscheinlich, dass mir diese Werke deswegen so gut gefallen, weil sie Empfindungen entsprechen, die mir eigen sind; und wenn sie, obgleich einander unähnlich, mir denselben Grad von Vergnügen gewähren, so kommt das daher, dass ich in mir selbst die Quelle der Wirkung finde, die sie hervorbringen.

Diese der Malerei eigentümliche Wirkung ist gewissermaßen greifbar; die Poesie und die Musik können sie nicht geben. Der Beschauer sieht die Objekte dargestellt, wie wenn er sie tatsächlich vor sich hätte, und zu gleicher Zeit spricht der Sinn, der in den Szenen liegt, zu seinem Geiste und entzückt ihn"(4).

Bereits die Wahrnehmung natürlicher Formen erzeugt Lust und Freude. Denn Formen und Vorgänge in der Natur sind ursprünglich so reich an Auswirkungen auf den Menschen, dass sie viele emotionale Anknüpfungen herstellen, also eine vom Instinkt determinierte Priorität haben. Daher suchen wir heute wie vor Jahrtausenden die Natur auf, wenn wir Angst haben, orientierungslos oder erschöpft sind. Religionsgründer, Philosophen und Dichter haben sich in die Wüste, ans Meer und ins Gebirge zurückgezogen, um klarer zu sehen und deutlicher zu hören. Noch stärker wird die Empfindung natürlicher Schönheit, wenn sie uns in Ausnahmesituationen begegnet, wie der Vollmond bei einer Reifenpanne oder, noch lieber, beim gemeinsamen Blick vom Kahlenberg auf das nächtliche Wien, der erlösende Regenschauer inmitten gnadenloser Sommerhitze oder der kalte Gebirgsbach auf einer Bergtour und das Wasserbecken in einem Wadi, wenn alle bedeckt mit Sand und die Wasserflaschen leer sind. In jeder lebensnotwendigen Tätigkeit liegt als besondere Form der Schönheit etwas zeitlos Anmutiges. Welcher „Chic" des modischen Moments besteht diesen Vergleich vor einem wachen Auge und den Prüfungen der Zeit?

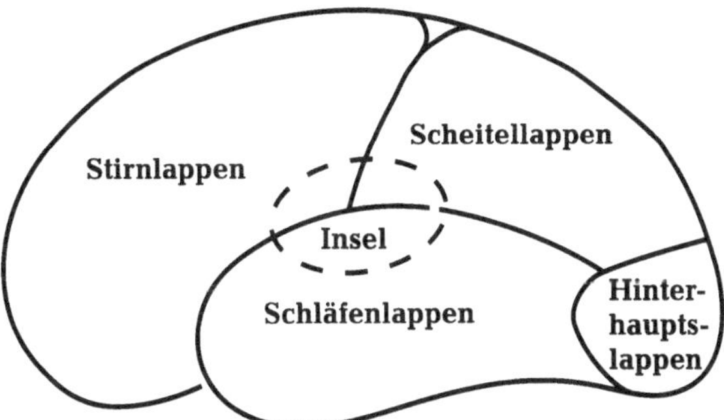

Abb. 1. Originalabbildung M. Schmidbauer (25)

Naturschönheit ist also nicht nur ein Gleichklang, der sich im Gehirn des Menschen fortsetzt, sich in Emotion und Erinnerung einprägt und in unseren Ausdrucksformen sein Echo findet. Nein, es erfolgt über passive Betrachtung hinaus eine komplexe cerebrale Reaktion, es entsteht etwas Neues. Wir bilden, indem wir betrachten, aus vielen flüchtigen visuellen Reizeingängen die „substanziellen" Summen, das „Bezeichnende" des visuellen Gegenstandes, wir entwickeln eine Kategorie, ein Ideal durch Auswahl vor dem Hintergrund unserer Erfahrung.

Die Erkenntnis, dass wir nur solche Objekte kategorisieren können, die wir schon gesehen haben und wovon wir daher eine allgemeine Repräsentation besitzen, bringt Plato nahe an die Sichtweise der modernen Neurobiologie (1).

Die Auswahlprozesse, die in unserem Gehirn ablaufen, wenn es Formen wahrnimmt, sind festgelegt durch die Physiologie des Gehirns, dem Ergebnis einer evolutionären Entwicklungsarbeit von Millionen Jahren. Was damit ereicht wurde? Sicheres und rasches Wiedererkennen der Gemeinsamkeiten von Formen in weiter Unabhängigkeit von deren variablen Merkmalen, die sich z.B. aus der jeweiligen Betrachterperspektive, aus dem Blickwinkel ergeben. So weit zur visuellen Wahrnehmung als einer altgedienten Hirnfunktion, die uns durch emotionale Verknüpfungen des Gesehenen einprägsam macht, was für unser Überleben ursprünglich wichtig war und weiterhin ist. Entwicklungsgeschichtlich ganz neu ist hingegen das menschliche Bestreben des bildlichen Ausdrucks. Es folgte der Spezialisierung unseres Scheitellappens und der Massenzunahme von Stirn – und Schläfenlappen (Abb. 1).

Die Liebe zur Schönheit kann durchs ganze Leben so stark bleiben, wie sie als kindliche Neugierde an der noch unbekannten visuellen Welt war. Und so beginnt diese Liebe, das Gesehene und Empfundene erfinderisch in neue Formen zu fassen. Man könnte sagen, bildliches Gestalten ist Natur, welche die Funktionen des Menschenhirns bis zu seinen Ausfolgesystemen durchlaufen hat. Und dabei wurden auf lustvoll-spielerische Art archaische und neue, spezifisch menschliche Hirnleistungen zusammengestimmt. Es lohnt sich, bildliches Gestalten hier und Sprache da in einer Art funktioneller Nachbarschaft zu betrachten, gemeinsam mit der Fähigkeit zu schreiben, zu lesen und zu reden oder Gesprochenes zu verstehen.

Aber sehen wir uns nun Kinderzeichnungen an, die Versuche von Freizeitmalern, von Künstlern und die Arbeiten von neurologischen Patienten. Nicht nur die Freude an Schönheit und Natur kommt darin zum Ausdruck, sondern Angst, Trauer und Verzweiflung. Wir müssen uns also eine zweite Frage stellen:

Warum ist das Traurige und Angstmachende Gegenstand unserer bildlichen Auseinandersetzung?

Wie wir im Positiven durch Lust und Freude zur Wiederholung oder Erhaltung von Daseinszuständen motiviert werden, so erzeugt die Diskrepanz zwischen dem, was wir herbeiwünschen, und dem, was tatsächlich passiert, eine starke Ausdrucksmotivation. Wir haben etwas „Negatives" erlebt, wir wollen vermeiden, dass es sich wiederholt, und vor allem wollen wir verstehen, warum es geschah. Noch bevor wir alles einer distanziert-abstrakten, sprachlichen Analyse unterziehen, drängt unsere negative Emotion nach unverzüglichem Ausdruck. Sprachliche Erklärungen trösten nur kurz. Der schlüssige Sprachbeweis für die Unsinnigkeit einer Liebe hat noch nie verhindert, dass wir mit aller Waghalsigkeit weiterhin nur noch eines wollen – zu dem Menschen, den wir lieben. Daher leiden wir, wenn wir lieben und nicht wieder geliebt werden. Und nun passiert das Eigenartige: Auch Negatives kann Lust erzeugen, wenn es durch eine spontane Darstellungsform ausgedrückt und so erst kämpfend in eine abstrakte Betrachtungsdistanz gebracht wird. Wir sehen mit einem Mal vor uns, was ein Umweltvorgang, eine Auseinandersetzung mit einem Menschen, eine Krankheit etc. in uns bewirkt und ausgelöst hat. Es gibt mit einem Mal ein Zeichen für unseren Schmerz, für unsere Trauer, und damit stehen wir nicht mehr „tierisch" sprachlos vor unserem Unglück, aber auch nicht betrogen durch das so oft abstrakt Verallgemeinernde der Sprache. Wir haben eine Bilder-Sprache gefunden die zwischen dem passiven Leiden und der abstrakten linguistischen Verarbeitung liegt – eine Sprache, die an das konkret Gegenständliche anknüpft, an den Anlass, der uns verletzt und so sehr bewegt hat. Denn es wäre noch zu früh, daraus verallgemeinernd-abstrakte Kategorien und Prinzipien abzuleiten und so eine Vorkehrung gegenüber dem Wiederholungsfall zu treffen. Dazu ist alles noch zu nahe, es steht randlos vor uns und verdunkelt den Himmel wie die Polarnacht.

Wenn wir bildlich gestalten, dann leitet uns immer das dinghaft Konkrete, wir nehmen es zum „Vorbild", und das klingt bei Picasso folgendermaßen:

„Es gibt keine abstrakte Kunst. Man muss immer mit etwas anfangen. Nachher kann man alle Spuren der Wirklichkeit entfernen. Dann besteht ohnehin keine Gefahr mehr, weil die Idee des Dings inzwischen ein unauslöschliches Zeichen hinterlassen hat. Es ist das, was den Künstler ursprünglich in Gang gebracht, seine Ideen angeregt, seine Gefühle in Schwung gebracht hatte. Ideen und Gefühle werden schließlich Gefangene innerhalb seines Bildes sein. Was auch mit ihnen geschehen mag, sie können dem Bild nicht mehr entschlüpfen. Sie bilden ein inniges Ganzes mit ihm, selbst wenn ihr Vorhandensein nicht länger unterscheidbar ist. Ob es dem Menschen passt oder nicht, er ist das Werkzeug der Natur. Sie zwingt ihm ihren Charakter und ihre Erscheinungsform auf." [...]

Es gibt auch keine ‚figurative‘ und ‚nicht-figurative‘ Kunst. Alles erscheint uns in Gestalt einer ‚Figur‘. Selbst in der Metaphysik werden Ideen mittels sym-

bolischer ,Figuren' ausgedrückt. Da sehen sie, wie lächerlich es ist, wenn man denken wollte, man könnte ohne ,Figuration' malen. Eine Person, ein Gegenstand, ein Kreis – das sind alles ,Figuren', sie wirken alle mehr oder weniger intensiv auf uns ein. [...]

Ich bemühe mich immer um Ähnlichkeit [...] Ein Maler muss die Natur beobachten, darf sie aber nie mit der Malerei verwechseln. Natur ist nur mit Hilfe von Zeichen in Malerei übersetzbar. Aber ein Zeichen erfindet man nicht. Man muss sich intensiv um Ähnlichkeit bemühen, damit sich schließlich die Zeichen herauskristallisieren" (5).

Bilder hier, Worte da
und ein säuberlicher Trennstrich dazwischen?

Was Bilder sind, wissen wir, und das ist gut, denn dieses Buch handelt überwiegend davon. Was aber sind Wörter, und wie ist ihre Beziehung zu Bilden? Einmal sind Wörter Zeichen für natürliche Tatsachen. Mit Dauer der Anwendung dieser Methode der Abstraktion in der Menschheitsgeschichte und im Leben des Einzelnen werden natürliche Tatsachen zu Symbolen „geistiger" Tatsachen. Abstraktion, die Methode des Vergleichens und neue Zurüstung des menschlichen „Hirnverfahrens", greift auf diesen Anschauungsvorrat zurück. Und so wird Natur, deren Teil wir sind und die uns Beispiele für richtige, schlüssige Vorgänge und damit für die Harmonie zwischen Dingen „vor Augen führt", zuletzt zum Symbol für Erkenntnisse. Die *äußeren* Dinge liefern uns also eine Sprache für *innere* Vorgänge des Erkennens von Funktionen und Bedeutungen, für ein unermüdliches Ordnen, Abstrahieren und Sequenzieren. Jedes Wort als Zeichen für einen moralischen oder intellektuellen, also abstrakten Sachverhalt hat seinen Ursprung in einer materiellen Erscheinung, wenn auch zuletzt mit mehr Distanz als ein Bild, „das wir uns davon machen". Kopf und Herz für Denken und Gemüt sind Beispiele einer willkürlich fortsetzbaren Reihe, und mein Sohn Victor sagte als Kleinkind immer „Ohr, Ohr ...", wenn er auf Hörbares aufmerksam machen wollte. So wie wir anfänglich die Worte als Symbole für Dinge bilden, so werden die Dinge schließlich zu Symbolen für unsere Regelkonstrukte. Die äußere Erscheinung drückt gleichsam auf die Taste einer Klaviatur, die wir durch einen endlosen Vorgang der Verinnerlichung äußerer Dinge geschaffen haben. Der wütende Mensch als Stier oder Löwe, der Standhafte als Fels von Gibraltar, der Verschlossene als Mauer, und der unaufhörliche Versuch in Wissenschaft und privat, Merkmale von Tiergesichtern in Menschen wiederzuentdecken und daraus auf Gemeinsamkeiten ihrer Haupteigenschaften oder ihres Temperaments zu schließen (Abb 2 a–c).

Haben wir etwas verloren, so tröstet der Blick auf einen Fluss durch die Symbolik fließenden Wassers, der Herbst lässt uns nicht alleine alt werden, sondern alles um uns her altert ebenso, und wir sind getröstet durch die Symbolkraft seiner Früchte. Analogien durchdringen alles, und es ist unsere Begabung zur Kategorienbildung, zu Planung und Strategie, die uns nach inhaltlichen Beziehungen und regelhaften Verbindungen suchen lässt. Wir vermehren und verstärken Entsprechungen zwischen den sichtbaren Dingen und unseren Gedanken, solange wir leben. Sogenannte „primitive" Sprachen und ihre

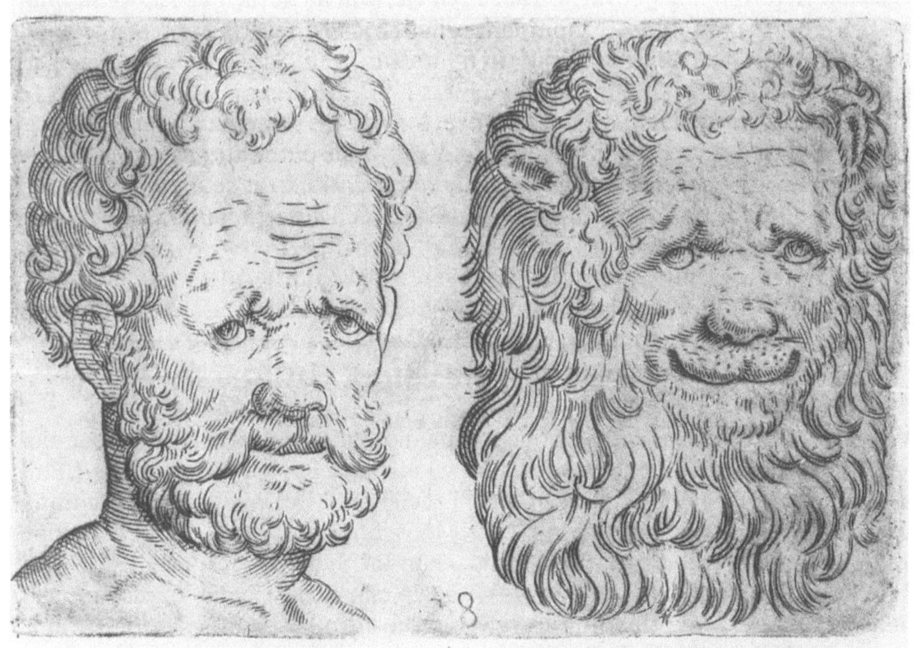

Abb. 2a. Giambattista della Porta. De humana Physiognomia (1586),
Neapel 1602, UB, Wien

Schrift bestehen vielfach nur aus Bildern wie in einer der ältesten Bilderschriften Europas aus Bohusland in Schweden (Abb. 3) oder einer Schriftmalerei aus Mexico zur Zeit der Eroberung durch Cortez (Abb. 4).

Ein Rückblick in die Geschichte der Sprachen zeigt aber nicht nur, dass alle geistigen Phänomene durch Gegenstände der Natur dargestellt werden, sondern auch, dass die gleichen Symbole das Grundinstrumentarium, das Basisrepertoire von Sprachen an verschiedenen Plätzen der Welt bilden. Sprache und, weiter gefasst, die Bildung von und der Umgang mit Symbolen ist also eine Methode zur Umbildung, zur „Übersetzung" einer *äußeren* Erscheinung in einen *inneren* Typus, in ein stellvertretendes Zeichen. Und so wie sich die Sprache im Ganzen am konkret Gegenständlichen orientiert, so entsteht die Schrift mit ihren zuletzt abstrakten Zeichen aus Bildsequenzen, als „Bilderschrift". Dieser Mechanismus ist eine kreative Kraft unseres Erkennens und Verstehens.

In der abendländischen Geschichte der Kunst und der Philosophie wurde den Beziehungen zwischen Natur und Mensch ein wechselndes Richtungsbild unterlegt. Einmal war die Vernunft der Filter, wodurch die Naturdinge in eine wertende Ordnung gebracht wurden, dann war die äußere Natur projektiver Ausdruck unserer inneren Zustände – man hat sich eben epochal auf verschiedene Aspekte einer Interaktion konzentriert wo es in Wahrheit kein Entweder – Oder gibt, wie wir noch sehen und neurobiologisch begründen werden.

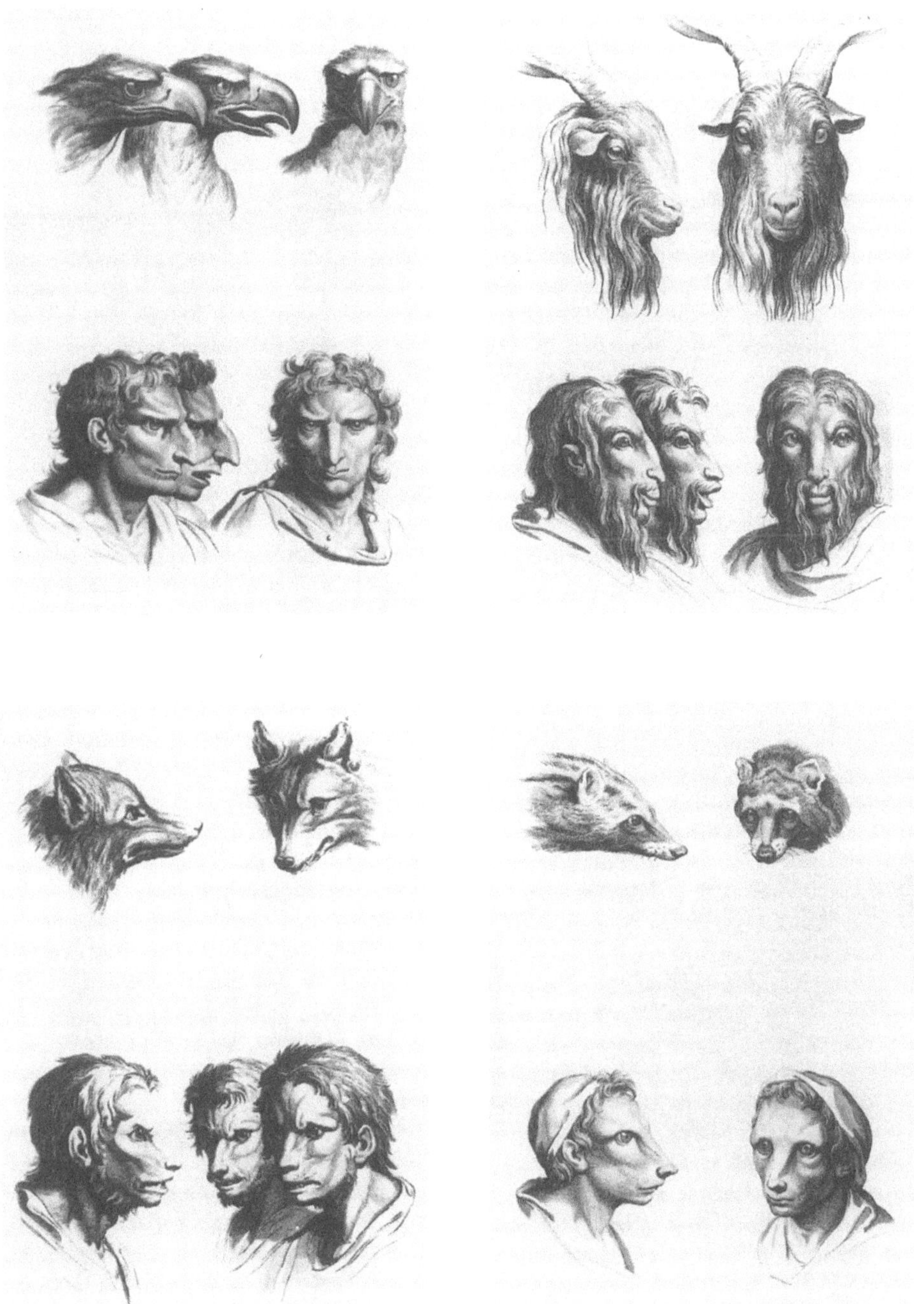

Abb. 2b. Dissertation sur un traité de Charles Le Brun, concernant le rapport des la physiognomie humaine avec celle des animaux; Paris, à la Calcographie du Musée Napoléon 1806. UB, Wien

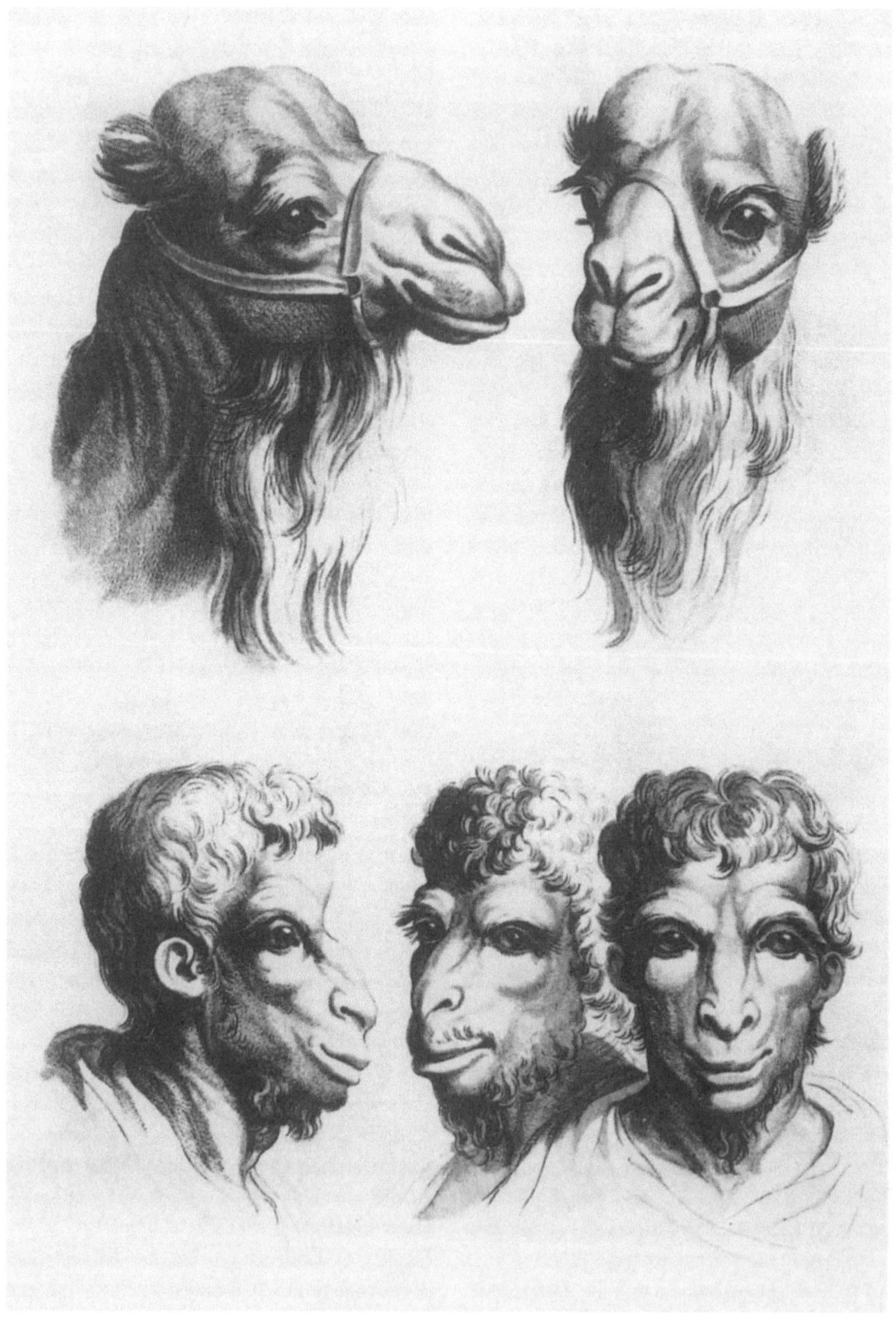

Abb. 2c. Dissertation sur un traité de Charles Le Brun, concernant le rapport des la physiognomie humaine avec celle des animaux; Paris, à la Calcographie du Musée Napoléon 1806. UB, Wien

Mit jedem Gedanken entsteht in unserer Phantasie ein mehr oder weniger eindrückliches materielles Bild, und dadurch erhält der Gedanke Gestalt, damit erst wird er „einprägsam"

Alle natürlichen Vorgänge, mit denen wir real – und nicht nur in der Phantasie – umgehen, liefern uns durch ihren natürlich stimmigen versus gestörten Ablauf einen Begriff von *Richtig* und *Falsch,* der sich auf unser Leben übertragen lässt. Aus ihnen stammen unsere Träume und Wünsche, und durch sie erhalten wir Anleitungen zu ihrer Verwirklichung. So gewinnt ein Leben Harmonie und Richtung. Tätiges Gestalten hilft uns beim Lernen und Verstehen. Und ich meine, dass es dies weit mehr und buchstäblich sichtbarer tut als Worte. Zwar ist es auch möglich, in Taten zu lügen, aber viel leichter gelingt dies in Worten, und daher hält man sich im allgemeinen an diesen einfacheren Weg zum Betrug in allen seinen Abstufungen, man redet viel und vermeidet es, zu handeln.

Worte umfassen Wahrheiten durch den hohen Grad der Abstraktion verallgemeinernd und „vieldeutig", und ebenso oft sind sie absichtliche Fehlleitungen, transportieren Unwahrheiten auf Schleichwegen. Handlung dagegen und eine in der Realität eingenommene Haltung legt die Persönlichkeit offen. Sie unterscheidet die „aufgesetzte" Manier von der substanziellen Verinnerlichung unserer Wert- und Zielvorstellungen. Sie ist viel leichter als wahr oder gekünstelt zu entdecken und sie hinterlässt offensichtliche, rückbezügliche Folgen. Betrachten wir ein Bild als Gegenstand des Handelns, so repräsentiert es eine sehr reine Form der Tat – ein unwahres, ein irgendwie verlogenes Bild erkennen wir meist „auf einen Blick".

Zeichnen und Malen als Ausdruck unserer Intelligenz und Chance für die Wiederherstellung gestörter Hirnfunktionen

Die Gabe bildlichen Gestaltens ist also keine „neurobiologische Exklusivausstattung", keine Elitefunktion Einzelner. Sie wirkt in *allen* Menschen als Vermittler lebensnotwendiger Lernvorgänge. Zeichnen und Malen nehmen zu Beginn unseres Lebens daher neben Essen, Trinken und Schlafen viel Zeit in Anspruch. Und zwar, weil wir so die Auseinandersetzung mit unserer Umwelt und mit uns selber lernen, ein lebensnotwendiger Vorgang wie gesagt. Lebensnotwendig nicht im elementaren Sinn wie Kampf, Fortpflanzung, Ernährung und Flucht, aber wichtig für eine menschlich-differenzierte Auseinandersetzung mit der Außen- und Innenwelt.

Durch diese Lernvorgänge erkennt jedes Kind Regeln, die ihm einerseits Schutz geben, aber andererseits Einschränkungen auferlegen, und zuletzt fällt das Zeichnen und Malen eben diesen Gemeinschaftsregeln zum Opfer, es wird nicht mehr fortgesetzt. Damit legt der Heranwachsende aber auch einen wesentlichen Teil seiner Kreativität ab, ein lustmotiviertes experimentierendes Auffassen und Mitteilen, das ihm ursprünglich einen so vielschichtigen Einblick in seine Welt gegeben hat, noch bevor er über Sprache verfügte.

Dass die Feder und folglich Worte mächtiger sind als das Schwert, mag fallweise erfreulich sein, aber dass die gleichen Worte Stift und Pinsel im Leben der meisten Menschen verdrängen, ist schade. Da lobt man sich das Schwert,

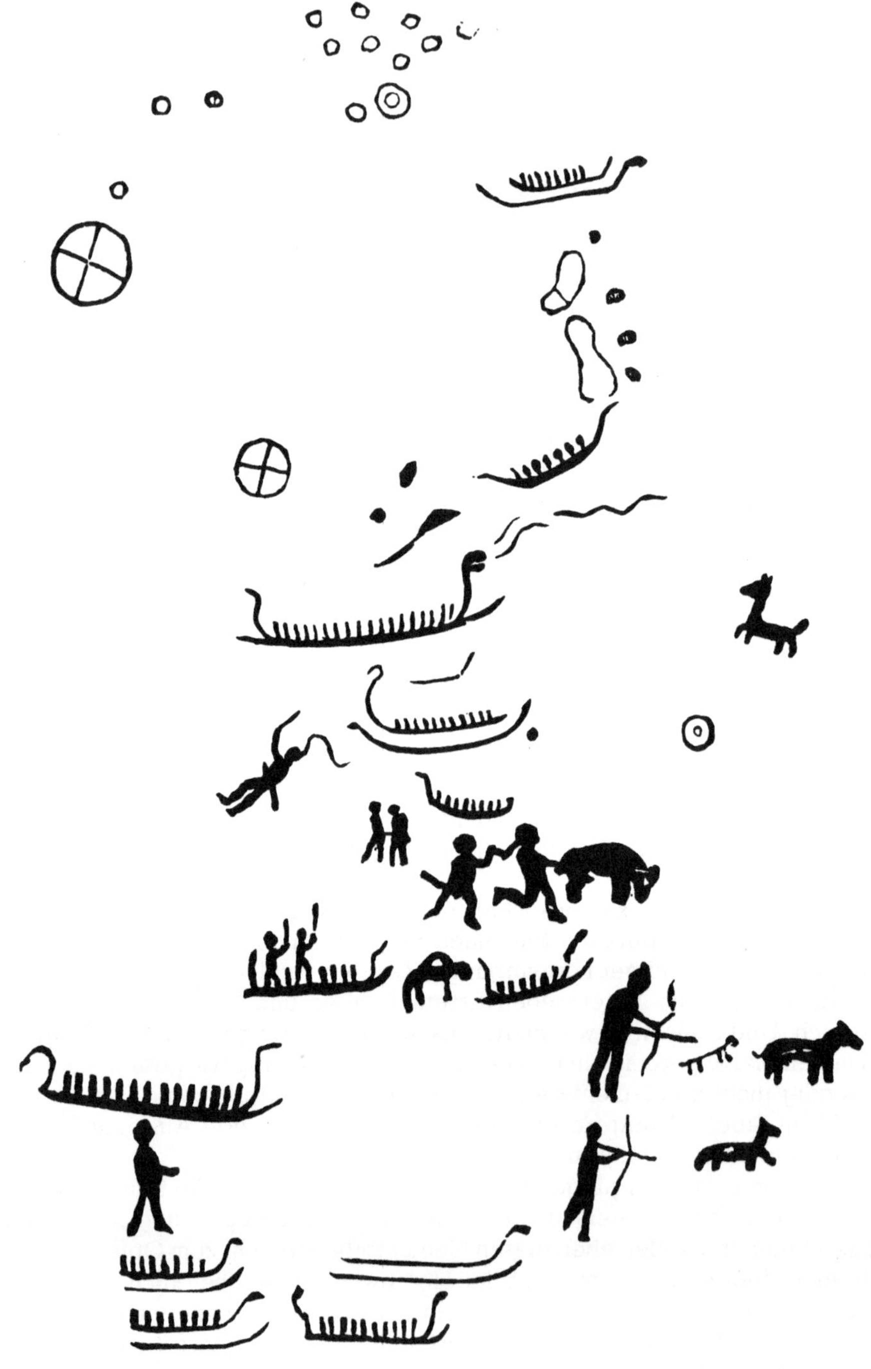

Abb. 3

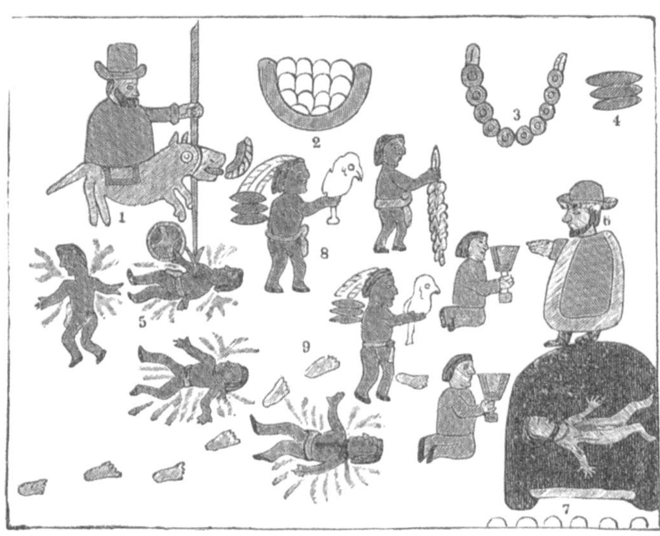

Abb. 4

denn im Verlegenheitsfall kann man damit einen Bleistift spitzen oder die Borsten eines Pinsels abgleichen – ein unbestreitbarer Vorzug gegenüber der ständigen Rederei.

Künstler sind Menschen, die zeitlebens den kreativen Daseinsprozess ihrer Kindheit fortsetzen. Manchmal aber legen einschneidende Veränderungen auch im Leben derer, die sich nicht als Künstler verstehen, die Kraft des Kreativen wieder frei. Durch die Liebe, durch ein existenzielles Schlüsselerlebnis, durch eine Erkrankung des Gehirns.

Aber zurück zum Ursprung: Da ist Gestalten ein physiologischer Lernprozess, um spielerisch den erfolgversprechendsten Umgang mit realen Situationen zu finden und einzuüben. Dies setzt das geordnete Zusammenspiel vieler archaischer und „neuer", zum Teil spezifisch menschlicher Hirnleistungen voraus. Es sind zunächst Funktionen, die uns über die Außenwelt und Körpervorgänge informieren, durch „eingangsseitige Kanäle", die mit den Sinnesorganen verbunden sind und diese Informationen integrieren (Abb. 5).

Dann folgen Systeme, die Eingangsinformationen zur weiteren Bearbeitung „online" halten (Abb. 6), mit Erinnerung, mit instinktiver oder individueller Erfahrung verbinden (Abb. 7), die Kategorien bilden und den Symbolcharakter von Wahrnehmungen erfassen, die aus Früherem und Gegenwärtigem den Plan für eine Handlung, auch für eine bildnerische Handlung, entwickeln (Abb. 8). So werden Aktionen gegenüber der Umwelt oder gegenüber unserem Körper möglich. Und zwar über ausgangsseitige, motorische Systeme (Abb. 8).

Wir verfügen nicht als einzige Gattung über variationsreiche Arm- und Fingerbewegungen mit ihren komplizierten Steuerungen – aber wir haben darin die weitaus größte Vielfalt, und einiges an der Konstruktion unserer Hand – wenn auch nicht unverzüglich augenfällig – ist ein sensationeller biomechanischer Durchbruch. Und diesem Durchbruch verdanken wir „neue", menschli-

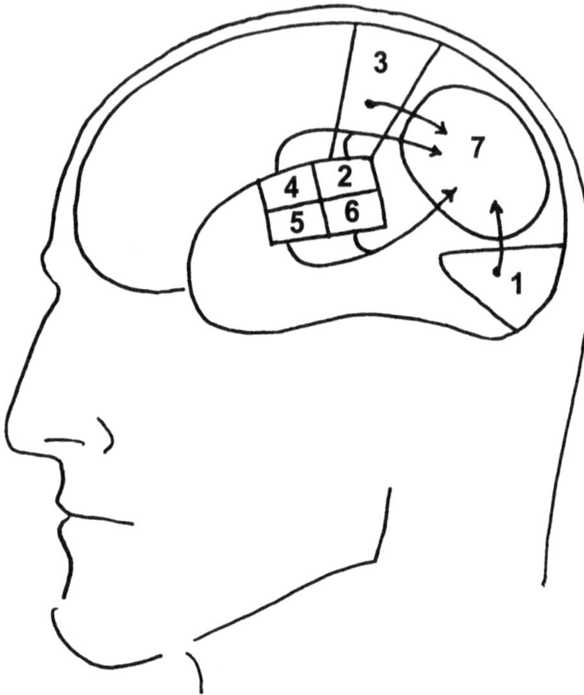

Abb. 5. Was wir gleichzeitig sehen (Feld 1), hören (Feld 2), fühlen (Feld 3), riechen (Feld 4), schmecken (Feld 5) und was unser Gleichgewichtssystem über unsere Kopf- und Körperposition im Raum sagt (Feld 6), das wird auf sinnesspezifischen, sog. Primären Rindenfeldern des Grosshirns aufgezeichnet, als Sinnesmodalität wahrgenommen und letztlich zur Summe einer äußeren und inneren Realität zusammengeführt, also mit den anderen Sinnesmodalitäten integriert (Feld 7). Originalabbildung M. Schmidbauer (25)

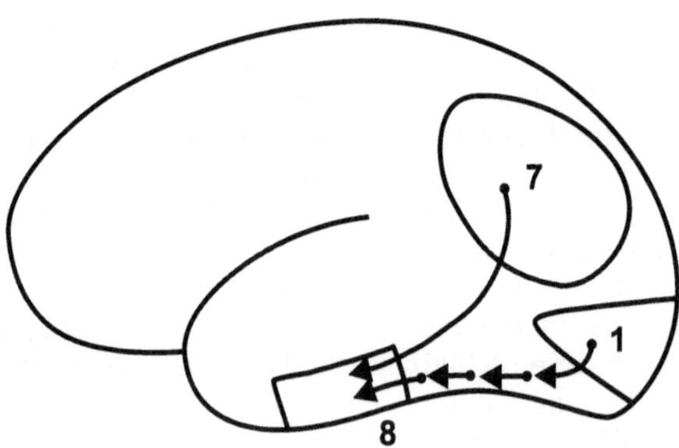

Abb. 6. Merkmale wie Raumposition (Informationsausgang von Feld 7), Form und Farbe (Pfeilsequenz von Feld 1) sind zwei Informationsstränge, die der „Haltefunktion" unserer Erinnerung im Hippocampus (Feld 8) zugeleitet werden. Originalabbildung M. Schmidbauer (25)

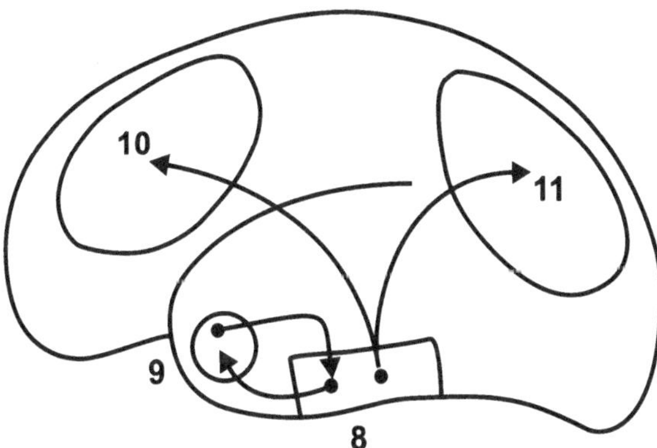

Abb. 7. Hier wird die reale Episode durch Aktion des Mandelkerns (Feld 9) emotional „gewichtet" und darnach als Erinnerungsinhalt in die Langzeitspeicher (Felder 10 und 11) weitergeleitet. Originalabbildung M. Schmidbauer (25)

che Funktionen. In bildlichem und formalem Gestalten erhalten Emotionalität, Erinnerungsvermögen, die individuelle Chronologie eines Menschenlebens ihre einzigartige Methode, Gefühls- und Verstandeserfahrung zu abstrahieren, in eine Vorgehensauswahl zu ziehen und als Ausdrucksform des eigenen Seins zu bewahren und mitzuteilen. Eine Integrationsleistung, die beispielhaft das Funktionsprinzip komplexer neuronaler Netzwerke anschaulich macht.

Nicht die Funktion „eines Systems" und nicht der starre Funktionsverband einzelner Systeme, sondern eine planende „kreative" Ordnungsfunktion „über" einem Arsenal von Funktionsträgern vermittelt hier die Leistung. So greift ein komplexes Gehirn flexibel auf viele seiner Systeme zu, um sie zur jeweiligen Aufgabenbewältigung zusammenzustimmen wie ein Orchester zu einer Konzertaufführung. Eben weil viele Hirnteile beim Zeichnen und Malen angeregt und planvoll mit anderen gemeinsam „ins Spiel" gebracht werden, ist das bildnerische Gestalten Motor vieler Funktionsallianzen, einer cerebralen „Teamarbeit" gleichsam, wo jedes seinen Platz hat, aber auch „Umbesetzungen" in gewissem Rahmen der Kompensationskapazität des Gehirns stattfinden können, solange nur Wachheit, Aufmerksamkeit, Konzentration und ein erfinderisches und gleichsam „situatives Improvisieren" erhalten geblieben sind. So wird das Formtief der einzelnen Leistung in der Gesamtmotivation aufgehoben oder wenigstens gemildert – so lautet unsere Hoffnung, und so bestätigt es die Erfahrung am Patienten immer wieder. Der Vorgang erinnert an die Aufführungspraxis in Oper und Konzert zu Zeiten Händels, wo andauernd umarrangiert oder umbesetzt werden musste, weil gleichwertiger Ersatz bei Musikern und Sängern nicht verfügbar war – und so entstand aus der Not mit hysterischen Kastraten und betrunkenen Instrumentalvirtuosen sprühende Originalität, Überraschendes und manchmal im Grundsatz Neues. Es liegt in der Lust zum bildlichen Gestalten eine einzigartig farbige und lebendige Chance für die Rehabilitation von Gehirnerkrankten, jenseits aller Skalen und Messwerte, wenn auch die Enttäuschungen nie ganz den Schauplatz der Bemühung verlassen. Die cerebralen Funktionsträger des bildlichen Gestaltens werden durch eine konzertante, emotional getragene Gesamtanforderung ans Gehirn akti-

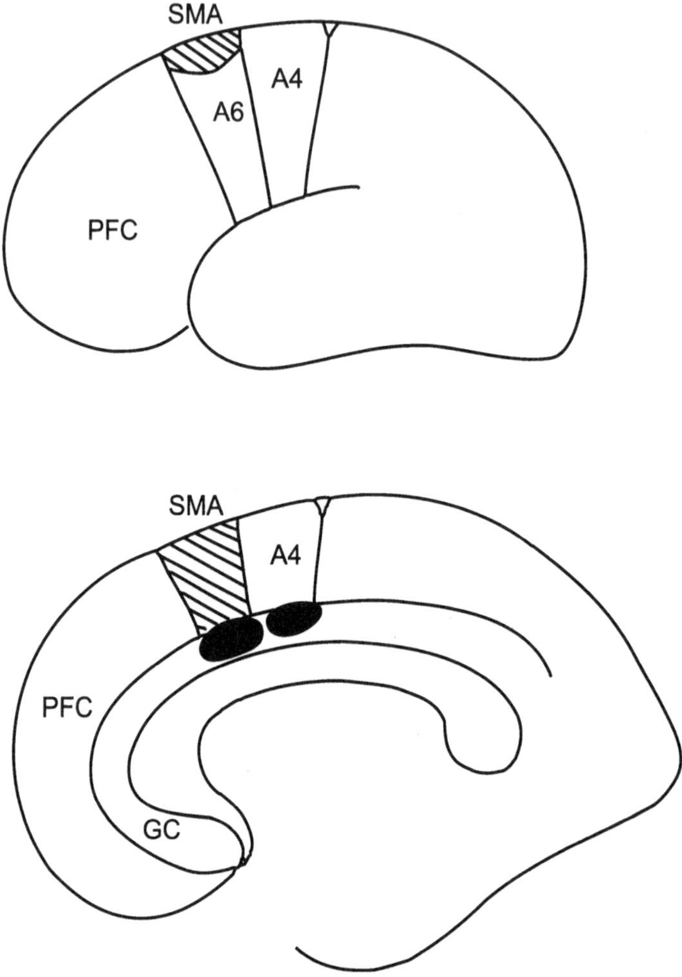

Abb. 8. Motorische Rindenfelder (M. Schmidbauer), PFC = Präfrontaler Cortex; A6 = Area 6 nach Brodmann, entspricht – gemeinsam mit der benachbarten Area 8 – dem prämotorischen Cortex; A4 = Area 4 nach Brodmann, entspricht dem primär motorischen Cortex; SMA (schraffiert) = Supplementärmotorische Area, entspricht einem Teil von A6; GC = Gyrus cinguli, die schwarz hervorgehobenen Anteile dieser Windung entsprechen motorischen Rindenfeldern

viert, und nicht durch monotone Wiederholungsübungen, die gerade deshalb so sein müssen, um messbar, vergleichbar zu bleiben, also „wissenschaftliche Maßstäbe" zu erfüllen.

Zeichnen und Malen ist nicht unverzüglich Kunst, aber es ist eine Form der Mitteilung, die eine gute Chance hat, von anderen verstanden zu werden, direkter und oft viel ergreifender, als Sprache es je könnte.

Bildliches Gestalten ist Ausdruck menschlichen Lebens, mit seinem individuellen Erfahrungs – und Stimmungshintergrund und ein entwicklungsgeschichtlich neuer Funktionskanon für Lernen und Mitteilen.

Werfen wir einen kurzen Blick auf seine Bestandteile und behalten wir dabei auch die Abb. 6–9 im Auge:

■ Im Zustand interessierter Wachheit nach außen blicken, um mit allen Sinnen, besonders aber visuell wahrzunehmen.
■ Zusammenführung von Objektmerkmalen mit der Raumwahrnehmung.
■ Objekterkennung.

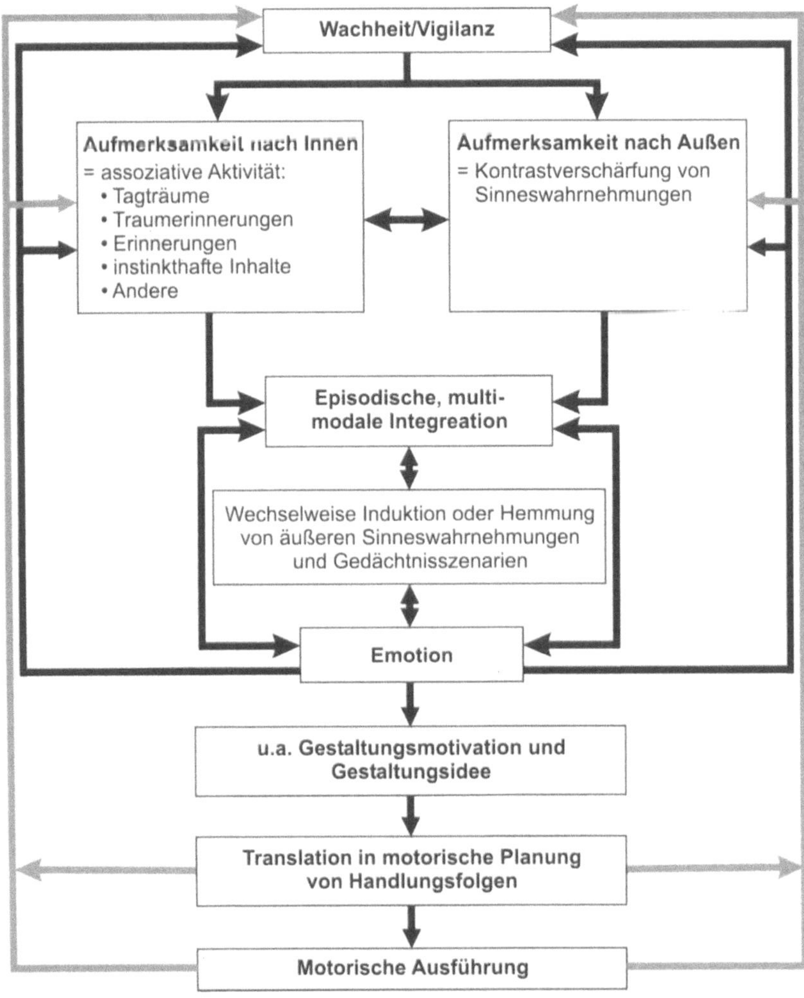

Abb. 9. Originalabbildung R. Paur

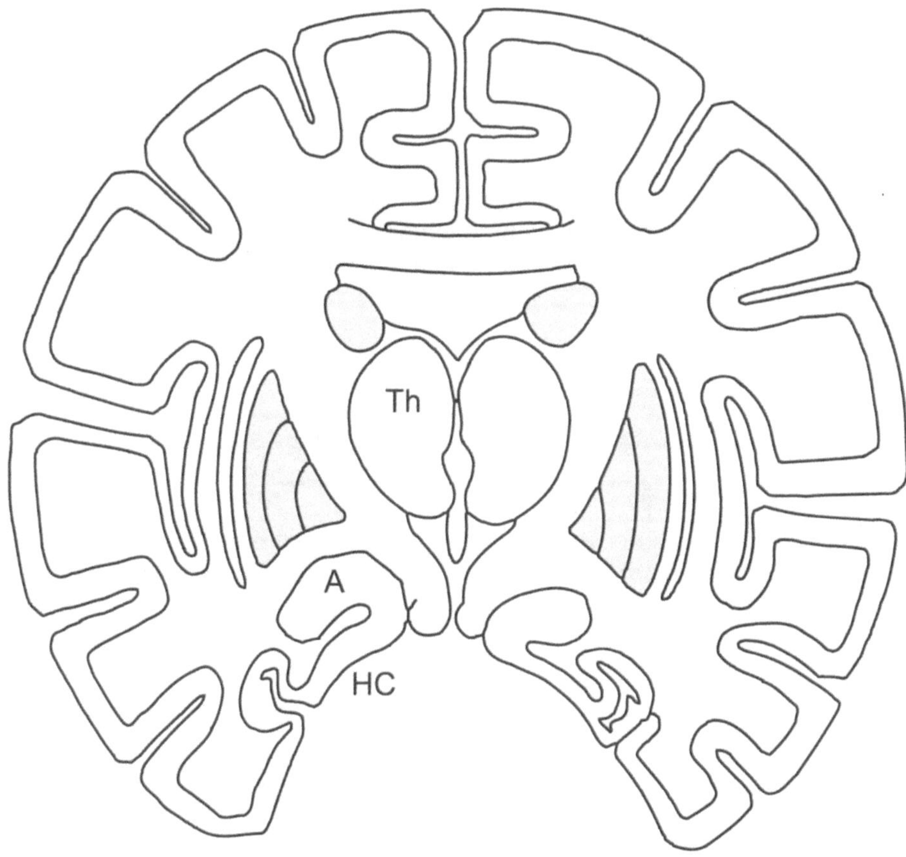

Abb. 10. Coronarschnitt durch das Großhirn, stark schematisiert (M. Schmidbauer). Th = Thalamus; A = Amygdala; HC = Hippocampus; Grau hervorgehoben = Ncl. Caudatus und Ncl. Lentiformis, Hauptkomponenten der Stammganglien

- Gleichzeitig die Aufmerksamkeit nach innen richten, um die Außenwahrnehmung mit der eigenen Erfahrung und Erinnerung, aber auch mit instinktiven Wertungsreferenzen abzustimmen.
- Emotionale Gewichtung des Gegenstandes, wodurch Aufmerksamkeit und Betrachten motiviert und gelenkt werden.
- Konservieren von Bedeutungsinhalten in unserem Gedächtnis.
- Flexible Manipulation all dieser Informationen, um eine Handlungsidee aufzubauen, die sich als bildliche Gestaltung konturiert.
- Übersetzung der Gestaltungsidee in motorische Planungssequenzen und dann in Bewegungen der Hand, die motorische Ausführung.

Die anatomischen Funktionsträger dieser gleichsam in Folgeschritten sequenzierten, dabei aber auch polyphonen Gesamtleistung liegen in den primären Sinnesfeldern (Abb. 5) der Großhirnrinde der Zentralregion, der Insel und im Hinterhauptslappen, den Assoziationsfeldern im Scheitel- und Schläfenlap-

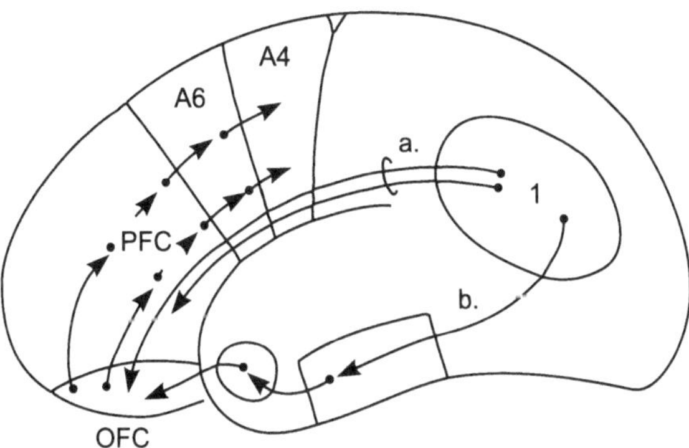

Abb. 11. Die motorische Ausfolge (M. Schmidbauer). Multisensorische Integrationsdaten (1) aus Eingängen der primären Sinnesfelder werden via Assoziationssystem auf zwei Wegen den motorischen Planungsfeldern zugeleitet: a) Direkt zum präfrontalen Cortex (PFC) und zum orbitofrontalen Cortex (OFC); b) Indirekt über Hippocampus, Amygdala und OFC zum PFC. Nach komplexer motorischer Planung im PFC weitere Ausfolge nach prämotorisch (A6 und benachbarte A8) und zuletzt ins primärmotorische Feld A4

pen (Abb. 1, 11), dem Ammonshorn, dem Amygdalakomplex (Abb. 7), dem orbitofrontalen, präfrontalen, und prämotorischen Stirnlappen (Abb. 1, 11), in Stammganglien (Abb. 10) und Thalamus (Abb. 10). Archaische Antriebsfunktionen die den Ablauf in Gang halten, wie Wachheit und Aufmerksamkeit, vermittelt vor allem der Hirnstamm (Abb. 12).

Alle Begriffe, die hier im Vorgriff verwendet werden, sind Gegenstand einer detaillierten Darstellung in den folgenden Kapiteln, insbesondere Kapitel VI für allgemein Interessierte, Kapitel VII–XIV für die im engeren Sinn neurologische Orientierung und Korrelation von Aspekten der Kunstempirie, und im Glossar angeführt. Die stark schematisierten Abbildungen sollen eine erste Orientierungshilfe sein, um sich in der spezifischen neuroanatomischen Literatur besser zurechtzufinden.

Ausfolgeprogramme für die notwendigen Bewegungen der Hand entstammen dem prämotorischen und motorischen Cortex (Abb. 11). Diese Arbeitsoberflächen werden durch Leitungsbögen untereinander und mit weiteren Funktionsträgern, besonders den diffusen Projektionssystemen des Aufsteigenden Retikulären Systems (ARAS) verbunden, um Wachheit, Aufmerksamkeit, Konzentration in Gang zu halten.

Kurz zusammengefasst:

Organische Gehirnerkrankungen können einzelne Instrumente im Orchester unserer gestalterischen Gesamtleistung stören. Indem wir aber Bedingungen herstellen, die den Vorgang gestaltenden Lernens und Mitteilens begünstigen, hoffen wir, im geschädigten Gehirn seinen durch Jahrhunderttausende konser-

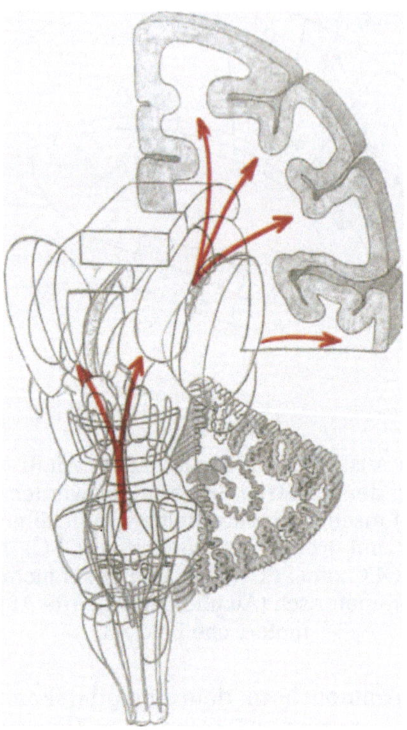

Abb. 12. Plastisches Hirnschema zur Veranschaulichung insbesondere des Hirnstamms und des von hier aufsteigenden ARAS (M. Schmidbauer). Stark schematisiert,
aszendierende Hauptprojektionen aus dem oberen Hirnstamm in Rot

vierten, weil biologisch wichtigen Lernrhythmus zu reaktivieren. Das ist die
Grundlage für eine therapeutische Nutzung von Zeichnen und Malen. Eine etwas globalisierende und unexakte Vorstellung vielleicht, aber in anderen Bereichen des Alltags von Gesunden und Kranken sind ähnlich motivierte Prakti-
ken für Aktivierung oder Synchronisation von Hirnleistungen empirisch besser
bekannt und lange bewährt: Militärische Marschmusik beispielsweise greift
auf einen Grundrhythmus des Gehirns zurück, der das Einschwingen von Ex-
tremitätenbewegungen besonders begünstigt und die Empfindung von Müdig-
keit unterdrückt. Wer wandert, beginnt ein Lied zu pfeifen das den Bewe-
gungsrhythmus aufgreift und rückwirkend stabilisiert ((2, 3). Patienten mit
einer als Aphasie bezeichneten Sprachstörung, die kein Wort bilden und arti-
kulieren können, schaffen oft ganze Liedtexte, wenn man sie singen lässt. Ein
Patient unserer Klinik litt an Hemiballismen des Armes, also völlig unvorher-
sehbaren, wild ausfahrenden Bewegungen. Regelmäßig beim Aufmarsch am 1.
Mai, wo er traditionell als Fahnenträger teilnahm, gelang es ihm, bei Gleich-
schritt und Festmusik die Fahne ganz rhythmisch zu schwenken. Patienten mit
der Parkinson'schen Erkrankung sind keine großen, regelmäßigen Schritte
möglich, sie verfallen nach kurzer Zeit in einen „zeppelnden" Gang mit „Haf-

ten am Boden". Es wird von einem Mann berichtet, der sich damit behalf, den Weg von seinem Haus zum naheliegenden Dorf auf der Eisenbahntrasse zurückzulegen – in lebenserhaltender Kenntnis des Zugfahrplans, versteht sich! –, weil dort der vorgegebene Abstand der Holzschwellen am Gleiskörper die Schrittlänge wie automatisch regulierte. Diese Schrittlängenvorgabe schafft eine konstante Stimulation der pyramidal-willkürlichen Bewegungssteuerung, wo die „automatische" extrapyramidale Regulation fehlerhaft wird und versagt.

Wir versuchen in der therapeutischen Nutzung bildlichen Gestaltens durch eine ähnliche Synchronaktivierung vieler cerebraler Funktionen isolierte Leistungsdefizite zu überbrücken, auszugleichen und mit dem Funktionsganzen „gleichzurichten". Hierbei sind Wachheit, Aufmerksamkeit und Emotion unverzichtbar und ebenso die Präfrontalfelder des Stirnlappens als hauptsächliche strukturelle Basis von Planung und harmonischer zeitlicher Abfolgekoordination. Ohne ihn gibt es kein originelles Gestalten und keine situationsangepasste Flexibilität. Sind beide Bedingungen erfüllt, so können Scheitel- und Schläfenlappenfunktionen wie Raum- und Objektwahrnehmung reaktiviert, sensorische Eingangsdefizite erkannt und im Rahmen der individuellen Möglichkeiten des Gehirns vielfach kompensiert werden. So entsteht auch emotionaler „Rückenwind" für die Korrektur von motorischen Ungeschicklichkeiten.

Nicht immer erfüllt sich eine solche therapeutische Hoffnung, sondern die Störung prägt unübersehbar den Gestaltungsversuch in charakteristischer, damit aber auch diagnostisch nutzbarer Form. Ebenso beeindruckend ist die tiefgreifende Veränderung vorbestehender gestalterischer Fähigkeiten durch Stirnhirnschäden oder deren zunehmender Zerfall bei progressiven degenerativen Stirnhirnprozessen.

Damit werden Malerei oder Zeichnung manches neurologischen Patienten zum „lesbaren" Abbild seiner Hirnfunktionsstörung, und im Genesungsverlauf spiegeln sich darin Etappen der Funktionswiederherstellung oder Kompensation.

Was hier nicht versucht werden soll, weil ich es für kaum möglich und auch nicht für wünschenswert halte: Phantasie und gestalterische Individualität – mehr als aus dem Faktum der menschlichen Stirnhirnfunktionen ableitbar – zu erklären und von einem eigenautorisierten Bezugssystem aus zu bewerten. Stirnhirnfunktionen ermöglichen flexible Beziehungen zwischen gestalterischen Teilfunktionen. Sie gewährleisten so das gegenständliche Begreifen, eine allgemeinmenschliche, entwicklungsgeschichtlich neuartige Basis für unsere Erkundung der Außenwelt, wo sich ein zuletzt individuell-schöpferischer Vorgang vollzieht.

So betrachtet ist Kreativität der positiv motivierte Lernvorgang jedes Menschen, den sein Gehirn sich selbst in Auseinandersetzung mit der Welt verschafft. Die Art wie es dies tut, ist in der Entwicklungsgeschichte der Art (Phylogenese) und des Individuums (Ontogenese) eingeprägt und einer neurobiologischen Betrachtensweise aufgeschlossen.

Kapitel II

Hirn und Hand –
Eine faszinierende Wechselwirkung in zwei Richtungen

Was macht unsere Hand so besonders und warum blicken Menschen so interessiert und manchmal gebannt auf die Hände ihres Gegenüber? Warum drückt sich das, was wir an einem Menschen lieben, so sehr in seinen Händen aus? Weil wir mit unseren Händen aufspüren, entdecken, fühlen und erfahren, Formen erkunden und in ihren Bewegungen sich unsere Emotionalität, Geschicklichkeit, unsere Neugierde, Vorsicht, Stärke, Hilfsbereitschaft, eine „praktische, zugreifende Intelligenz" ausdrückt. Weil wir mit unseren Händen schützen, trösten, uns anvertrauen und geben.

Ein paar „kleine" anatomische Umstellungen haben die Hand des Menschen zu dem gemacht, was sie jetzt ist und was sie in ihren Vorstufen nicht annähernd war. Es wurde dem Daumen ein erweiterter Funktionsspielraum gegeben, den Langfingern mehr Unabhängigkeit in der Einzelbewegung, und dadurch entstand ein eindrucksvoller Zuwachs an Bewegungskombinationen und die Fähigkeit zu „Präzisionsbewegungen" wie etwa der Fingerspitzen – Haltegriff mittels Daumen, Zeige- und Mittelfinger, ohne den wir keinen Bleistift oder Pinsel halten und führen könnten.

Nachdem die Hand also mit erweiterten Daumenfunktionen und Interaktionsmöglichkeiten der Finger ausgestattet war, erfolgte zu ihrer Steuerung eine „Nachrüstung" sowohl im Stirn-, besonders aber im Schläfenlappen, mit Arbeitsoberflächen für Bewegungsplanung in bisher nicht vorhandener Komplexität. So wurde die „neue" Hand zu einem Werkzeug für neue, innovative Zwecke (6).

Gleichzeitig entstanden aber auch höchst differenzierte Innervationsmöglichkeiten der stimmbildenden Muskulatur im Kopf- und Schlundbereich, deren Rindenfelder in Nachbarschaft zu den Handfeldern liegen. So wurden also zeitsynchron subtile „Handhabung" und sprachliches Begreifen und Mitteilen möglich. Und damit entstand die enge Nachbarschaft zwischen „Begreifen", Benennen, Bezeichnen und Merken durch Begriffe und formale Symbole – und so wurde der Mensch zum Menschen (6).

Die „traditionelle" Eintracht von Hand- und Sprachfunktionen ist in vielen Alltagshandlungen offensichtlich: Sprechen aktiviert das Gestenrepertoire der dominanten Hand, sodass man einen Linkshänder schon am Sprechen erkennt. Wie? Indem er nicht wie üblich rechts, sondern eben links gestikuliert. Und Linkshänder – nicht nur ihr berühmter Vertreter Leonardo da Vinci – schraffieren ihre Zeichnungen in unverkennbarer Gegenneigung zum Rechtshänder

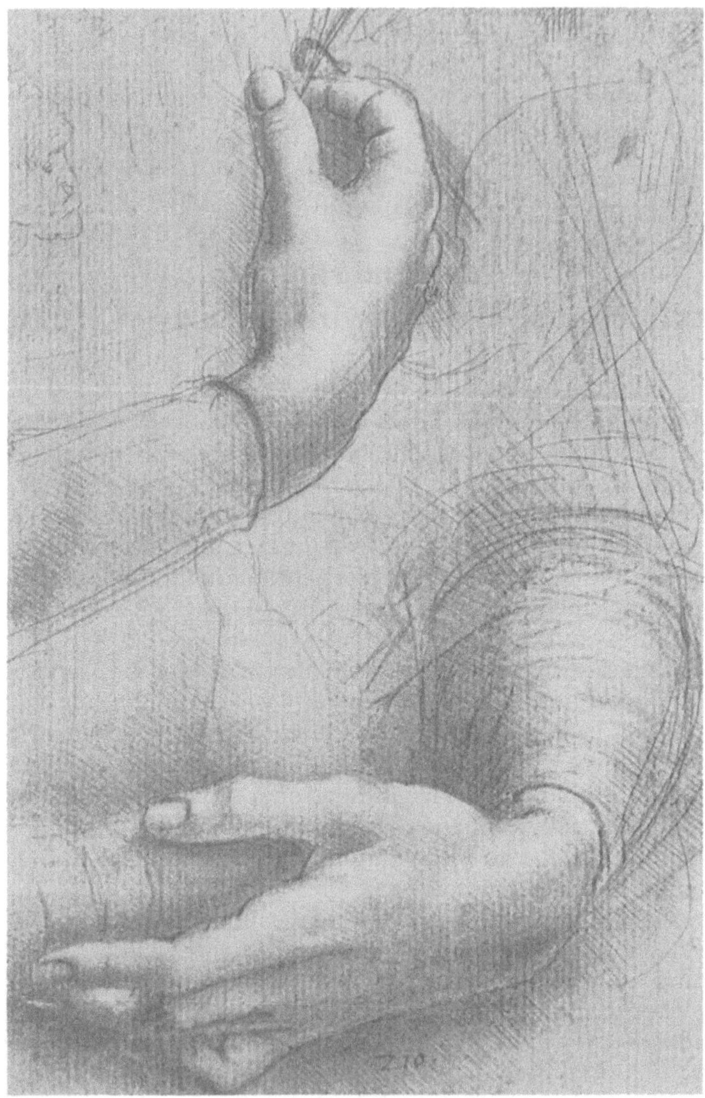

Abb. 13. Leonardo da Vinci, Handstudien für die „Gioconda",
Kgl. Sammlung Windsor

(siehe auch Kapitel XII). Manuelle Handlungen werden von sprachlichem Kommentar – oft als Einprägungshilfe – begleitet, wie in vielen kunstgewerblichen und feinmechanischen Professionen üblich und sind an jedem spielenden Kind zu beobachten. Die topographisch so enge Nahbeziehung von Sprachfunktion, Handfunktion und sprachspezialisierter Gedächtnisfunktion (beim Rechtshänder und bei einem Teil der Linkshänder in der linken Hemisphäre) erklärt sich aus ihrer entwicklungsgeschichtlich gleichzeitigen Entstehung und gegenseitigen Induktion (6).

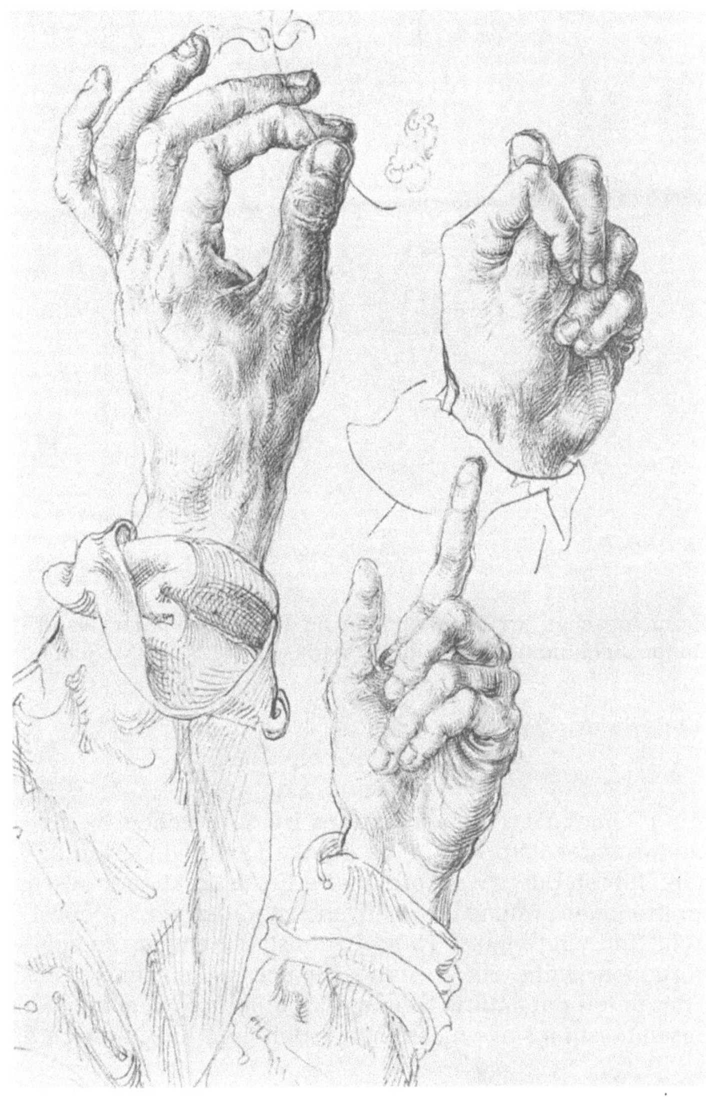

Abb. 14. Albrecht Dürer, Studienblatt mit drei Händen 1494–1495,
Albertina, Wien

Die Massenzunahme des Schläfenlappens beim Menschen und die Verknüpfung der dort angelegten Hirnleistungen hat die maximale Nutzung der
„neuen" Handfunktionen erschlossen (6). Und die Hand bildet ab jetzt in jedem
Menschenleben eine stetige und stark visuell kontrollierte und unterstützte Lei-
stungsherausforderung ans Gehirn, sie ermöglicht zuletzt auch Zeichnen und
Malen.

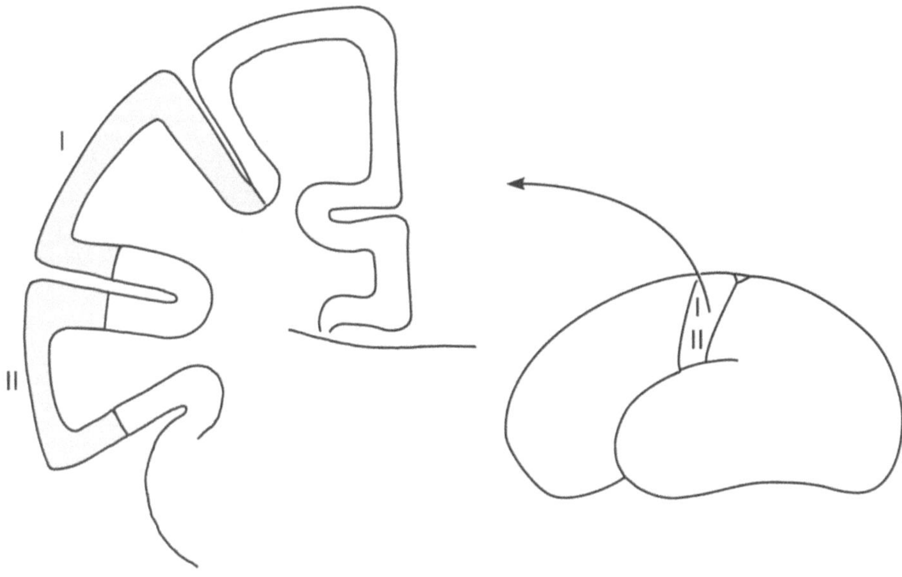

Abb. 15. Die motorischen Repräsentationen für Daumen, Finger, Hand (I) und für
Mund, Zunge, Schlund und Rachen (II), stark schematisiert (M. Schmidbauer)

Kreative Initialzündung und ihre therapeutische Chance –
ein Hoffnungskonstrukt

Die „Zündung" eines Gestaltungsimpulses ist, so gesehen, von zwei Seiten
möglich. Ein gesundes Hirn kann eine kranke Hand wieder an ihre normale
Leistung heranführen oder zweckorientierte Ersatzfunktionen wachrufen, soferne die präfrontalen, prämotorischen und motorischen Arbeitsoberflächen
funktionieren. Und eine intakte Hand begünstigt Kompensationen bei Hirn-
funktionsstörungen, wenn ein Leistungsversuch ausreichend stark motiviert
ist. Und all das unterliegt natürlich vielen Variablen wie dem individuellen cerebralen Gesamtleistungsniveau, Alter, Ausdehnung bzw. Fortschreitung der
Läsion etc.

Willkürmotorische Aktionen benötigen in hohem Maß die präzentralen, im
engeren Sinn „pyramidalen Rindenfelder" und ihr Exitsystem, die Pyramidenbahn. Emotionale Motorik wie das herzliche Lachen oder die Zornesäußerung
sind hingegen vorrangig auf eine intakte Stammganglienfunktion angewiesen
und weniger oder gar nicht an die Pyramidenbahnfunktionen gebunden. Als
Beispiel im Vorgriff sei das „pyramidale" Grinsen im Kontrast zum extrapyra-
midal-emotionalen Lächeln genannt. Im ersten Fall kommt es zu einer willkürlichen Verziehung des Mundes, während die Muskulatur am Lid unbeeinflusst
bleibt. Im zweiten Fall „lächeln die Augen mit", und die Mimik ist stimmig und
daher „gewinnend" (7). Grund für diese Diskrepanz, an die uns jede Plakat-
wand erinnert, besonders wenn Wahlen bevorstehen: Die Lider und die sonsti-
ge augenumgebende Muskulatur hat keine „pyramidale" Innervation, um „die
Augen lächeln zu lassen". Hier wird es Zeit für ein Bekenntnis:

Der Denkansatz dieser Arbeit und seine therapeutische Umsetzung ist mit allen Stärken und Grenzen „neuro-materialistisch". Er rekonstruiert die Herkunft von Zeichnen und Malen aus Phylo- und Ontogenese, definiert ihre Teilleistungen und deren neuroanatomische Systeme und zeigt ihre Funktionsverflechtungen als die Grundlage flexiblen Lernens auf individuellem und epochal synchronisiertem Niveau eines Kulturkollektivs.

Neurologische Erkrankungen sind in dieser Sichtweise Störfaktoren biologisch wichtiger Funktionsallianzen. Funktionsallianzen, die im Gehirn fest verankert und flexibel zusammengestimmt sind, wo eine Leistung die andere anregt, über eine Leitmotivation, die uns gleichsam in die Wiege gelegt worden ist.

Es ist eine empirisch und neurobiologisch begründete Hoffnung, dass auch das Gehirn des neurologisch Kranken am ehesten seine Lern- und Anpassungsmechanismen wieder entdeckt und in Gang setzt, wenn es auf stammesgeschichtlich und ontogenetisch tief verwurzelte „Rituale" rückgreifen kann.

Hierbei ist, um es nochmals zu betonen, die geringere Flexibilität cerebraler Funktionsanpassung im Alter zu berücksichtigen, der interindividuell variable Zugang zu elementarer Kreativität und die mangelhafte Eignung des gesamten Verfahrens für Standardisierung und strengen Vergleich.

Es scheint aber geboten, die Möglichkeiten eines neurologischen Patienten nicht ausschließlich auf eine Summe standardisierungstauglicher Parameter zu reduzieren, die – bei aller Notwendigkeit – weit weniger ein Maß seiner individuellen Lebensqualität sind, als wenn es gelingt, eine biologisch wichtige Grundbegabung wieder freizulegen. Und dass Zeichnen und Malen biologisch wichtige Grundbegabungen sind, ist augenfällig – wie sonst wäre es erklärlich, dass *jeder* Mensch in seiner Kindheit zeichnet und malt?

Kapitel III

Die Menschwerdung von Hand und Hirn –
Was im Gedächtnis der Art verankert liegt, geht dem
Einzelnen nicht so leicht verloren

Form- und farbbestimmte Gedächtnisinhalte die durch Regelhaftigkeit, Wiederholung und Abstraktion zum Begriff geworden sind, erreichen im Gehirn des Menschen große Komplexität. Dem entspricht die starke Massenzunahme jener Schläfenlappenanteile, die der Analyse des Sichtbaren dienen und die daher als Komponenten des visuellen Gehirns (1) aufzufassen sind. Diese Schläfenlappenerweiterung steht aber auch in Beziehung zur Entwicklung von Hand *und* Sprache (6), der Verwendung von Werkzeugen, des räumlich dreidimensionalen Sehens und ist somit Voraussetzung bildlichen Gestaltens.

Faustkeil, Klemmschaftwerkzeug und Wurfspeer, die ersten „fassbaren" Resultate dieser Hirnentwicklung sehe ich noch nicht als Äußerungen menschlichen Kunstsinnes. Sie sind aber eindrucksvolle erste Etüden einer Hirnübung, die Zug um Zug ins bildliche Gestalten führen wird (8).

1. Voraussetzung:
Die Hand und der Werkzeuggebrauch[*]

Der Präzisionsgriff mit „neuen" Daumenfunktionen ermöglicht viele neue „Handhabungen". Es wird angenommen, dass dieser Konstruktionsdurchbruch auf biomechanischer Seite Nachrüstungen und Funktionserweiterungen besonders im Kontinuum von Scheitel- und Schläfenlappen bzw. im Stirnlappen induziert hat. Die strukturelle Lösung dieses Nachrüstungsbedarfs war die Eingliederung bzw. Erweiterung der sog. Assoziationsareale, die später noch behandelt werden. So entstand unter anderem auch die Fähigkeit zur Abbildung als Hilfe für Verstehen, Erinnern und Kommunizieren mit den Fingern im Sand oder mit farbigem Stein, Kreide, Kohle, Griffel, später Bleistift und Pinsel, gehalten zwischen Daumen, Zeige – und Mittelfinger.

Den Klemmschaft zur Aufnahme von Werkstücken gibt es mit hoher Standardisierung seit rund 400 000 Jahren. Er ist der Prototyp für Griffel und Pinsel. Aber auch Jagdwaffen sind Ausdruck und Indiz für neue Hirnleistungen, die im bildlichen Gestalten Bedeutung haben werden, wie z.B. der Schaftgriff und das räumliche Sehen:

---

[*]   Lit. 6, 8.

Der erste Jagdspeer (bemerkenswerter Weise etwa gleich alt wie der Klemmschaft) ist gut sowohl für kurze Direktwürfe als auch für Bogenwürfe auf Distanzen bis 100m. Bewundernswert ist dabei nicht nur die Kraft, die ein solcher Weitwurf fordert, sondern vor allem die Präzision räumlichen Sehens, wodurch auch bewegte Jagdziele eben bis zu dieser Entfernung getroffen werden können. Das nötige Raumkoordinationsvermögen verdanken wir zunächst dem größeren Abstand der weniger tief liegenden Augen gegenüber unseren Urahnen aus dem Geschlecht der Primaten, denn die Raumtiefenwahrnehmung bis zu einer Distanz von etwa 100 Metern setzt voraus, dass wir synchron mit zwei Augen sehen, und dass die knapp 8 cm Abstand voneinander haben (9). Nicht zu übersehen eine differenzierte Körperkoordination und flexible Stütz- und Hintergrundmotorik, was präzise Arm- Schulter-Bewegungen in planvoller Sequenz – gleichsam als deren Aktionsplattform – erst ermöglicht.

Das räumliche Sehen und die darauf gründende Navigation von Arm und Hand haben das Menschenhirn in besonderem Maß auf bildliches Gestalten vorbereitet.

Die asymmetrische Zuordnung zu *einer* Hemisphäre dieser und anderer manueller Tätigkeiten (sog. dominante Händigkeit) zeigt, dass es seitenbetonte Funktionen schon sehr lange gibt und dass bereits die primitive Frühform der Sprache lateralisiert und mit der Funktion der dominanten Hand zusammengestimmt war. Die „neuronale Infrastruktur" für Sprache ist wahrscheinlich seit 100 000 Jahren vorhanden. Mit anderen Worten, unser Gehirn verfügt seit damals über zwei neue Leistungen:

- Innere Ereignisse kausal gruppieren, auf einander beziehen und benennen, also das Rauschen gegen Signale abgrenzen.
- Diese Signale miteinander vergleichen, sie in einen lesbaren Code übersetzen und mit ihnen spielen, ohne die ursprüngliche Entsprechung zwischen *inneren* und *äußeren* Ereignissen zu verlieren.

Dieses Gruppieren, Benennen und Vergleichen entspricht einer Verarbeitung in Stufen-Prozessen. So werden externe Ereignisse in innere Zeichen verwandelt, als trennbare Einheiten innerhalb des Codes abrufbar und flexibel verwendet. Und die nahe Beziehung zwischen Bild und Zeichen, einem Symbol der Sprache, ist wie gezeigt in der Bilderschrift unterschiedlicher Kulturen, augenfällig in der frühen Buchmalerei, zu einem Höhepunkt gelangt. Wenn Sie das „Book of Kells" im Trinity College in Dublin gesehen haben, werden Sie wahrscheinlich so wie ich diese Beziehung in immer lebendiger Erinnerung behalten.

Aber auch bildende Künstler haben sich über das Verhältnis von Bild und Sprachzeichen Gedanken gemacht, zum Beispiel Eugène Delacroix:

„Die Figuren, die Gegenstände, die scheinbar die Sache selbst sind, sind nur wie eine feste Brücke, welche es der Phantasie ermöglicht, bis in die geheimnisvolle und tiefe Empfindung einzudringen, für die die Formen gewissermaßen die Hieroglyphen sind, aber eine Hieroglyphe, die ganz anders spricht als eine kalte Wiedergabe, die nur den Wert eines Druckerschriftzeichens hat.

So betrachtet, ist diese Kunst erhaben, im Vergleich mit jener, bei der der Gedanke dem Geiste nur mit Hilfe von in bestimmter Reihenfolge gestellten Buchstaben zugeführt wird. Sie ist vielleicht viel komplizierter, da der Buchstabe scheinbar nichts und der Gedanke alles ist; aber hundertmal ausdrucksvoller, wenn man bedenkt, dass, unabhängig von der Idee, das sichtbare Zeichen, die sprechende Hieroglyphe, im Werk der Literatur ein für den Geist wertloses Zeichen, in der Malerei eine Quelle des lebhaften Genusses wird, desselben Genusses, den uns beim Anblick der Natur die Schönheit, das Ebenmaß, der Gegensatz, die Harmonie der Farbe, kurz alles, was das Auge mit so viel Lust in der Außenwelt wahrnimmt und was unserer Natur ein Bedürfnis ist, bereiten" (4).

Deshalb ist hier so viel von Sprache die Rede, denn die symbolhafte Abstraktion von Gestaltungsinhalten zu Zeichen ist der schrittweise Übergang von der Abbildung zur Schrift. Beide sind Ausdrucksformen von gegenständlichen Inhalten, lediglich der Grad an Abstraktion und die Gesetzlichkeit der Zeichen- oder Symbolverbindung sind sehr verschieden. Sie werden in der Sprache infolge höheren Abstraktionsniveaus sehr beziehungsflexibel, was es ermöglicht, vielfältige Bedeutungen aus einem begrenzten Zeichen-Repertoire zusammenzustellen und aufzurufen. Materieller Ausdruck dieser Kompositionsflexibilität von Schriftzeichen wurde Gutenbergs Schriftsetzkasten mit austauschbaren Lettern.

Die Hand ist an der Bildung von Repräsentationen unserer Wirklichkeit wesentlich und zweifach beteiligt. Einerseits in ihrer Funktion als Greifinstrument und andererseits als Fühlersystem der Oberflächenwahrnehmung. Sie ist also bedeutend bei visuomotorischen, durch Körperwahrnehmung bestimmten und haptischen, also durch Berührung konkretisierten Wahrnehmungsvorgängen. Die Gehörlosensprache ist ein Beispiel für die eigenständige Sprachfertigkeit unseres Gehirns, und man kann sie mit den Händen umsetzen, wenn die Lautbildung durch Mund, Nase und Kehlkopf aus irgend einem Grund nicht infrage kommt.

Die Gebärden-Sprache hat auf visuell-räumlicher Ebene eine grammatikalische Struktur, die mit der gesprochenen Sprache vergleichbar ist. William Stokoe hat 1960 auf dieses Phänomen verwiesen und damit den Grundstein für faszinierende weitere Entdeckungen der Gebärdensprachforschung vorbereitet (10). Es wurde eine fast vollständige Übereinstimmung der Anomalien bei hörenden Aphasikern und solchen Gehörlosen entdeckt, wo es infolge einer Gehirnschädigung zu einem Ausfall der Gebärdensprache gekommen ist. Es gibt in der Gebärdensprache Äquivalente für die Broca-, Wernicke-, und andere Aphasieformen. Sie werden durch die gleichen Hirnläsionen hervorgerufen, welche bei Patienten, die normal sprechen und hören, eine Aphasie verursachen würden. Das bedeutet:

Wenn eine aphasiogene Läsion vorliegt, macht es keinen Unterschied, ob der Patient gehörlos ist und sich der Gebärdensprache bedient oder ob er vormals normal gehört und gesprochen hat – er erleidet eine Aphasie.

Trotz der engen Verbindung zwischen Sprache und bildlichem Gestalten kann aber der gestalterische Ausdruck erhalten bleiben, obwohl die Sprachfunktion und Schreibfähigkeit zusammenbricht, weil beim Rechtshänder die Sprache eine starke Lateralisation in die linke Hemisphäre aufweist, während Zeichnen und Malen und die damit eng in Beziehung stehende Raumwahrnehmung, die Auffassung von Objekten, in der rechten Hemisphäre geschieht (11). Andererseits erhält im Bestreben, sich gestaltlich in Bildern auszudrücken, die gestörte Sprachfunktion Wiederherstellungsimpulse.

2. Voraussetzung:
Stereosehen und integratives Denken

Wir haben also ein ausgezeichnetes und auf hundert Meter Distanz ausgelegtes räumliches Sehvermögen mit variabler Tiefenschärfe, unter anderem dank vergrößertem Augenabstand gegenüber anderen Primaten, wodurch wir im Vergleich mit ihnen auch den etwas intelligenteren ersten Eindruck hinterlassen.

Eine differenzierte Betrachtung der Umwelt bei gleichzeitig so augenfälliger Unterlegenheit gegenüber anderen „Wildtieren" ließ uns wahrscheinlich Zuflucht nehmen zu vorausschauendem Planen auf der archaischen Basis von emotionsgewichteter Erinnerung und Erfahrung. Das heißt, es gab bereits vor mehreren 100 000 Jahren alle intellektuellen Fähigkeiten planenden Denkens und jede Menge Handlungsbedarf, denn die Konkurrenz zu ebener Erde und im Geäst war allgegenwärtig und ernst gemeint.

Bildhaftes und imaginatives Empfinden im Umgang mit der gegenständlichen Umwelt beweist unser Sammeln von Naturobjekten, das Interesse an Gestalt und Form und deren mentale Verknüpfung mit wichtigen Bedeutungen, lange bevor es Höhlenmaler und Elfenbeinschnitzer gab. Beispielsweise setzt das Tragen von Amuletten bewusste Selbstbetrachtung und ein Verständnis für Individualität voraus. Der Wert dieser Dinge verbindet sich mit dem Wert des Individuums, sei es als schmückendes Attribut seiner Position in der Stammeshierarchie oder als Grabesbeigabe, von der Wiege bis zur Bahre gleichsam (8).

Über das bloße Erkennen von Bedeutungen und Ähnlichkeiten hinaus, wie es sich im Sammeln von Naturobjekten ausdrückt, entstand aber auch schon sehr früh ein aktives bildhaftes, figuratives Gestalten. Zunächst wurden wahrscheinlich Naturformen zur Verdeutlichung weiter bearbeitet, zunehmend aber auch Zier- und Kultgegenstände frei gestaltet (8). Ich denke an das Glück in den Augen meiner Kinder, wenn sie am Strand gelaufen kamen, um die gesammelten Muscheln und Korallenfragmente zu zeigen, und es ist das gleiche Empfinden, wenn sie ins Arbeitszimmer kommen und mir eine Zeichnung schenken – ein unvergleichliches Glück auf beiden Seiten, jenseits aller Käuflichkeit. Ich stelle mir vor, wie oft dieses Glück im Gehirn eines Menschen schon entstanden sein mag – eine besondere Art von Gemeinschaftsempfinden.

Betrachten wir die Grundvorgänge bildlichen Gestaltens einmal ohne das Gefühl des Gewohnten und Vertrauten – soweit das möglich ist. Dann wird der Weg von der Klemmschaftkonstruktion und vom Wurfspeer, vom Präzisionsgriff bis zur geraden Linie, die ein Mensch erstmals in den Sand oder auf einen Felsen zeichnet, zu einem berührenden Abenteuer, denn „selbstverständlich" war und ist dabei wirklich gar nichts.

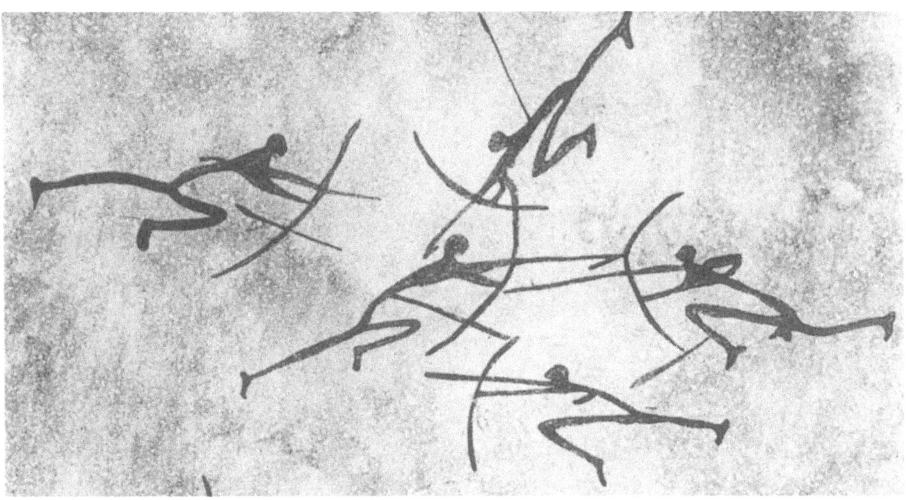

Abb. 16. Eine Gruppe gegeneinander kämpfender mesolitischer Bogenschützen.
Felsmalerei in der Höhle von Morella la Vieja in Spanien

Und auch diese Empfindung habe ich bei Delacroix wiedergefunden:

„Es gibt Linien die ungeheuerlich sind. Die Gerade, die regelmäßige Schlangenlinie, besonders Parallelen. Wenn der Mensch eine dieser Art errichtet, so nagen die Elemente an ihr. Das Moos, die Einflüsse der Witterung brechen die geraden Linien seiner Monumente. Eine Linie allein hat gar keine Bedeutung. Es muss eine zweite hinzukommen, um ihr Ausdruck zu geben.

Es wäre interessant, festzustellen, ob die regelmäßige Linie nur im Gehirn des Menschen existiert.

Die Tiere haben sie nicht in ihren Konstruktionen oder vielmehr in den Andeutungen von Regelmäßigkeit, welche man in ihren Werken findet, z.B. der Kokon, die Zelle.

Gibt es einen Übergang, der von der leblosen Materie zur menschlichen Intelligenz führt, die vollständig geometrische Linien erfindet?" *(4)*

Was sind Abbildungsarchetypen? –
 Eine Inventur unserer instinktiv hoch priorisierten Bildinhalte

Gestaltungsarchetypen sind biologisch wichtige Reize. Sie kommen in den bildlichen Gestaltungen des Menschen seit den ersten Anfängen regelmäßig vor. Kampf und Jagd, Sexualität, Bindung, Loyalität, Nahrung, Tiere und Umweltformen. Die Wurzeln des Schönheitsempfindens liegen also am ehesten in biologisch relevanten Reizen, sog. Schlüsselreizen, und die definieren wir so:

- In Gestaltungen verschiedener Kulturen nachweislich, wenn auch mit Auffassungs – und Wertigkeitsvariablen.
- In Abbildungen dominant platziert.
- Aufgebaut aus wenigen signifikanten Elementarreizen.

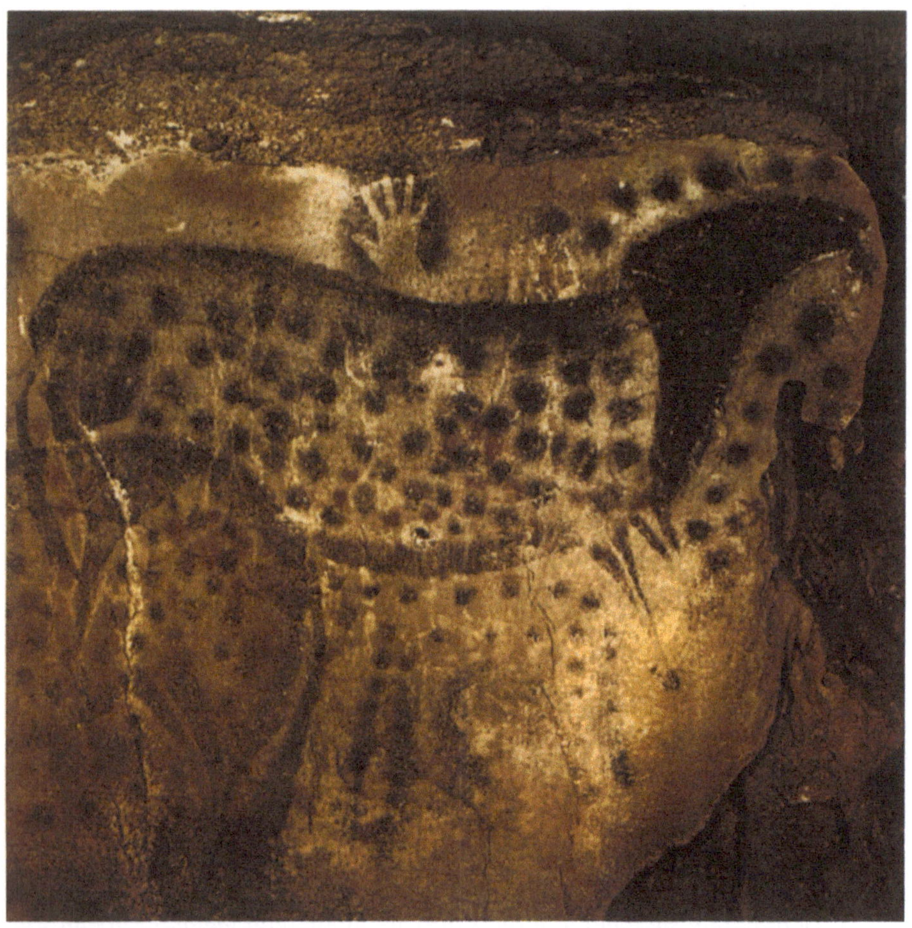

Abb. 17. Pferde – Abbildung auf der Höhlenwand
des „Saals der schwarzen Hände" in Peche Merle, Dordogne

- Verstärkung durch Vergrößerung, Überzeichnung oder repetitive Anordnung (=supranormaler Auslöser).

Schlüsselreize wirken auf unsere affektive Verarbeitungsebene, auf das limbische System also. Sie aktivieren positive oder negative Emotionen, eben weil sie biologisch relevante Inhalte signalisieren. Picasso drückt das so aus:

„Innerhalb verschiedener Zivilisationen und Religionen wiederholen sich immer wieder Themen, die einen auf gemeinsamer menschlicher Erfahrung beruhenden biologischen Aspekt darstellen und im Rahmen der beherrschenden Ideologie der Zeit und des Ortes behandeln" (5).

Biologisch relevante Inhalte motivieren aber auch eine anhaltende Beschäftigung und damit Perseverationen. Daraus entstehen Ornamente, also rhythmische Repetitionen archetypischer Inhalte, Muster, die sich fortsetzen.

Aber es gibt auch bildliche Symbole für Eigenschaften, die tief in uns sitzen, seit Urzeiten gewissermaßen und bemerkenswert unbeeinflusst durch unser rationales Verständnis der Natur. Sinnbilder „des Bösen" wirken noch immer imperativ, obwohl uns zum Teil klar ist, warum sie dazu geworden sind: Käuzchen, Fledermaus und Wolf beängstigen die Menschen und repräsentieren „dunkle" Mächte. Alle sind nachtaktive Tiere und können sich trotz Finsternis ausgezeichnet orientieren, bewegen sich mühelos in einer Welt, die uns Angst macht, weil wir in der Dunkelheit nicht sehen, „was auf uns zukommt", weil wir dann auf die Nase fallen und mit der Stirn gegen die Mauer rennen, und das auch ganz ohne jeden nachtaktiven Gegner weit und breit. Sehen wir nichts, so beherrschen uns Erwartungen und Befürchtungen, denn ohne den Schutz unserer Behausung ist die Nacht voller potentieller Gefahren. Auf sie vorbereitet zu sein ist eine Instinktstrategie, und wenn wir die schlimmsten Befürchtungen haben, „sehen wir schwarz". Schwarz ist buchstäblich die Farbe des Undurchsichtigen, Gefährlichen, Geheimnisvollen. Aber auch unsere Lebensumstände – individuell und kollektiv – entscheiden darüber, ob wir Symbole des Bösen als solche annehmen oder nicht. Der Wolf hat besonders in sesshaften Kollektiven negative Bedeutung, während er bei Jägern, etwa den nordamerikanischen Indianern, bewundert und verehrt wurde für seine Kraft und Klugheit. Wer kein Vieh zu beschützen hat, kann offenbar leichter mit dem Wolf sympathisieren.

Kapitel IV

Die Ontogenese ist eine kurze Wiederholung der Phylogenese (Ernst Haeckel)

Die individuelle Entwicklung des Menschen ist in vieler Hinsicht eine Zeitrafferwiederholung seiner Phylogenese – auch was bildliches Gestalten betrifft. So ist Zeichnen und Malen für jedes Kind erste Auseinandersetzung mit seiner Umwelt, bevor es Worte hat, eine Art Weltsprache, die jeder versteht und verwendet, später aber wieder ablegt, um sich der Sprache im geläufigen Sinn zu bedienen, die zur Hauptausdrucksform unserer Kultur geworden ist – vielleicht auch deshalb, weil der individuelle Werdegang unserer cerebralen Konditionierung von der Abbildung des konkreten Einzelnen in die Reduktion auf allgemeingültige Symbole führt, und daraus entsteht dann ein kürzelhaftes System der Abstraktion.

Dieser Vorgang findet in der Sprache und ihrer schriftlichen Darlegung seine Endform. Ein anderer – theoretisch denkbarer – Weg wäre es, die komplexere Symbolhaftigkeit der bildnerischen Projektion auf Naturvorgänge zu nutzen, wie in der romantischen Betrachtungsweise. Als übergeschichtliches allgemeinmenschliches Phänomen ist das kaum denkbar, schon deshalb, weil der „praktische" Nutzen der Sprache fehlt, und das ist eigentlich schade. Delacroix sah das ebenso:

„Viele Leute werden finden, dass gerade in der Vereinfachung des Ausdrucksmittels die Überlegenheit der Literatur beruht.

Diese Leute haben sicher niemals mit Vergnügen einen Arm, eine Hand, einen Torso aus der Antike oder von Puget betrachtet, sie lieben die Plastik noch weniger als die Malerei, und sie täuschen sich arg, wenn sie glauben, dass sie, sobald sie geschrieben haben: ein Fuß oder eine Hand, meinem Geist denselben Eindruck gegeben haben, den ich beim Anblick eines schönen Fußes oder einer schönen Hand empfinde [...] Die Kunst ist keine Algebraaufgabe, wo die Abkürzung der Figuren zur Lösung des Problems hilft" (4).

Die Grundfunktionen von Malen und Zeichnen sind komplex miteinander verbunden – jede aktiviert die andere, könnte man sagen, und ist auf sie angewiesen. Gegenseitige Funktionsanstöße und Entwicklungsimpulse sind in der Gehirnreifung ein ganz geläufiger Vorgang (12, 13). In einem wechselseitigen Induktionsverhältnis stehen diese Funktionen von Anfang an im Werdegang eines Menschen, und die Kraft der Induktion ist es, worauf man hofft, wenn im Lauf des Lebens eine Systemkomponente ausfällt. Das anlagebedingt und somit quasi gewohnheitsmäßig enge Kooperieren soll im Störfall eine mangelhafte Einzelfunktion durch starke Aktivierung wieder in Gang bringen, gleichsam „mitreißen". Es ist mir bewusst, dass diese Wortfassung nicht sehr wissenschaftlich klingt.

Die Ontogenese, Zeitrafferaufnahme der Menschheitsentwicklung, besteht aus einer Kaskade selbstbegrenzter Abläufe. Sie sind genau koordiniert und in der Reihenfolge festgelegt (12, 13).

Viele unserer Fähigkeiten werden von der Reifung der motorischen, visuellen und oberflächensensiblen Funktionen bestimmt. So auch das Zeichnen und Malen. Unser Gehirn aktiviert zunächst die Sinnesrezeptoren in Auge oder Hand aktiv mit Richtung auf ein Ziel und gewährleistet während des Explorationsprozesses eine exakte fortlaufende Steuerungskontrolle der Zielerfassung.

Das Bild, welches das Gehirn dabei entwirft, basiert also auf Nachrichten von Rezeptoren in Netzhaut und Haut, beziehungsweise den sensorischen Rückmeldungen von Augen- und Gliederbewegungen aus Längen- und Dehnungsmessfühlern in Muskulatur, Sehnen und Gelenken unter Einbezug unserer situativen Erwartung im Licht unserer Erfahrung.

Für alle manuellen Aufgaben ist ein stabiles Körpergleichgewicht verbindlich. Jede Aktion setzt eine spezifisch angepasste, sehr exakte Steuerung *aller* Armsegmente voraus, während sich die Hand auf ihr Ziel hinbewegt. Und der „Rest des Körpers" bildet den „Hintergrund", die Haltung, eine statische Plattform, die das ermöglicht.

Unsere Entwicklung von Sprache und Motorik läuft gleichsam in parallelen Etappen. Aber nicht linear mit stetig steigender Leistung, sondern es ist ein Hin und Her zwischen Fortschritt und Regression, wenn Kinder neue Fähigkeiten in diesen Funktionen erwerben. Aufschwung hier heißt Flaute da, gültig für die Entfaltung aller unserer „höheren" Hirnleistungen.

Das zuletzt reifende Teilsystem bestimmt den folgenden Entwicklungsschritt und die Integration von Leistungen zu immer komplexeren Fähigkeiten des Individuums. Es würde den Rahmen dieser Abhandlung überschreiten, wollte man all die komplexen Induktionsschritte im Reifungsvorgang respektiver Hirnsysteme und ihrer Interaktionswirkungen auf andere Systeme behandeln. Um aber einen prinzipiellen Eindruck von derartigen Kaskadeneffekten und Inter-Induktionen zu gewinnen, bietet die Entwicklung der Motorik einigermaßen übersichtliche Beispielhaftigkeit.

Werfen wir also einen kurzen Blick auf die Chronologie der motorischen Entwicklung eines Windelträgers[*]

Erste koordinierte Bewegungen entstehen in der 7.–8. Lebenswoche.

Mit zwei Wochen bereits greifen Neugeborene nach Gegenständen, die man ihnen vorzeigt. Sobald die Kopfkontrolle „steht", werden Greifbewegungen in aufrechter Körperhaltung zielgenau – ab hier ist der farbtriefende Pinsel eine Gefahr für die Umwelt – und bleibt es durch Jahre!

Die Hand wird vom Auge geleitet, sobald der Kopf eine zuverlässige Aktions- Plattform für das Sehen geworden ist. Kinder von 5 bis 8 Wochen, deren

---

[*] Lit. 12.

Kopf in aufrechter Haltung gestützt wird, entwickeln viel rascher zielorientierte Greifbewegungen, die sonst erst ab der 20. Woche möglich sind. Aktive Kopfhaltung ist also Voraussetzung für die Entwicklung eines Bezugssystems von Orientierungsbewegungen im umgebenden Raum.

Jeder neurologische Patient, etwa nach einem Schlaganfall, macht kaum Fortschritte in motorischen und kognitiven Leistungen, solange er im Bett am Rücken liegt und seine Augen auf die Zimmerdecke gerichtet sind. Was er aus dieser Position zu sehen bekommt, ist monoton und daher versandet die Aufmerksamkeit. Konstante Wachheit, die Verarbeitung von umgebenden Reizen und motorische Aktivität ist also von einer ausreichenden Kopf- und Rumpfkontrolle abhängig. Der zentrale Mechanismus für das Antischwerkraftsystem des Kopfes „steht" 2 Monate nach Geburt.

Vom ersten Tag unseres Lebens sind Haltungsreflexe vorhanden – als Anpassungsreaktion auf visuelle Umgebungsreize und auf Körpereigenbewegung. „Erreichen und Greifen" sind ein visuomotorischer Ablauf, wo nach Abschätzung von Distanz, Objektgröße und Form geordnete Armfunktionen die Hand in ihre Zugriffsposition bringen.

Anatomisch gesehen basiert diese Leistung auf der Kooperation getrennter Rindenfelder und Leitungsbahnen für proximale und distale Muskelgruppen. Die prämotorische Area 6 nach Brodmann ist die integrative Zentrale der visuomotorischen Umsetzung (14, 15).

Die Koordination von Augen- und Armbewegungen benötigt eine Kodierung der Zielposition auf der Netzhaut, exakte Verhältnisangaben von Augen- zu Kopfposition, Kopf- zu Körperposition und Arm- zu Körperposition, alles mit Peilung auf das anzusteuernde Ziel.

Den meisten Tieren dient das Sehen vorrangig dazu, Bewegungen zu entdecken, die eine Annäherung von Gefahr, Sexualpartnern oder Nahrung bedeuten könnten. Letzter Sinn der Sache: Bewegungen, die einem solchen negativen oder positiven Ziel gelten, richtungskorrekt ablaufen zu lassen. Sehen dient also auch der Verfolgung und Kontrolle der eigenen Handnavigation im Raum bei lebensnotwendigen Handlungen ebenso wie beim Zeichnen und Malen. Dieses Ortungs- und Orientierungssystem heißt *dorsales Sehsystem* (Where-Pathway) und ist entwicklungsgeschichtlich sehr alt (15).

Es vermittelt einfache Zielerfassung und Zielverfolgung und bereitet die Stellung der Hand vor, damit sie die beabsichtigte Aufgabe korrekt ausführen kann, sobald Kontakt zum Zielobjekt hergestellt ist.

Das entwicklungsgeschichtlich „junge" ventrale Sehsystem (What-Pathway) (15) ist eine Funktionszurüstung des Gehirns mit dem primären Ziel, die neuen Bewegungsmöglichkeiten der Hand zu nutzen, besonders die sog. ulnare Opposition (das Aufeinanderzubeugen von Daumen und Zeigefinger).

Durch das ventrale Sehsystem gewinnen aber auch Farbe und formale Beschaffenheit eines Objekts Zugang zu den „Sprachzentren" des Schläfenlappens. Hier erfolgt die erweiterte Analyse von Objekteigenschaften für subtile *Handhabung* und Konservierung in sprachlichen Symbolen.

Das ventrale Sehsystem hat Überlappung mit dem sprachlichen Verarbeitungssystem. Es ist ein Informationskanal für Manipulation, Identifikation und symbolhafte Engrammierung von Objekten, also eine Schnittstelle zwischen Sehen, Begreifen und Bezeichnen.

Wie sehr diese Vorgänge einander gegenseitig fördern und verstärken, zeigt ihre Synchronisation in unserem Alltag, Wortbildungen wie „Begreifen", „Bezeichnen" etc. sowie die gestische Untermalung jeder sprachlichen Äußerung.

Das erweiterte Repertoire von Handbewegungen hat wahrscheinlich auch zu anatomisch spezialisierten Untergliederungen des Sehens geführt.

Visuell aktivierte Anpassungsreaktionen nehmen bis zum 9. Lebensmonat beträchtlich zu, schwinden aber mit zunehmender Gang/Stand-Sicherheit und ausreichender Erfahrung im Laufen. Bevor ein Kind seine Hand sinnvoll einsetzt, muss es – wie gesagt – fähig sein, den Kopf zu halten, es muss Gegenstände mit den Augen fixieren und den Rumpf kontrollieren können. Nachgreifbewegungen auf bewegte Objekte beginnen in der 12. bis 24. Woche.

Die Etappen dieser Entwicklung sind:

- Integration zwischen Sinnesimpulsen und kopfstützender Nackenmuskulatur für die Haltungskontrolle.
- Übergriff dieser Kontrollfunktionen auf die Stamm-Muskulatur → freies Sitzen.
- Hochziehen in den Stand, koordinierte Muskelaktivität zunächst an der Sprunggelenksmuskulatur, dann auch proximal.

**Aufrichtung in den Stand, 9. Monat,
ein wahrer Etappensieg!**

Die Koppelung von Hand- und Augenbewegung ist eine Vorbedingung unserer aufrechten Körperhaltung. Ein Kleinkind kann erst stehen und gehen, wenn sein Gehirn ein integriertes Bezugssystem aus allen Sinnesreizen entwickelt hat, sodass es die Bewegungen seiner Gliedmassen fortlaufend kontrollieren kann.

Das Nervensystem muss jederzeit „wissen", wo eine Hand sich relativ zur anderen Hand, zu Füßen, Mund und Augen befindet. Dies ermöglicht die Errichtung eines Koordinatensystems für äußere Objekte im dreidimensionalen Raum. Eine Integration von Teilleistungen also, auf der Basis gegenseitiger Entwicklungsanstöße. Eine Leistung ermöglicht die andere und benötigt eine dritte, um selber eine nächstfolgende Entwicklungsstufe zu erreichen, ein Billard-Effekt der besonderen Art.

Der zunehmende Radius der Erkundungen fördert die Abstimmung von Körperbewegungen mit dem Raum und Objekten der realen Welt. Währenddessen lernt die Hand, ihre Funktionen am Ende des Arms wahrzunehmen, und fängt an, interessante Gegenstände zu ergreifen und sie näher an den Körper, an Augen, Zunge, Nase und Ohr zu bringen. Bevor die Finger unabhängig von einander und planvoll arbeiten können, sind aber zwei neuromuskuläre Entwicklungsschritte notwendig:

■ der Arm muss sich unter Anleitung des Auges auf sein Ziel hinbewegen (bereits vor dem 5. Monat),

■ die Hand muss sich durch Ausrichtung und Formung auf das Ergreifen eines Zielobjektes vorbereiten (vor dem 10. Monat).

Es hat keinen Sinn, ein Kind aufrecht hinzustellen, bevor sein Gehirn in der Lage ist, die Flut optisch – räumlicher Informationen zu verarbeiten, die sich aus dieser neuen Körperposition unverzüglich ergeben.

Abschluss des 1. Lebensjahres, kein Grund für Torschlusspanik!

Wenn unterscheidbare Lautäußerungen als Vorboten von Dingbezeichnungen häufiger werden, kann das Kind kleinere Gegenstände im Präzisionsgriff zwischen Daumen und Zeigefinger halten und hantieren. Es kann aber auch einen Bauklotz ergreifen wie einen Faustkeil und richtungsgezielt wegwerfen, wenn es keine Lust mehr hat, damit auf andere Gegenstände einzuhämmern. „Bedeuten" oder Berühren von Gegenständen wird von Babysprache begleitet. Es sind zeitweise fast melodiöse Sequenzen, die da, begleitet von starken Emotionen, aus der Kinderecke kommen.

Ende des ersten Jahres ist die Verwendung der Hand bereits sehr differenziert. Ebenso die Fähigkeit, sich im Raum zu bewegen. Die visuelle Bewegungskontrolle erfasst die Körpersphäre und darüber hinaus einen weiten Raum.

Sobald das Gehirn dieser neuen Mobilität des Körpers gewachsen ist, entdeckt es durch zunehmende Erfahrung die Wirkungen seiner eigenen ständigen Bewegung im Raum, der unabsehbaren Destabilisierung von waag- und senkrechten Orientierungskoordinaten und der unabhängigen Bewegung von Zielobjekten. Anders gesagt:

Sobald das Gehirn wörtlich auf zwei Beinen steht und geht, ergeben sich fortwährende Veränderungen im Zustand des Körpers und in der Beziehung zwischen Körper und Welt in bisher nicht da gewesener Vielfalt. Veränderungen, die fortlaufend neu berechnet werden müssen.

Und wenn es kurzfristig zu kompliziert wird, dann setzt man sich einfach wieder auf das windelgepolsterte Hinterteil oder stellt zumindest verzichtbare Aktionen ein – man bleibt z.B. stehen.

Aus den frühesten Erfahrungen eines Windelträgers in praktischer Physik

Durch Beobachten, mit Auge und Hand Lokalisieren und dann Ergreifen eines Objekts entwickelt das Nervensystem ein Register von Lösungen für Verarbeitungsprobleme, die durch koordinierte Bewegungen entstehen. Dieses Repertoire zeigt, dass das instinktive Interesse des Kleinkindes an Bewegungen und sein Impuls, nach dem Gegenstand der Bewegung zu greifen, mit einem der frühesten Reifungsprozesse in unserem Nervensystem zusammenhängt. Betrachten Sie Kinderspiele unter diesem Aspekt und Sie nehmen Teil an einem berührenden Anschauungsunterricht. Es erübrigt sich fast, zu bemerken, wie vieler Vorkehrungen es in der motorischen Entwicklung eines kleinen Menschen bedarf, bis er endlich zu Stift und Pinsel greifen kann, um seine Umwelt mit etwas mehr Distanz aufzufassen. Mit einer Distanz, die neu ist gegenüber Angreifen, in den Mund stecken, darauf klopfen, hinzeigen – lautuntermalt, versteht sich.

Dieser erste Durchgang der motorischen Entwicklung war ein verzweifelter Kampf um Haltung – Haltung des Körpers in der neuen Auseinandersetzung mit den Kräften der Welt, vorwiegend Schwerkräften, Scherkräften und Rotationskräften. Später werden andere Kräfte auf den dann schon erwachsenen Menschen einwirken und einen weiteren, endlosen Kampf um Haltung erfordern – es sind Kräfte, die unsere Liebe, Loyalität, Leidenschaft und Begeisterung in Frage stellen, und wenn wir dabei zu Sturz kommen, dann nicht auf ein windelgepolstertes Hinterteil. Und ob wir wieder aufstehen und weitermachen, das ist eben eine Frage der Haltung. Es macht uns zu dem, was wir sind.

Aber noch ist davon nicht die Rede. Reife Haltungskontrolle ist charakterisiert durch Integration multipler Sinneseingänge, die dem Gehirn Informationen über Position und Bewegungen im Raum geben. Um diese Sinneseingänge für die Haltungskontrolle zu nutzen, muss das Hirn ihre jeweilige situative Wertigkeit festlegen. Dies erfordert eine „Kalibrierung" der sensorischen Eingangsinformationen mit inneren Referenzgrößen (15).

Wird bei einer Gehirnerkrankung im Erwachsenenalter dieses multisensorische Zusammenspiel gestört, so ist beispielsweise die visuell kontrollierte Handhabung eines Gegenstandes während des Gehens nicht mehr möglich. Der Patient muss stehen bleiben, so wie das Kind, dem der Informationsandrang kurzfristig zu groß geworden ist. Jetzt erst läuft die integrierte Funktion zwischen Augen und Hand wieder kompensiert ab. Würde der Patient nicht halten, um den Umfang der multimodalen Information zu beschränken, so würde die Integrationsunsicherheit subjektiv als „Schwindel" bemerkbar, und im Extremfall käme er dabei ins Wanken oder zu Sturz.

Die „Umstellung" vom Vierbein- auf den Zweibeinbetrieb erweitert den Aktionsradius des Kindes schlagartig. Es lernt in kurzer Zeit viel mehr neue Dinge kennen als bisher, und das fördert die Motivation, all das zu benennen. So erhält die Sprache starke Entwicklungsimpulse und ist nun keine Babysprache mehr. Die Welt der Gegenstände und das Wissen um das Verhalten dieser Gegenstände nimmt rasch zu. Dadurch verbessert sich aber auch die Fähigkeit, in der Hand befindliche Gegenstände auf unterschiedliche Weise zu „behandeln".

Die motorischen Entwicklungen der frühen Kindheit sind ein planvolles Pyramidenkonstrukt zu immer komplizierteren „Funktionspolyphonien", angeregt durch Sinnesreize und abhängig von „Kettenreaktionen der funktionellen Hirnreifung".

Grosse Anteile des visuellen Gehirns sind bei der Geburt funktionsbereit. Alles wartet gleichsam auf den ersten visuellen Datenfluss, um das System zu programmieren. Die nun folgenden Tage Wochen und Monate bilden die kritische Periode für die „visuelle Formatierung". Läuft dieser Vorgang regelrecht, so entstehen funktionelle Verbindungen mit großer Stabilität in der weiteren Folge (1). Läuft er jedoch nicht oder verspätet, also jenseits der kritischen „Programmierungsphase", so etabliert sich unsere visuelle Wahrnehmung nicht mehr oder nur rudimentär, wie wir am Beispiel von Mohamed S. B. aus Mogadishu noch sehen werden (Kapitel IX).

Neurologische Erkrankungen reißen Krater und treiben Keile zwischen die früh entstandenen Funktionsverbindungen, die es nun zu schließen oder zu umgehen gilt.

Das neuerliche Lernen von oft schlagartig verlorenen Fähigkeiten neurologisch Kranker erinnert an die Entwicklungsetappen und Meilensteine der Kindheit, und oft ist die mühevoll aufgebaute Rumpf – und Kopfkontrolle nach einem schweren Schlaganfall der Auftakt zur Neubelebung der Extremitätenbewegung, der Sprache und der Raumorientierung – wie einst in der Kindheit, so jetzt in der Krankheit.

Das Kinderspiel ist ein Nexus aus Hand-Denken-Sprache. Aber wie bringt man Erwachsene mit Gehirnerkrankungen dazu, wieder zu spielen, nämlich mit Stift und Pinsel? Leider ist Empörung mit den Worten: „Nur weil ich einen Schlaganfall hatte, bin ich doch kein kleines Kind!" oft erste Reaktion auf die vermeintliche Zumutung, man solle zeichnen oder malen. Aber meist entsteht dann doch noch Einvernehmen, wenn es gelingt zu vermitteln, wie hoch diese Gabe bei uns in Achtung steht – und wie wichtig sie für jeden Einzelnen einst war und wieder sein könnte!

Ohne dass man es dem Kind sagen oder zeigen muss, beginnt es ein Spiel, das endlose Wiederholungen integrierter Bewegungen erfordert. Solche Spiele erfindet das Gehirn, um sich physikalische Gegebenheiten anzueignen und geläufig zu machen, die konkret und erfahrungsorientiert sind. Kinder und junge Katzen, Hunde, machen das sehr ähnlich. Und dort wie da blicken wir auf solche Spiele mit Freude, Rührung und Interesse – die Natur macht es uns also leicht und schön, die teils von Unfällen bedrohten Lernprozesse unserer „Jungen" zu bewachen – weil wir eben bezaubernd finden, was sie da tun.

Das Kinderspiel enthält aber ein menschenspezifisches Merkmal, eine komprimierte Summe aller kognitiven, assoziativen, emotionalen und motorischen Lernschritte gleichsam – Zeichnen und Malen –, und das vollzieht sich in charakteristischen, „überindividuellen" Etappen.

Jedes Kind zeichnet und malt und durchläuft dabei überkulturelle, „ontogenetische Stilepochen".

Teil II
Individuelle und kulturkollektiv synchronisierte bildliche Betrachtung und Gestaltung

Kapitel I

Kinderschritte in bildnerischem Gestalten und ästhetischem Urteil*

Jedes Kind zeichnet und malt und lernt damit für sein Leben. Die individuellen Lebensumstände werden darüber entscheiden, ob der Einzelne die bildliche Art der Auseinandersetzung mit der Welt beibehalten, hinter sich lassen oder im Erwachsenenleben wieder aufgreifen wird, um nicht im Gewohnten, Sprachvertrauten, sondern im Unvorhergesehnen und Neuen zu leben.

„Es gibt nämlich auch noch Uranfänge von Kunst, wie man sie eher im ethnographischen Museum findet oder daheim in der Kinderstube [...] die Kinder können's auch, und das ist durchaus nicht vernichtend für die jüngsten Bestrebungen, sondern es steckt positive Weisheit in diesem Umstand. Je hilfloser diese Kinder sind, desto lehrreichere Kunst bieten sie; denn es gibt auch schon hier eine Korruption: wenn die Kinder anfangen, entwickelte Kunstwerke in sich aufzunehmen oder gar ihnen nachzuahmen. Parallele Erscheinungen sind die Zeichnungen Geisteskranker, und es ist also auch Verrücktheit kein treffendes Schimpfwort" (Paul Klee) (17).

1. Erstes Interesse an Gestalt und Bild
(bis zum 2. Lebensjahr)

Das Kind bevorzugt bekannte Reize und solche, die dem Bekannten nahe stehen. Das entspricht der raschen Etablierung eines instinktorientierten Wertungsrasters als Bezugssystem, von wo aus alles Neue seinen Platz und Rang zugeteilt erhält.

2. Kritzelphase
(2.–3. Lebensjahr)

Der Bewegungsvorgang beim Erzeugen von Schmierspuren schafft Lust und Freude ohne ästhetische Absicht. Was hier entsteht, finden Erwachsene nicht wirklich schön, archivieren es aber als Eltern mit erwartungsvollem Blick auf die schöpferische Zukunft des Familienstolzes. Gegen Ende der Kritzelphase

---

*   Die Etappen kindlichen Zeichnens und Malens orientieren sich an den Ausführungen von Martin Schuster (16). Die Etappenbezeichnungen wurden von mir teilweise verändert.

werden den Produktionen nachträglich Bedeutungen unterlegt (sinnunterlegtes Kritzeln), die oft auf Bewegungen und nicht auf die Objekte selber bezogen sind: Ein Strich bezeichnet z.B. den Flug einer Biene, nicht die Biene als solche. Die lebendige Kraft und „Lesbarkeit" solcher Mitteilung braucht keine Erörterung – wir verstehen unverzüglich. Zu theoretischen Definition kann man aber auch lange theoretische Schriften verfassen wie Kandinsky (18).

3. „Erster" Realismus
(3.–8. Lebensjahr)

Bis zum 5./6. Lj. ist ausschließlich oder überwiegend semantische Erinnerung verfügbar, das szenenhafte (episodische) Vorstellungs- und Erinnerungsvermögen entwickelt sich erst in weiterer Folge (siehe Teil III, Kapitel V). In diesem Entwicklungsstadium des Nervensystems sind gestaltliche Darstellungen daher Zeichen für etwas Bestimmtes und keine detailgetreue Wiedergabe. Sie haben eine nähere Beziehung zum Kürzel- und Zeichenhaften der Schrift als zum Szenischen eines Bildes. Dies drückt sich auch in der Art bildnerischen Darstellens aus, wo im Entwicklungszeitraum bis etwa zum sechsten Lebensjahr in mehreren Etappen ein immer differenzierteres Kürzelsystem gebildet wird.

Es entstehen dabei zunächst Schemata für die wichtigsten Dinge der Umwelt. Eine geschlossene Region steht meist für ein Volumen, ein Strich für einen länglichen Gegenstand. Erste Motive sind Autos, Traktoren, Käfer, Sonnen, Menschen (Abb. 18). Interessant ist, dass „Sonnenstrahlen" in Sprache geprägt sind, ohne dass sie aber unter „Normalbedingungen" als solche sichtbar wären. Ebenso interessant: Kinder stellen die Sonne regelmäßig mit einem Strahlenkranz dar.

Die Linie gewinnt jetzt verschiedene Funktionen: Sie kann eine Region abgrenzen, für ein längliches Objekt stehen, entspricht einer Bewegungsspur oder bedeutet Fernwirkung (Abb. 18). Kopffüßler sind „die ersten Menschen" in dieser Entwicklungsphase des Abbildens.

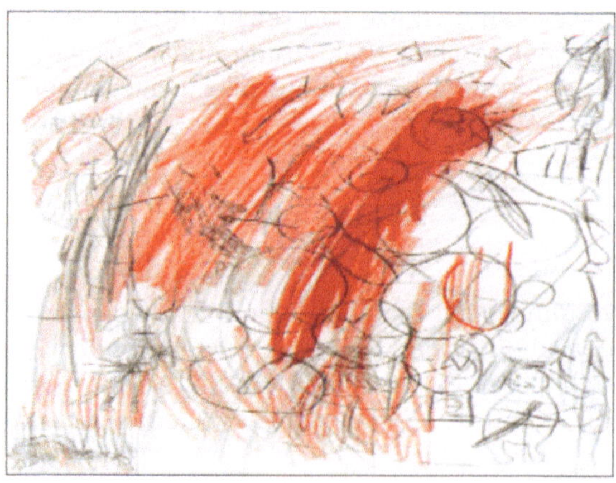

Abb. 18. Erster Realismus

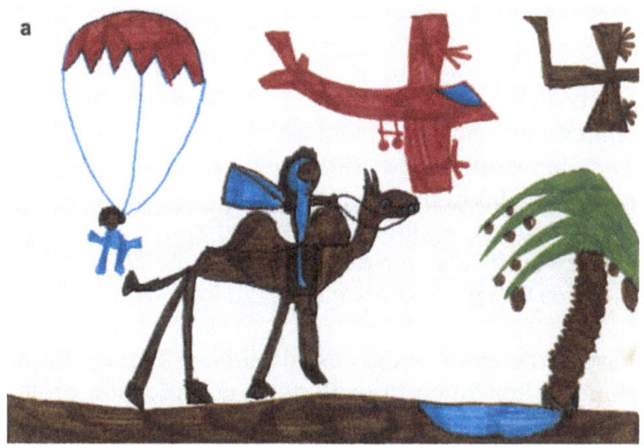

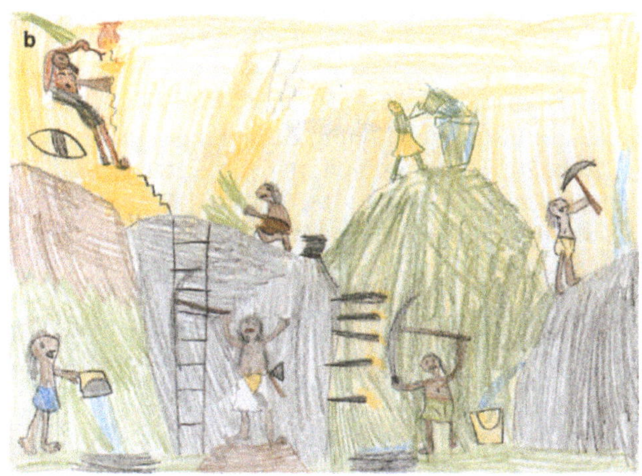

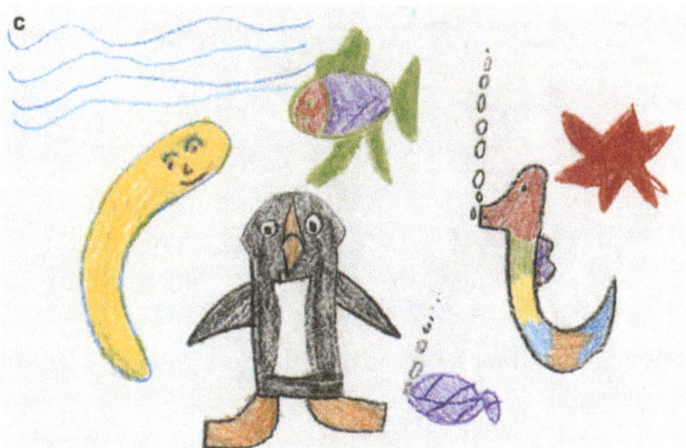

Abb. 19 a–c. Erster Realismus, späte Phase

Ist eine Form für den Gegenstand gefunden, wird sie zumeist lange beibehalten und nur im Detail abgewandelt. Auch Zufallsfehler bleiben oft konserviert. So entwickelt jedes Kind seinen Stil, selbst wenn die Figuren nur aus jeweils wenigen Elementen bestehen. Das Darstellungsschema hat nur in einigen Eigenschaften Ähnlichkeit mit dem realen Objekt.

Die Malschemata werden aber differenzierter und gewinnen jetzt auch Konturelemente hinzu. Das heißt, die Linie formt die Kontur des Gegenstandes (Abb. 19). Sobald das Kind die Malvorlage klassifizieren kann, greift es auf sein Schema zurück, verwendet also ein dafür bereits entwickeltes Symbol. Sieht es aber ein unbekanntes Objekt, so versucht es, zu kopieren, indem es die Kontur nachverfolgt.

In Kritzelphase und erstem Realismus, also Phase 2 und 3 dieser Gliederung, werden Abbildungen bezüglich ihrer Bedeutungen lesbar, grelle Farben und starke Kontraste bevorzugt.

4. „Zweiter" Realismus
(etwa ab 8 Jahren)

Das Schema wird zugunsten der Kontur aufgegeben, größtmögliche Ähnlichkeit ist das Ziel (Abb. 20). Hierbei scheitern die meisten, weil die Seherfahrung nicht primär auf konkrete Methoden der Wiedergabe wie die Schaffung von Konturen und Schraffuren abzielt, sondern Bedeutungen codiert. Tatsächlich

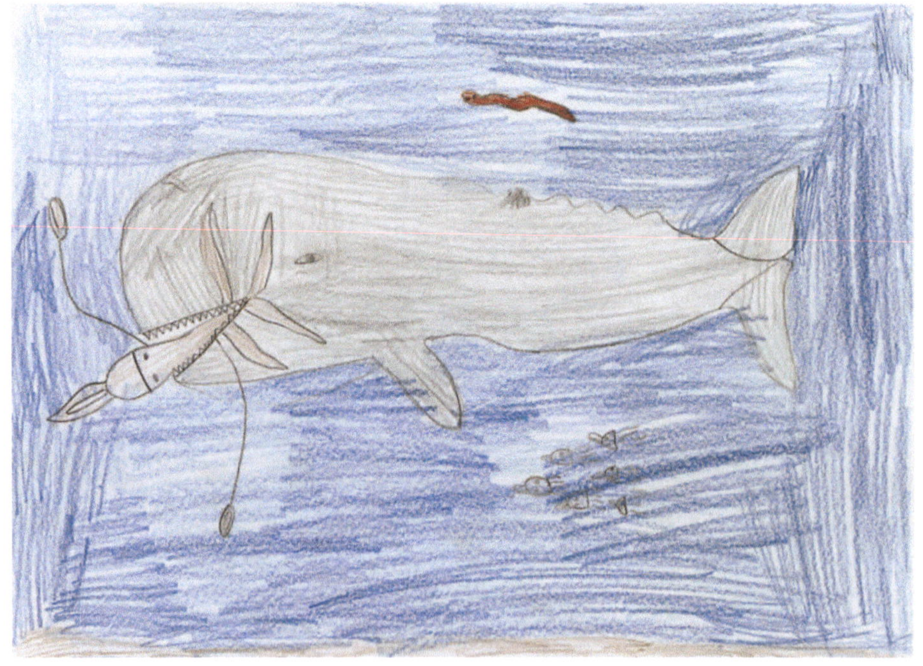

Abb. 20. „Zweiter" Realismus

muss die natürliche Wahrnehmung kompliziert in motorische Aktionssequenzen übersetzt werden, um Gesehenes durch Punkt, Linie und Fläche, Farben und damit Lichtwirkungen auszudrücken. Und das Maß dieser Anforderung steigt jetzt mit dem Anspruch an „wirklichkeitsgetreue" Darstellung gegenüber der Kürzelhaftigkeit des Symbols (Abb. 20).

Autistische Kinder haben eine erstaunlich naturalistische Zeichenbegabung. Sprache und begriffliches Denken entwickeln sich dagegen verspätet. Gegenläufig zur Entwicklung dieser Fähigkeiten schwindet die Zeichenbegabung nach und nach.

Im zweiten Realismus wird der Höhepunkt wirklichkeitsgetreuer Abbildung erreicht. Das Kind muss jetzt allgemein viele Regeln und Konventionen erlernen und bewältigen. Es sucht auch in der naturalistischen Abbildung nach Regeln und wertet jede Abweichung als fehlerhaft (Abb. 21–23). Hier werden die Zornesäußerungen häufiger, wenn die Darstellung nicht so gelingt, wie sie soll – und der Radiergummiabrieb fehlt ab jetzt auf keinem Zeichenblatt.

5. „Beginn der Ästhetischen Sensitivität"
(9.–13. Lebensjahr)

Expressive Qualitäten eines Kunstwerks werden erkannt, stilistische Unterscheidungen und ein eigener Stil in Mode und Sprache gefunden (Abb. 24).

6. Die Krise
(jenseits des 13. Lebensjahrs)

Alternative Selbstbestätigung wie Sport, Sexualität, Berufsvorbereitung und Gemeinschaft verdrängen das bildliche Gestalten, und Reden erweist sich als gesellschaftsfähiger Ersatz fürs Handeln – Zeichnen und Malen inbegriffen.

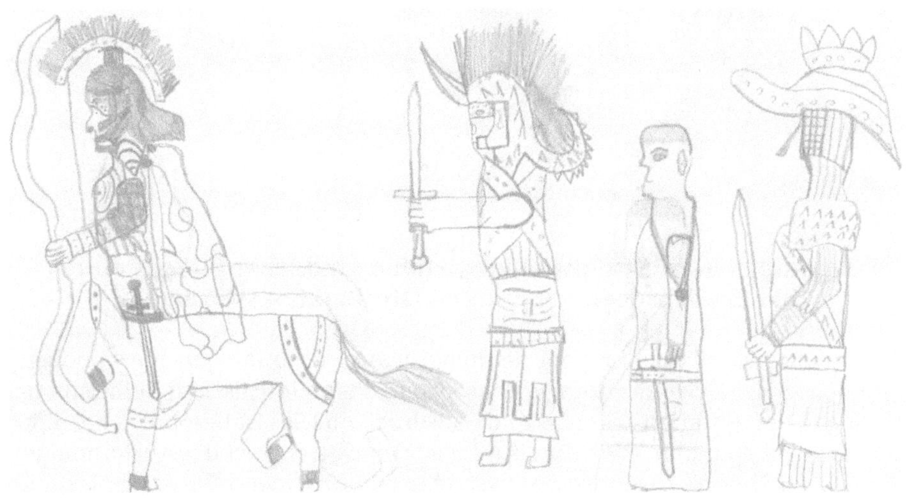

Abb. 21

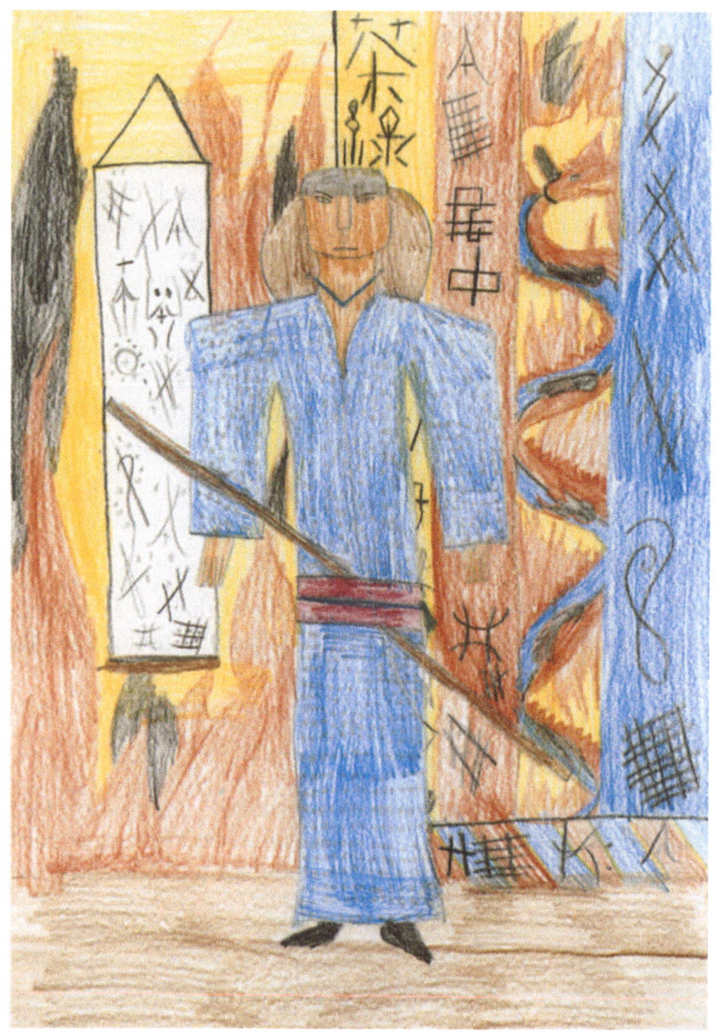

Abb. 22

Regression auf frühe Entwicklungsstufen kindlicher Bildgestaltung bei Erwachsenen mit diffusen Hirnfunktionsstörungen

Nicht immer ist es möglich, bei neurologischen Erkrankungen umschriebene Funktionsdefizite abzugrenzen, welche sich in charakteristischen Teilleistungsstörungen der gestalterischen Leistung ausdrücken. Dies ist besonders bei diffusen Hirnschädigungen, etwa durch Alkoholismus, nach leichten Ausformungen allgemeiner Unterperfusionen des gesamten Gehirns oder diffuser Hirntraumatisierung zu beobachten, wo das allgemeine Hirnleistungsniveau sinkt, wenn auch mit Schwerpunkt auf der einen oder anderen Teilfunktion. Folgende Bei-

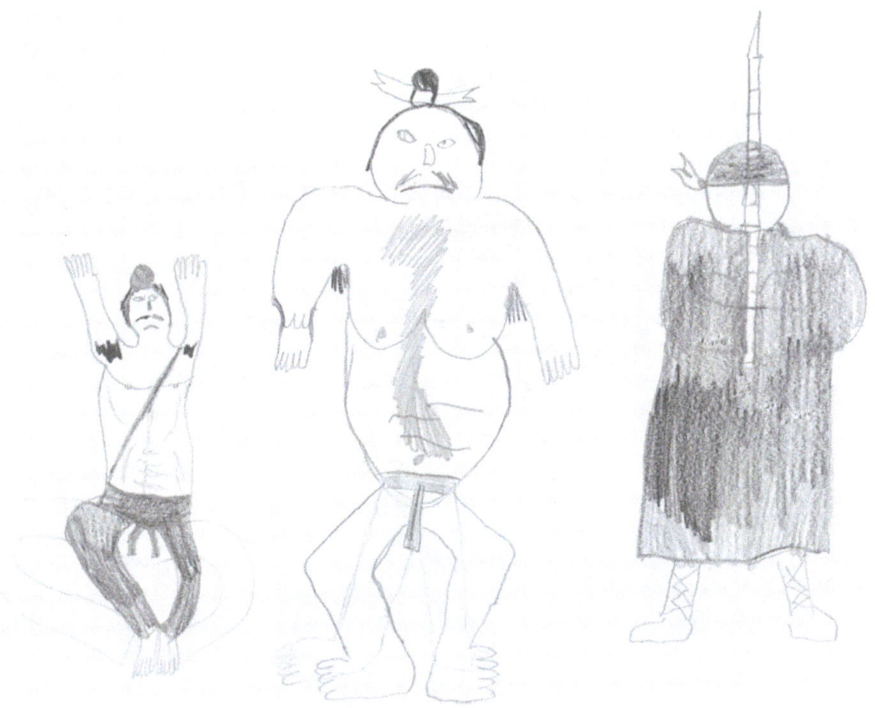

Abb. 23

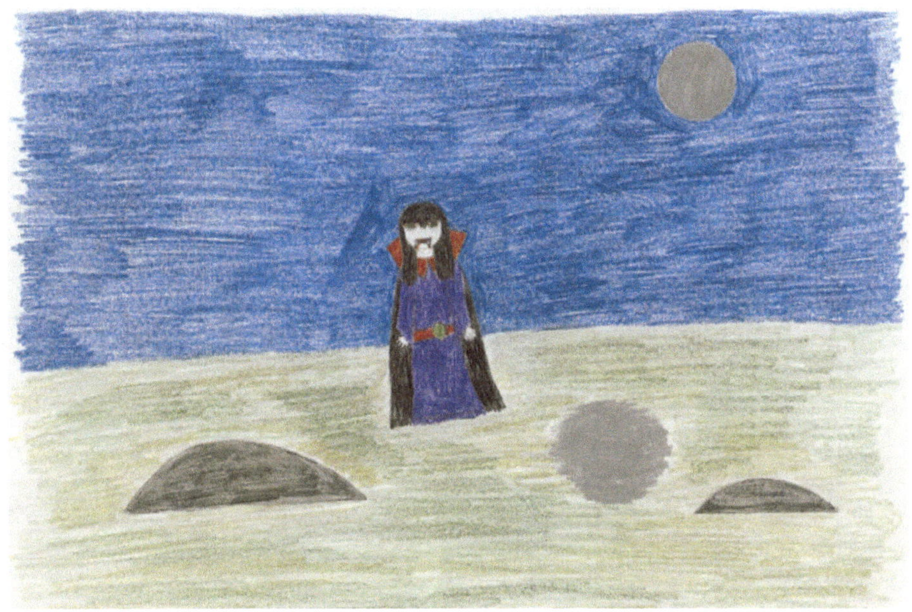

Abb. 24

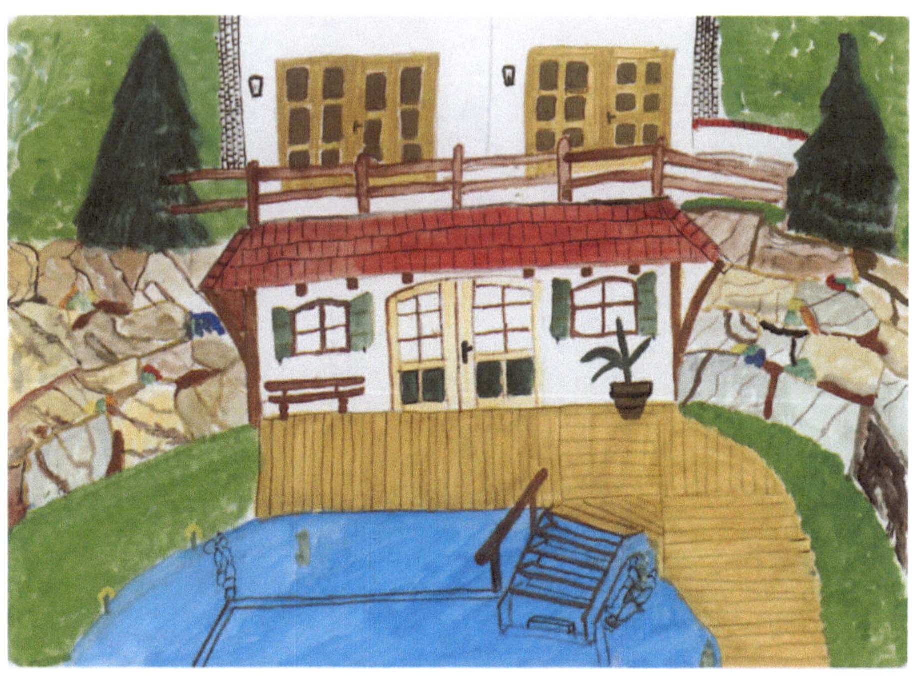

Abb. 25

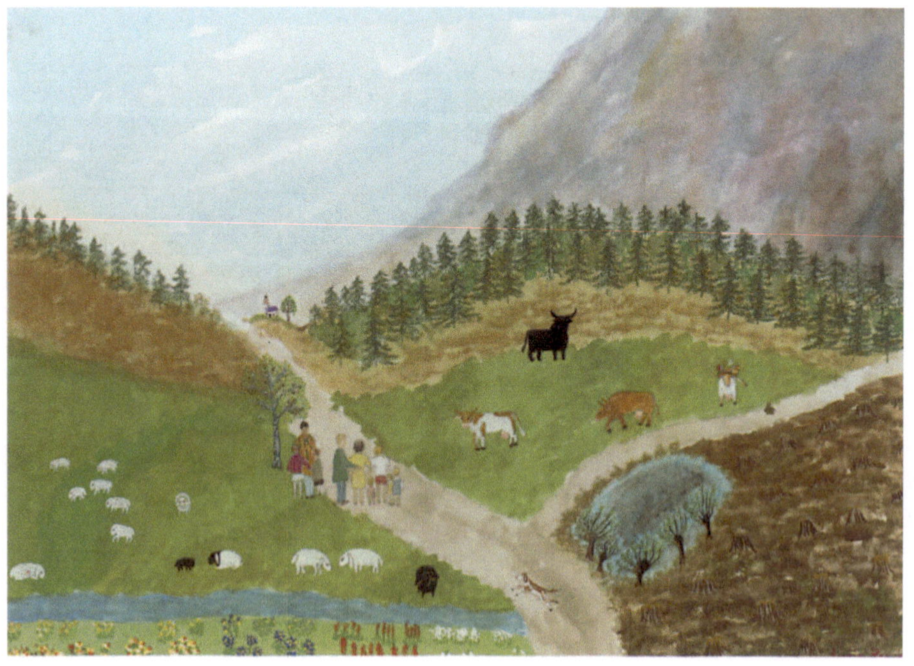

Abb. 26

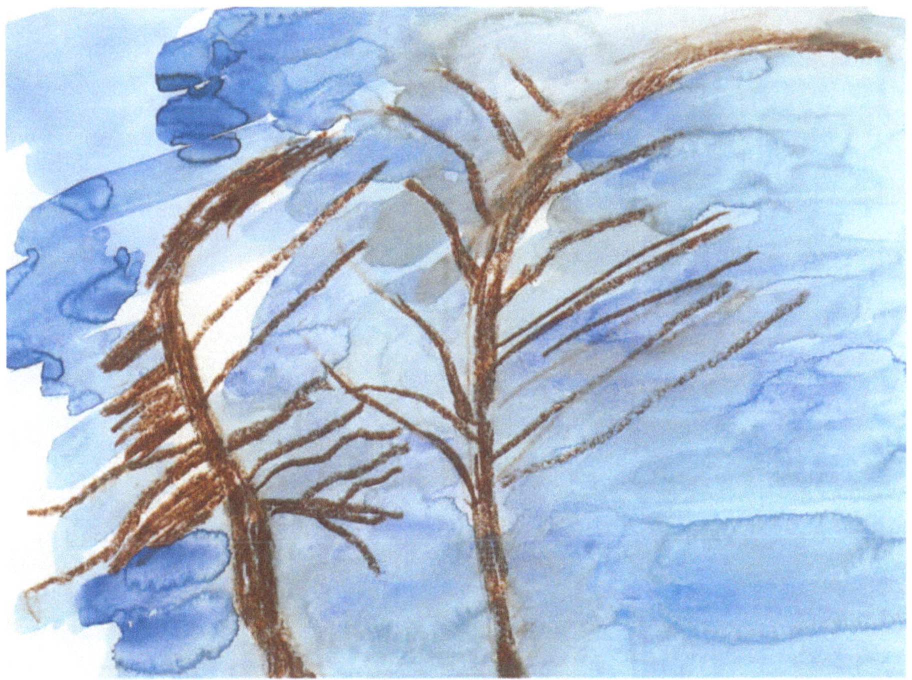

Abb. 27

spiele sollen die Annäherung von Patienten mit diffusen oder weit ausgedehnten Hirnläsionen an Entwicklungsschritte im kindlichen Gestalten belegen:

Zunächst einige „Referenzbeispiele" von Erwachsenen mit intakter Hirnfunktion oder umschriebenen Funktionsstörungen, die planendes Gestalten, visuelle Auffassung und Raumkonzept nicht einbeziehen. Hier entspricht das Ausgangsniveau gewöhnlich dem in der Kindheit zuletzt Erreichten, also in aller Regel dem Stadium der ästhetischen Sensitivität. Dazu zwei Beispiele (Abb 25–26).

Abb. 27 zeigt im Vergleich die Retardierung des gestalterischen Ausgangsniveaus etwa auf die Stufe des frühen „ersten Realismus" bei einer diffusen, fortgeschrittenen Hirnschädigung infolge schweren chronischen Alkoholismus mit allgemeiner Hirnatrophie.

Auch in Abb. 28 und 29 entspricht das Gestaltungsniveau dem frühen „ersten Realismus" des Vorschulalters bei diffuser Großhirnschädigung nach transienter diffuser Ischämie.

Nun eine alte Dame nach ausgedehnter linkshirniger Blutung. Sie war wochenlang ohne stabile Wachheit und Aufmerksamkeit, hatte dann eine schwere Wahrnehmungsstörung im rechten Gesichtsfeld und eine lang anhaltende Sprachstörung. Nach vielen Wochen zeichnete sich auf dem Niveau eines dreijährigen Kindes dieses Kritzelbild mit der Sinnunterlegung „Herbstlicher Wald" (Abb. 30).

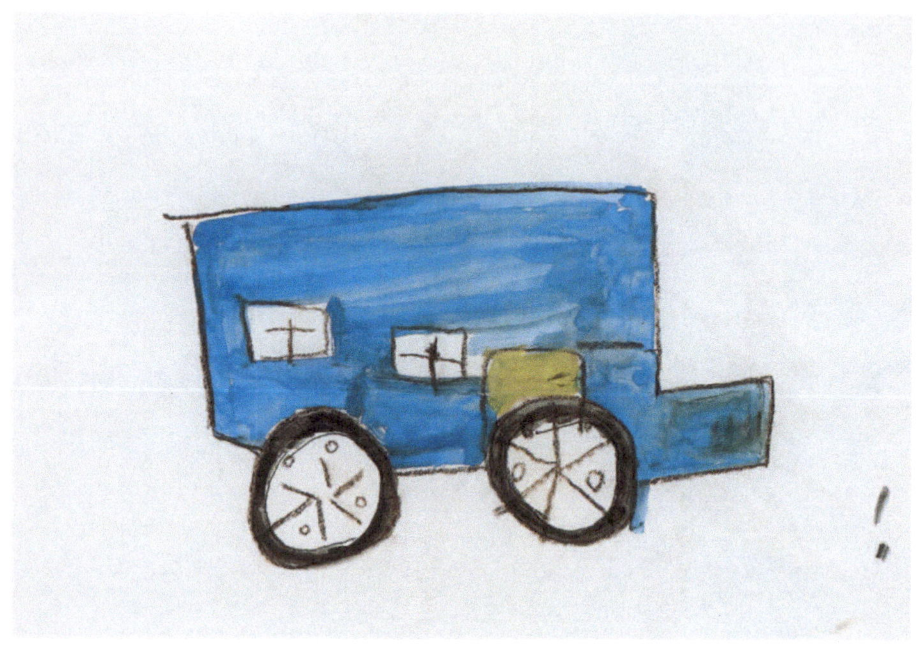

Abb. 28

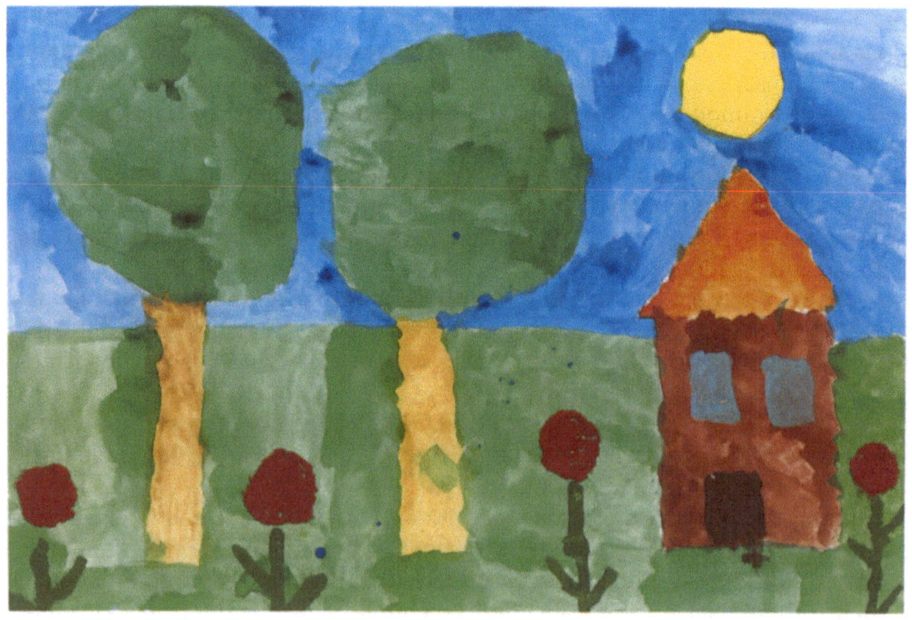

Abb. 29

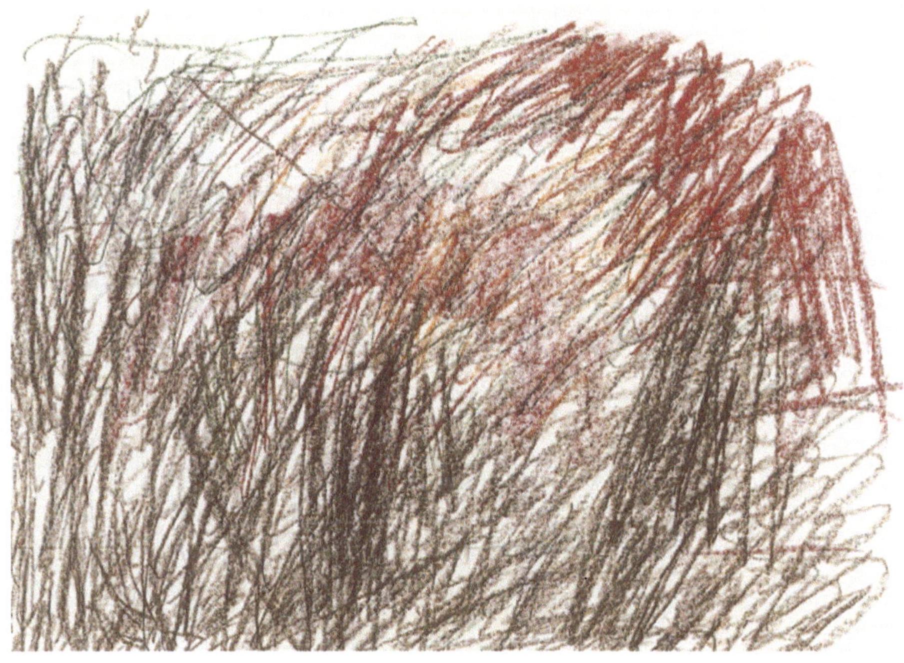

Abb. 30

In den Beispielen Abb. 27–30 beschränkt sich die diagnostisch-funktionelle Aussage auf eine allgemeine Absenkung des cerebralen Gesamtleistungsniveaus. Der therapeutische Effekt hingegen war eindrucksvoll, denn das Malen brachte ein regelmäßiges Element der Tagesstruktur und eine positive Leistungstendenz von Aufmerksamkeit, Ausdauer, Stimmungslage und Motivation.

Kapitel II

Instinktiv und individuell durch Erfahrung
entstandene Priorität

Wahrnehmung ist zu Beginn unseres Lebens ein Vorgang, der vom Instinkt seine Richtung erhält. Bereits hier nehmen wir unsere Umwelt also nicht „wertungsfrei" wahr. Der Instinkt sagt, was wichtig ist und was nicht. Parallel dazu läuft aber unsere individuelle Erfahrung an, und unsere strukturelle und funktionelle Hirnreifung läuft weiter, in manchen Bereichen bis ins Erwachsenenalter. Schon als Kleinkinder kategorisieren wir die Umwelt, versuchen sie in unseren Bildern und später in den abstrakten Symbolen der Sprache zu begreifen und zu beschreiben und unterstellen dabei unsere ursprünglich instinktgeleiteten Emotionen zunehmend dem Verstand. Wir bilden Kategorien und „Ideale". So wird jede Wahrnehmung mehr und mehr konzeptgesteuert, das heißt, ein visuelles Erlebnis ist immer ein „Mittelwert" aus visueller Erwartung, und dem tatsächlich wahrgenommenen Reiz (*„In meinen Augen bist du die Schönste"*, *„Der Reiz liegt im Auge des Betrachters"*...). Es beginnt diese Unterwerfung der Außenweltmerkmale unter das Diktat der Erwartung also schon in der frühen Kindheit.

Das Kleinkind bevorzugt bekannte Reize und solche, die dem Bekannten nahe stehen, es wählt hier also bereits aus und hat sich natürlich zuerst mit jenen Reizobjekten vertraut gemacht, die sein Instinkt ihm als wichtig apostrophiert.

Dann stellt es Beziehungen her zwischen dem schon Bekannten und solchen Wahrnehmungen, die sich dazu in direktere Beziehung setzen lassen. Es ist eine Expedition in die Welt, eine zentrifugale Erschließung, von instinktbegründeten Stützpunkten aus. So entstehen zunächst formale Schemata für die Darstellung der wichtigsten Dinge der Umwelt. Und auch hier wird festgehalten an den einmal gefassten Präferenzen und Betrachtungsgewohnheiten.

Ist eine Form für den Gegenstand gefunden, wird sie „im Wesentlichen" beibehalten und prägt damit den individuellen Stil der Auffassung, selbst wenn die Darstellungen noch einfach und elementar sind und natürlich die Charakteristika des überindividuellen Entwicklungsstadiums tragen. Zuletzt wird naturalistische Ähnlichkeit mit dem realen Objekt angestrebt, seine Platzierung in einem System von Beziehungen und Wertigkeiten ist ja längst etabliert. Das Schema wird daher zugunsten der Kontur aufgegeben.

So entstehen auf individueller Ebene von Frühkindheit an Schritt für Schritt assoziative Inhalte, aus Wahrnehmungen, weil wir mit Erwartungen und „vorgefassten" Wertungen sehen.

Kapitel III

Epochal in Kulturkollektiven
synchronisierte Priorisierungen

Erwartungen und Wertungen werden aber nicht nur aus Instinkt und individueller Erfahrung gewonnen, sondern durch die Wertübereinkünfte des sozialen Kollektivs „anerzogen" und zwischen vielen Individuen – zum kollektiven Nutzen in aller Regel – „gleichgerichtet".

„Jedes Kunstwerk ist Kind seiner Zeit, oft ist es Mutter unserer Gefühle. So bringt jede Kulturperiode eine eigene Kunst zustande, die nicht mehr wiederholt werden kann. Eine Bestrebung, vergangene Kunstprinzipien zu beleben, kann höchstens Kunstwerke zur folge haben, die einem totgeborenen Kinde gleichen. Wir können z.B. unmöglich wie alte Griechen fühlen und innerlich leben. So können auch die Anstrengungen, z.B. in der Plastik die griechischen Prinzipien anzuwenden, nur den griechischen ähnliche Formen schaffen, wobei das Werk seelenlos bleibt für alle Zeiten. Eine derartige Nachahmung gleicht den Nachahmungen der Affen. Äußerlich sind Bewegungen des Affen den menschlichen vollständig gleich. Der Affe sitzt und hält ein Buch vor die Nase, blättert darin, macht ein bedenkliches Gesicht, aber der innere Sinn dieser Bewegungen fehlt vollständig" Kandinsky (18).

Es gibt also kultur- und epochengültige Betrachtungsweisen, die jeweils eine einheitliche Formensprache zur Umsetzung von Inhalten ins Bild verwenden. Und „mit der Zeit" verfestigen sich synchronisierte Wahrnehmungsgewohnheiten zu historischen Größen aus denen man Kunst- und Kulturgeschichte macht. So entstehen aber auch kollektivierte Meinungen, Bekleidungs- und Eßgewohnheiten und ein kurzlebiger Codex für gesellschaftlichen Umgang.

Hier ein paar skizzenhafte Beispiele, wie sich in Europa seit dem Mittelalter kollektives bildliches Betrachten entwickelt und verändert hat. Solche Betrachtungskollektivierungen wurden bewirkt durch Vorgaben, die das Christentum und später die Philosophie und Medizin, Psychologie und Psychoanalyse und zuletzt die Neurobiologie und Sinnesphysiologie gleichsam als Filterglas zwischen unser Auge als optisch-elektrochemische Kamera und sein Gehirn auf der einen, und unsere Umwelt auf der anderen Seite geschoben hat.

Im Mittelalter gibt es für Bildgegenstände einen Darstellungscodex, eine kollektiv-schematisierte Betrachtungsform. Damit ist die Abbildung Symbol oder Kürzel und steht so der Sprache näher als in folgenden Epochen. In der Schriftmalerei sind die Verflechtungen von Bildern und Schriftzeichen Ausdruck dieser Konvention.

Gibt es für alles eine Betrachtungsübereinkunft, so ist eine individuelle Sicht beschränkt und die dogmatische Wertordnung gesichert. Es werden überindividuelle Summen abgebildet, die keinen örtlichen Betrachterstandpunkt einbeziehen. So drückt sich eine kollektivierte Sichtweise aus, in der die Position des Einzelnen in der allgemeinen Haltung völlig auf- oder untergeht. Auch der Schematismus der Madonnendarstellung ist hierfür bezeichnend.

Die Madonna in Abb. 31 stammt von einem unbekannter Künstler, in der kunstgeschichtlichen Rekonstruktion genannt „Meister von Tressa". Er ist ein typischer Repräsentant der namenlosen „Kunsthandwerker" einer noch weitgehend non-individuellen frühen Madonnenmalerei in der Sienesischen Tradition mit romanischer Prägung.

Die Renaissance machte mit der Zentralperspektive das Betrachterauge zum Fluchtpunkt der sichtbaren Welt. Die war ab jetzt konkret und nicht mehr kürzelhaft im mittelalterlichen Sinn. Alle Abbilder der Realität werden mit Bezug auf einen einzigen Betrachter gesetzt, der zu einer Zeit nur an einem Ort sein kann: der Sieg des Individuums und seines positiven Selbstverständnisses gegenüber der kollektiven Vereinheitlichung als bildliche Deklaration, als visuelles Manifest gleichsam. Kunstwerke haben jetzt klar definierte Wertigkeiten, ihre Herstellung erfordert einerseits tradierte und andererseits erstmals auch stark individualisierte Fertigkeiten, profunde Kenntnisse in Geometrie und Perspektive zum Beispiel.

Die einfache Wert-Preisbeziehung der farblichen Bildgestaltung in der ersten Hälfte des Quattrocento machte das Werk für den Betrachter „auf einen Blick" werttransparent, und das war bereits im Mittelalter so gewesen. Jeder wusste, gutes Ultramarinblau kostet viel Geld, denn es besteht aus geriebenem Lapislazuli, Goldauflagen waren „selbstredend" wertvoll, der blaue Mantel mit Goldauflagen daher das bevorzugte Darstellungsklischee für Madonnen. Aber auch das silberhaltige Rot repräsentierte per se Wert, und alles zusammen wies den Bildbesitzer als vermögend aus. In der zweiten Hälfte des Quattrocento wurde diese etwas derbe „Wertverlautbarung", die an goldene Armbanduhr und Luxuslimousine erinnert, durch eine subtilere Signalisation verdrängt, die sich aus der „Wertschätzung" für die Fähigkeiten und Begabungen des Künstlers ergibt. Das Werturteil erforderte jetzt vom Betrachter Bildung und Sachkenntnis.

Die Barockmalerei führt viele Prinzipien der Renaissance tendenziell weiter und steigert sie in Wirkung und Themenvielfalt. Für Macht, Reichtum und Souveränität werden allegorische Vorlagen verwendet und diese „Symbolsprache" ist jedem Gebildeten geläufig.

Im 18. Jh. definiert Kant die Aufgabe der Malerei in seiner Kritik der Urteilskraft als *„schöne Schilderung der Natur"* mit einer Wertigkeit ähnlich Tapeten

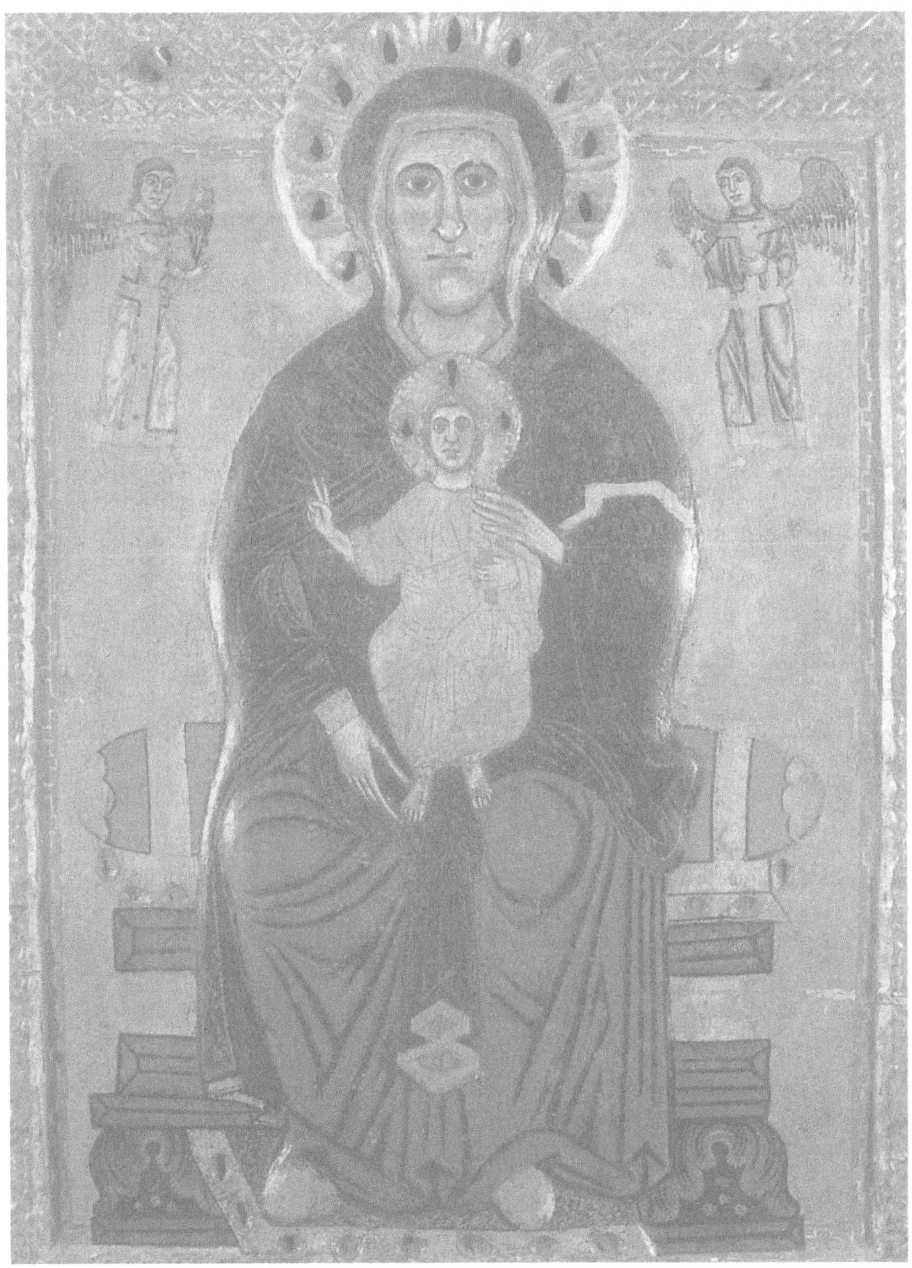

Abb. 31. Muttergottes mit dem Kind. Dommuseum Siena

oder Möbeln (19). Aber schon dreißig Jahre später hat sich die Betrachtungs-
richtung gleichsam umgekehrt, und zwar durch das romantische Konzept in
der Definition von Hegel:

In der Malerei *„bricht sich das Prinzip der endlichen und in sich unendlichen Subjektivität, das Prinzip unseres eigenen Daseins und Lebens zum ersten Mal Bahn, und wir sehen in ihren Gebilden das, was in uns selbst wirkt und tätig ist"* (20).

Subjektivität ist die Geburt der „modernen Seele"

Kant hatte die Phantasie noch eng gesetzt. Die Einbildungskraft wird bei ihm beschränkt, weil sonst Ungeheuerlichkeiten entstehen, die eine kontinuierliche, verstandesgeleitete Wahrnehmung als Basis der Erfahrung behindern. Das selbständige, nicht mehr von Kirche und Staat bestimmte Denken wird vorsichtig zur Instanz von Reflexion und Kontrolle. Alle realen Erscheinungen müssen nach beständigen Regeln synthetisiert werden, sonst entartet die Vorstellung zur Chimäre, das Ding der Vorstellung zur gefährlichen Einbildung. Die Bildfassung dieses Kontrollverlustes sehen wir in Goyas Capricho „Der Schlaf der Vernunft gebiert Ungeheuer" (Abb. 32).

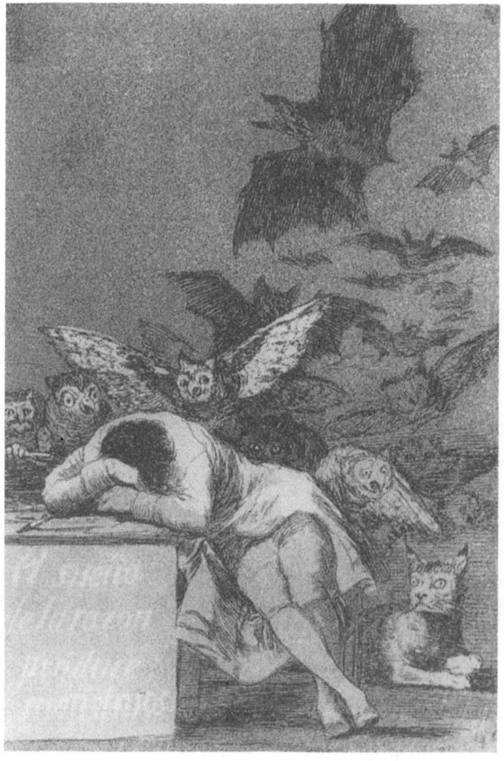

Abb. 32

**In der Betrachtung der Natur blickt die Romantik
im 19. Jh. nach innen in den eigenen „seelischen Raum". Und von
hier aus deutet sie die Naturerscheinungen.**

Der Wanderer über dem Nebelmeer von Caspar David Friedrich (Abb. 33) symbolisiert den am Ziel seines Lebens angekommenen Menschen. Die Berggipfel über dem Nebel sind Gottessymbole. Das Bild ist eine Andeutung des ewigen Lebens und der Gottebenbildlichkeit des Menschen.

Die Verfeinerung und Steigerung der Gefühlsbeobachtung wird zum vorrangigen Ziel der Romantik und das Selbstportrait ab jetzt und noch gesteigert im Impressionismus und Expressionismus zum Befindlichkeitsprotokoll (van Gogh, Munch, Schiele …).

Von Kant zu Hegel hat sich also eine Richtungsumkehr in der Sicht der Vorstellung vollzogen. Kant zensiert sie durch den Verstand, der die einlaufende Wahrnehmung unter die Kontrolle des Wissens stellt und so die Betrachtung im standardisierten Ablauf zu erwartungsgemäßen Ergebnissen führt. Die Romantik kultiviert hingegen die „Gefühlsbeobachtung" und entbindet sie von dieser Kontrolle. Die innere Welt sucht durch subjektive Projektion ihre Entsprechung im Außen und so wird das Außen zu einem reichen Reservoire von Symbolik.

Fällt die Zensur durch Vernunft, Erfahrung und Wissen, so werden auch Begriffe wie „kranke" und „gesunde" Phantasie relativ. Die Normalität als Bezugs-

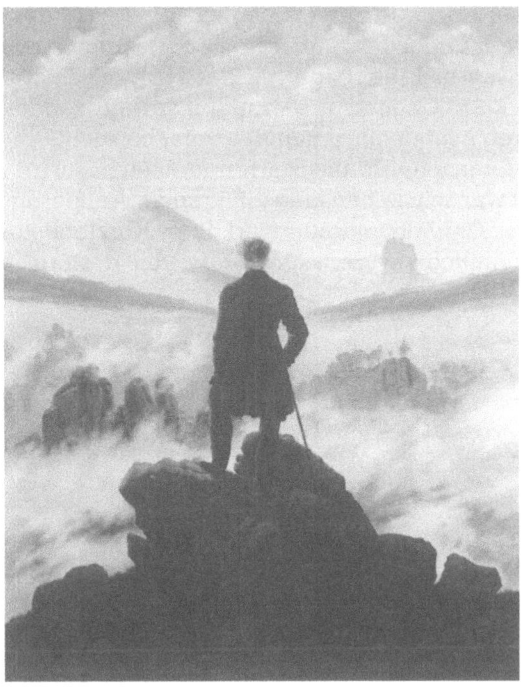

Abb. 33

system der Gesunden gilt nicht in einer Kunst des Subjektiven. Sie steht ab jetzt außerhalb der Kontrolle durch ein Kollektivbewusstsein, sie strebt nach jeder möglichen Intensivierung und Stimulation und somit akzeptiert sie unter anderem Rauschdrogen, wenn auf diese Weise neue Ziele erreichbar werden. So waren Selbstexperimente von Künstlern motiviert, wie z.B. bei Paul Gautier, Edgar Allen Poe, E.T.A. Hoffmann und Charles Baudelaire.

Die Subjektivität der Romantik und ihre Projektion innerer Zustände und Vorgänge auf die äußeren Dinge als Symbolträger ist der zeit-kollektive Ausgangspunkt spontaner bildlicher Äußerung. Einer Äußerung, die in weiterer Folge zur Auflösung einheitlicher Kunsttraditionen führen wird. Picasso setzt den Auftakt zu diesem Prozess des Traditionszerfalls mit dem Impressionismus:

„Heute sind wir in der unglücklichen Lage, keine Ordnung und keinen Kanon mehr zu haben, die die künstlerische Produktion bestimmten Regeln unterwerfen. Die Griechen, Römer, Ägypter hatten ihre Regeln. Ihrem Kanon konnte sich niemand entziehen, weil die sogenannte Schönheit durch Definition in diesen Regeln enthalten war. Aber sobald die Kunst jede Verbindung zur Tradition verloren hatte und jene Befreiung, die mit dem Impressionismus begann, jedem Maler gestattete, zu tun, was er wollte, war es mit der Malerei vorbei. Als man sich darauf einigte, dass es auf die Gefühle und Emotionen des Malers ankomme, dass jeder die Malerei neu schaffen könne, so wie er sie verstand, ganz gleich, wo er begann, da gab es keine Malerei mehr. Es gab nur noch Individuen" (5).

Damit werden aber auch die unterschiedlichsten Mittel des expressiven Darstellens aufgegriffen und jedem individuellen Ausdrucksbedürfnis zugänglich gemacht – sei es das Ausdrucksbedürfnis dessen, der sich als Künstler versteht, aber hierfür kein klare Gegenwartsdefinition vorfindet, oder eines Einzelnen, der nach direkteren Mitteln als jenen der Sprache sucht, um sich mitzuteilen. Hier werden die Grenzen also unscharf, und mancher wird nach seinem Tod zum Künstler und war sein Leben lang ein kranker Außenseiter, oder der gefeierte Held der Presse zerfällt im Räderwerk ihrer Kurzlebigkeit zum vorstellbar Belanglosesten, nämlich zur Sensationsstory von gestern in den Salons der Gähnenden.

Teil III

Die neuronale Maschine bildlichen Gestaltens
und ihr Bezug zu neurologischer Klinik und Kunst

Kapitel I

Hirnfunktionen und ihre „Anatomische Mechanik"
im bildlichen Gestalten

Eine kleine Einstieghilfe und Kurzfassung
für alle, die es nicht ganz genau wissen müssen oder wollen

Zeichnen und Malen hat im Menschengehirn keine spezifische neuronale Maschine. Es werden entwicklungsgeschichtlich archaische mit jenen „neuen" Systemfunktionen aufgabenorientiert verbunden, die spezifisch menschlich sind oder im Menschen eine hohe Entwicklungsstufe erreicht haben. Bildliches Gestalten spannt damit weite Bögen über die menschliche Gesamthirnfunktion. Ein Blick auf die Beziehungen zwischen dem Abbilden und den Strukturen, die das ermöglichen, bietet daher eine exclusive Chance, menschliche Hirnleistungen in Prinzip und Anschauungsbeispiel kennen zu lernen.

Wollen wir zeichnen oder malen, so setzt dies Wachheit und Aufmerksamkeit voraus wie jede andere Willkürhandlung. Wir brauchen weiters eine emotionale Motivation und müssen über Daten der visuellen Wahrnehmung verfügen. Die können ausschließlich aus unserem Gedächtnis, also aus der Erfahrung stammen oder aus einer Wechselbeziehung zwischen aktuellen visuellen Wahrnehmungen und unserer Erinnerung. Um Objekte visuell aufzufassen, müssen wir Farbe und Form analysieren. Um ihre Position im dreidimensionalen Raum festzulegen und später eine geordnete motorische Handlungssequenz auf einer Fläche abzuwickeln – also um zu zeichnen oder zu malen, was wir sehen, erinnern oder erfinden –, müssen wir die Raumposition unseres Körpers und besonders unserer Hand bestimmen können – möglichst auch ohne uns bewusst darauf zu konzentrieren. Körperhaltung ist hierfür die Voraussetzung. Sie ist die Plattformfunktion für Willkürhandlungen der Hand und für Kontroll- und Explorationsbewegungen der Augen. Bevor wir aber Striche und Farben auf die Fläche setzen, brauchen wir eine Idee, einen schöpferischen Impuls, und das setzt Planungsschritte voraus.

Weiter im Detail und mit Bezug auf die Hirnanatomie:

Wachheit und Aufmerksamkeit[*]

Der Motor für Wachheit und Aufmerksamkeit ist das sog. Vigilanzsystem. Es liegt im Hirnstamm und projiziert auf nahezu alle Rindenfelder und auf subkortikale Kerne des Großhirns.

---

[*]   Lit. 13.

Aufmerksamkeit ist die „ökonomische" Zuweisung kognitiver Ressourcen zu relevanten Reizen der äußeren oder inneren Welt (= Aufmerksamkeit nach außen bzw. nach innen). Ihre Notwendigkeit erklärt sich aus der begrenzten Kapazität des Gehirns zur „bewussten" Verarbeitung von Informationen. Aufmerksamkeit besteht aus ineinandergreifenden Unterfunktionen. Besonders bedeutend für die Gestaltauffassung und somit für Zeichnen und Malen ist die *Orientierungsreaktion*. Sie bedeutet Zuwendung an einen äußeren Reiz, der nicht primär im Fokus unserer Aufmerksamkeit liegt, nicht unserer Erwartung entspricht, aber von Bedeutung sein könnte (21). Die Orientierungsreaktion wird geleitet von Instinkt und individueller Erfahrung. Um damit zu arbeiten, müssen Daten vom Arbeitsgedächtnis aufgenommen werden. Das ist ein Bindeglied zwischen Aufmerksamkeit und Gedächtnis im engeren Sinn. Es wird benötigt, um Informationen im Kontext von Erkenntnisvorgängen „online" zu halten und zu manipulieren. Dadurch kann die Aufmerksamkeit variierend auf einzelne Inhalte gerichtet werden. So entsteht flexibles Verhalten und andere „intelligente" Verhaltensweisen wie Lernen, Planen, Verstehen, Begründen, Zeichnen und Malen.

Emotion[*]

Emotionen werden durch Lust, Schmerz oder Änderung früherer Wertigkeiten und Bedeutungen hervorgerufen. Sie sind also offensichtlich nicht spezifisch menschlich.

Emotionen geben Lebens- und Weltbetrachtung positive oder negative Gewichtung und sichern deren Einprägung als episodische, im Zeitraster fixierte Inhalte. Der biologische Sinn dieser Verarbeitungsform liegt darin, Situationen rasch als übereinstimmend mit einem Erfahrungsinhalt und somit als vertraut zu erkennen, um ein bereits bewährtes Verhaltensmuster darauf anzuwenden. Eine weitere Ökonomisierung cerebraler Ressourcen sozusagen.

Episodische Erinnerungsinhalte werden in emotional „gleichtönigen" Zuständen aufgerufen. Das heißt, in einer traurigen Stimmung fallen uns bevorzugt traurige Geschichten ein. Die jeweilige Grundstimmung selektiert also aus der Vielfalt der Außeneindrücke das, was ihrer Erhaltung und Festigung dient. Ein Mechanismus, der im Zustand der Depression für den Betroffenen viele Unannehmlichkeiten nach sich zieht, wie wir noch sehen werden.

Immer ist starke Emotion in Gestik und Mimik eine Einprägehilfe für Inhalte unserer Sozialkontakte ins Langzeitgedächtnis. Amygdala und orbitofrontaler Cortex geben primär neutralen Reizen wie Bildern, Objekten oder Gesichtern dieses emotionale Gepräge.

Die Amygdala sind somit der funktionelle Knotenpunkt für Reizverstärkung und Assoziationsbildung im Sinn „sekundärer Verstärker". Sie sind der Weichensteller von Bedeutungen, für deren Einprägung und für die Reaktion des gesamten Organismus auf biologisch oder individuell hoch priorisierte Bildeindrücke durch Verbindungen zum Hypothalamus.

Von den Amygdala erfolgt die Weiterleitung emotional gewichteter Wahrnehmungen in Erwartung von Lust oder Schmerz an die Ausgangs-Systeme für

---

[*]   Lit. 22–25.

ein Gesamt-Reaktionsprogramm, genannt Verhalten. Ich beschränke mich hier auf jene Verhaltensbereiche, die für Zeichnen und Malen im engeren Sinn relevant sind:

- Herstellung eines adäquaten emotionalen Aktionshintergrundes
- Planung
- Motorische Willkür – Reaktion
- Unwillkürliche „Hintergrund" – Motorik

Emotionaler und unwillkürlicher motorischer Hintergrund ebenso wie komplexe Planung basieren auf parallel verlaufenden Kreis-Leitungsbögen zwischen Stirnlappen, Stammganglien und Thalamus. Aus diesen parallel verarbeiteten Informationen entsteht auf der „Reaktionsseite" zuletzt Gesamtverhalten als Plattform der willkürlichen motorischen Planungsumsetzung mit Stift und Pinsel.

Bildeindrucke mobilisieren unsere Erinnerung und werden permanent mit Erinnerungsinhalten abgestimmt. Abstraktion formt sie um zu Symbolen und Zeichen. Dieser Vorgang vollzieht sich im einzelnen Individuum, wird synchronisiert im Kulturkollektiv und so zur epochalen Betrachtungsgewohnheit, sehr ähnlich wenn auch nicht absolut übereinstimmend an unterschiedlichen Schauplätzen der Erde im Lauf der Menschheitsgeschichte. Ziel ist eine Kollektivierung emotionaler Einstellungen um allgemeingültige biologisch relevante Werte mit Zielen des Kollektivs zu verbinden. Dies erzeugt und erhält Wachheit, Aufmerksamkeit und Konzentration.

Visuelle Verarbeitung[*]

Optische Informationen basieren auf Unterschieden in Helligkeit und Farbe, Form und Struktur, auf Gestalt- und Positionsveränderungen in Raum und Zeit.

Dabei erfolgt mit dem Daten*eingang* aus der Welt immer auch eine Daten*auswahl* durch gestufte Ordnungsprozesse, gegründet auf aktive Selektion. Die Daten werden zu objektbezogenen, *invarianten* Merkmalen reduziert, und so entsteht Objektidentität.

Hierfür sind Aufmerksamkeitsmechanismen und emotionale Wirkungen, das individuelle aber auch das epochale Gedächtnis, also die Gesamterfahrung eines Kulturkollektivs erforderlich.

Was alles ist Voraussetzung für aktives Abbilden? Zunächst Erfassen des Gesehenen, Übersetzen von Objekten in ein Bezugssystem der Formen, Farben und Raumbeziehungen, Verkürzung auf „das Wesentliche". Dies alles leistet das visuelle Gehirn. Seine Bedeutung hat ein Bildgegenstand für uns nicht unverzüglich, sondern erhält sie durch einen Analysegang, welcher Aufmerksamkeit voraussetzt und Instinktives oder Erfahrenes ins Spiel bringt. Wenn wir schauen, suchen wir aus, deuten oder raten nach Maßgabe dessen, was Instinkt, Erinnerung und die daraus „gemachte" Erfahrung uns sagen.

---

[*] Lit. 1, 9, 15.

Raumorientierung
(der „Where"-Pathway)[*]

Erste Voraussetzung sind Objekterfassung und stabile visuelle Weltvorstellung trotz vielfältigster und oft gegensinniger Bewegungen von Augen, Kopf oder Rumpf. Dies wird ermöglicht durch eine Einarbeitung der visuellen Information in einem stabilen „weltzentrischen" Koordinatensystem, vorrangig im Scheitellappen der rechten Großhirnhälfte mit seinen Bahnverbindungen zum Hinterhauptslappen („where-pathway") und zum Hippocampus. Der rechte Hippocampus liefert hierzu das „Raumgedächtnis", und auf Basis dieser Information „errechnet" der rechte inferior-parietale Cortex eine direkte „Navigationsroute" für Hand- und Kopfbewegungen oder eine „Marschroute" für die Beine, um Kontakt zum Objekt unseres Interesses herzustellen.

Form-Farb-Objekt-Erkennung
(der „What"-Pathway)[*]

Mittlere und untere Schläfenlappenwindung analysieren Form und Farbe von Objekten. Diese Daten werden mit nicht-visuellen Qualitäten wie Düften, Lauten, aber auch mit Raumbeziehungen des Objekts integriert und im Hippocampus zur globalen „Objekterfassung im Raum". Diese Datenintegration ist Voraussetzung räumlich kompositionellen Auffassens und Gestaltens.

Gedächtnis[**]

Das sichere Empfinden eines Zeitgefüges von Inhalten ist Voraussetzung für die „deutliche" Wahrnehmung szenischer Abläufe, so auch in der bildlichen Darstellung.

Zeitempfinden wird möglich durch das Konstruktionsprinzip der sog. „rekurrenten" Verbindungen in unserem Nervensystem. Solche Verbindungen integrieren über Rücklaufsschleifen bekannte Daten in die neuen Eingänge, verknüpfen also bereits vorhandene Informationen mit dem aktuellen Datensatz.

Kurz gesagt: Indem wir gestalten, verbinden wir Erfahrenes mit Neuem. Wir sehen, indem wir aus der Optik unseres Wissens betrachten, und wir ergänzen unschlüssige Sinneseindrücke aus dem Erinnerungsspeicher des Instinkts und der Erfahrung, um seine *wahrscheinlichste* Bedeutung zu ermitteln. Kein konsistenter Erinnerungsinhalt ist frei von emotionaler Wertigkeit, und jene Inhalte, die den stärksten Emotionsbezug haben, bleiben im Gedächtnis am stärksten und längsten verankert.

Rekapitulieren wir kurz die Beziehung
zwischen Gedächtnissystem und Bilderfassung

Ein neuer Bildgegenstand, ein Mensch, ein Merkmal, eine Assoziation erscheint als Ereignis, mit vielen zeitlichen, räumlichen, mimischen, gestischen,

---

[*] Lit. 1, 15.
[**] Lit. 13, 15, 22, 24–35.

und affektiven Anknüpfungen (Episode). Dieses Ereignis ist überlagert von Erfahrungen. Die daraus gebildete Erinnerung gelangt *kontextreich episodisch* in den Langzeitspeicher.

Dank der doppelläufigen Verbindungen zwischen Neocortex und dem episodischen Gedächtnisspeicher des Hippocampus wird der Datenumfang eines Erinnerungsinhalts durch Impulszirkulation und gegenseitige Induktion der beiden Systemstufen ausgebaut und erweitert. Wir modellieren und modifizieren auf diese Art unsere Erinnerungen andauernd, machen aus dem „wirklich Gewesenen" – meist ohne es zu bemerken – etwas zunehmend anderes und haben dennoch das Gefühl, es sei so gewesen. Wir tendieren also „von Natur aus" zur Glorifizierung des Vergangenen, aber im Zustand permanent negativer Stimmungslage auch zur Uminszenierung des gesamten Lebens zu einer Tragödie mit tausend Akten.

Dabei werden Inhalte aus dem Langzeitspeicher des Frontal- und wahrscheinlich Parietallappens aufgerufen, die dem emotionalen Gehalt eines aktuellen Dateneingangs entsprechen und zu dessen inhaltlicher Charakteristik sie in assoziativer Verbindung stehen, zu dem sie also passen. Wer bestimmt aber den emotionalen Gehalt eines Sinneseindrucks? Unser Instinkt und unsere individuellen Konditionierungen auf Basis unserer emotionalen Einstellung. Das bedeutet letztlich, unsere jeweilige Stimmung determiniert die Auswahl unserer assoziativen Verknüpfungen. Unwillkürlich beginnt damit, indem wir wahrnehmen und betrachten, ein bedeutungsorientiertes Vervollständigen.

Gestalterische Planung, der kreative Funke[*]

„Die hauptsächlichste Gabe des Genies ist, zu ordnen, zusammenzusetzen, die Beziehungen zu sammeln, sie richtiger und ausgedehnter zu sehen" (4).

Aber man muss ja nicht gleich ein Genie sein, denn in gewissem Umfang ordnen, sammeln, erfinden wir alle – manche mehr und andere weniger. Das verdanken wir den sog. „Executivfunktionen" unseres Gehirns, im allgemeineren Sprachgebrauch Kognition genannt oder zumindest in weiten Bereichen damit übereinstimmend.

Executivfunktionen wirken auf elementare oder bereits routinierte Fertigkeiten steuernd bzw. modulierend ein und stimmen sie für den jeweiligen Bedarf zusammen, wenn dieser Bedarf außerhalb „des Üblichen" liegt. Damit bilden sie die Voraussetzung für individuelles Erfinden von Bildern aus Gesehenem, Gewusstem, mit dem Ziel, Zusammenhänge zwischen diesem Material des Ausdrucks und den dafür notwendigen motorischen Planungsschritten herzustellen. So werden Inhalte für den Gestaltenden selbst „fasslich" und zum Austausch mit anderen in eine adäquate Mitteilungsform gebracht.

Der präfrontale Cortex mit seinen Leitungsbögen über Stammganglien und Thalamus und seinen Anbindungen an das Assoziationssystem ist nach allgemeiner Ansicht die anatomische Maschine der Executivfunktionen. Wie oben

---

[*]   Lit. 9, 24, 37, 38.

gezeigt, bestehen Parallelführungen dieses Systems mit den Kreisbögen der „Fundamentalfunktionen" Vigilanz, Aufmerksamkeit, Emotion etc. Es könnte so funktionieren, dass der präfrontale Cortex „zugeschaltet" wird, wenn unerwartete Situationen eine rasche Planungs- und Handlungsanpassung erfordern, um die fundamentalen und instrumentellen Funktionen wieder „sich selber zu überlassen", sobald „Übersicht" hergestellt ist und der „Routinebetrieb" weiterlaufen kann.

Wenn wir also Bildliches erfinden und neu gestalten, steigen wir aus dem Routinemodus aus und überlassen uns den Überraschungen unserer Phantasie und den Ausführungen unserer Hand. Wir sind kreativ und erheben uns über die üblichen Normen des Erlebens. In solchen Augenblicken ist jeder ganz er selbst. Man könnte sagen, je mehr solcher Augenblicke ein Leben enthält, umso reicher und länger wird es, jenseits aller Kalenderlogik und aller Vereinbarungen, die eine Gesellschaft über den Kopf des Einzelnen hinweg getroffen hat, um sein Leben am Gängelband der Vermarktung, des käuflichen Glücks und der kollektivierten Träume zu führen.

Bewegungsplanung und letzte gemeinsame Endstrecke Hand*

Der Präzisionsgriff unserer Hand ermöglicht eine Vielfalt von Bewegungen, die uns zum Zeichnen und Malen befähigt. Diesen „pyramidalen" Absichtshandlungen assistiert eine Hintergrundmotorik, die wir nicht bewusst kontrollieren, die aber Voraussetzung für jede willkürliche Aktion ist.

Die Rindenfelder des motorischen Cortex dienen der Willkürbewegung. Sie bestehen aus den primären motorischen (Area 4), den prämotorischen (laterale Area 6, Area 8), den supplementärmotorischen (mediale Area 6) und den cingulären motorischen Arealen (Abb. 8).

Der primär motorische Cortex erzeugt Bewegungen der Arme, Beine und des Gesichts, die nicht angeboren oder automatisiert sind, also Willkürhandlungen und insbesondere für fein abgestimmte Fingerbewegungen die von einer intakten „Pyramidenbahn" abhängig sind.

Die Ausfolge komplex zusammengesetzter Bewegungen gelingt durch die Inputs aus dem prämotorischen Cortex dank seiner wechselseitigen Verbindungen mit Area 4. Diese unterhält aber auch Verbindungen mit den anderen motorischen Arealen, den motorischen Thalamuskernen und dem Cortex des Scheitellappens, gleichfalls wechselseitig. Durch Afferenzen von dort können in der Area 4 Informationen über die Körperposition und Bewegung mit der Raumrepräsentation für exakte Zielbewegungen abgestimmt werden. Die räumliche Koordination der Navigation erfolgt v.a. über die Verbindungen mit dem hinteren Scheitellappen. Im supplementärmotorischen Cortex werden v.a. jene Bewegungen geplant, die unserem Willen, also „innerer" und nicht so sehr äußerer Bedingung folgen. Auch der prämotorische Cortex dient der Selektion und Planung komplexer Bewegungen und dem motorischen Lernen.

Das sog. frontale Augenfeld ist ein spezialisierter Teil der Area 8. Von hier aus können Augenbewegungen und Kopf- bzw. Körperbewegungen einander angepasst werden.

Sowohl die supplementärmotorischen als auch die prämotorischen Areale sind mit dem dorsolateralen präfrontalen Cortex verbunden. Der ist für das Funktionieren des Arbeitsgedächtnisses bedeutend und eine Schnittstelle zwischen Vigilanz, Aufmerksamkeit, Emotion und executiven Hirnfunktionen.

Über die Afferenzen der Amygdala wird der dorsolaterale präfrontale Cortex mit emotionsgewichteten Informationen versorgt und „angetrieben".

Der ventrale präfrontale Cortex erhält multimodale Zuflüsse v.a. aus dem Schläfenlappen und ist – in Bezug auf motorische Funktionen – entscheidend für die Auswahl von Zielobjekten und die Motivation und Beharrlichkeit einer Zielverfolgung.

Die Stammganglien vermitteln Einleitung, Ausführung und Feinabstimmung von spontanen Handlungen.

Das Kleinhirn dient der Kontrolle und Koordination von Bewegungen unter Erhaltung des Körpergleichgewichts und korrigiert Abweichungen von der geplanten/beabsichtigten Bewegung.

Lateralisation und Dominanz[*]

Die markanteste „Seitenspezialisierung" besteht im menschlichen Gehirn für Sprache und ihre inhaltlich und örtlich benachbarten Ergänzungsfunktionen, also das Schreiben, Lesen und Rechnen, aber auch für die Raumorientierung. Weit weniger ausgeprägt und interindividuell variabel ist sie dagegen für die Emotionalität. Bildhaft-räumliche Denkprozesse sind rechts hemisphäral lateralisiert, und die Identifikation von Objekten, Gesichtern etc. gelingt besser in der zugeordneten linken Gesichtsfeldhälfte. Die rechte Hemisphäre ist auch dominant für Erkennung und Verarbeitung von Gesichtsausdrücken.

Das Assoziationssystem[**]

Die Hauptfunktion dieser Leitungsbündel innerhalb einer Großhirnhälfte besteht darin, Verbindungen zwischen multimodalem parietalem Cortex und den motorischen Planungsfeldern bzw. dem temporalen Assoziationscortex herzustellen. Von hier laufen konvergente Datensätze unserer multimodalen Wahrnehmung in den Hippocampus ein, werden über die Amygdala zu den orbitofrontalen und präfrontalen Feldern weitergeleitet, damit emotional „gewichtet" und für executive Leistungen bereitgestellt. Auf die Integrationen der parietalen heteromodalen Information mit motorischen Planungsdaten wurde bereits hingewiesen.

Systemstörungs-Korrelation an klinischen Beispielen

Um Fallanalysen zur Entscheidung über die Sinnhaftigkeit von Zeichnen und Malen als diagnostisches oder therapeutisches Instrument möglichst substan-

---

[*]   Lit. 11, 39.
[**]   Lit. 36.

ziell und trotzdem in der Routine und ihrem unabweisbaren Zeitrahmen praktikabel zu machen, scheint die Orientierung an einem einzigen, strikt richtungsgebenden Bezugssystem nicht zielführend. Was wäre überhaupt ein mögliches Bezugssystem? Anatomische Systematik, klinisches Syndrom oder Krankheitsentität. Warum nicht zielführend?

Funktionen, die Zeichnen und Malen zugrunde liegen, bilden recht komplizierte Kooperationsverbände, die phylogenetisch uneinheitlich und durch Assoziationsbahnen zwischen parietalen, frontalen respektive temporalen Rindenfeldern zusammengeschlossen sind und Verbindungen zu Thalamus und Stammganglien unterhalten.

Hat der Ort der Schädigung „hohe lokalisatorische Signifikanz", so heißt das, die Charakteristik der klinischen Ausfälle weist auf einen einzig möglichen oder zumindest hoch wahrscheinlichen Ort der Schädigung, es liegt also ein „Signatursyndrom" vor. Das trifft besonders für Parietallappenläsionen zu. Diese Rindenfelder haben nur wenige Verbindungen zum Thalamus, aber starke zweizügelige Anbindungen an andere Rindenfelder via Assoziations- und Commissurenbahnen, weshalb die corticale Schädigungscharakteristik in vielen Merkmalen mit einer Unterbrechung ihrer Verbindungsbahnen übereinstimmt. Hier wäre also eine sehr ortsbezogene Denkweise möglich, und das ist auch der Grund, warum das „Zentrenkonzept" der frühen Neurologie aus der Betrachtung des Parietallappens viele seiner entscheidendsten Impulse empfing.

Der Frontallappen entzieht sich demgegenüber einer isolierten Betrachtung, da er aus phylogenetisch sehr uneinheitlichen Funktionskomplexen zusammengesetzt ist, die unterschiedliche Vernetzungsprinzipien aufweisen. Seine Verbindungen mit anderen Großhirnlappen, aber auch mit tiefen Strukturen sind besonders umfangreich und vielfältig. Auf Signatursyndrome im Fall der Schädigung wartet man hier vergebens, und daher hielten viele Neurologen wie auch Neurochirurgen der Pionierzeit den Frontallappen für nicht besonders wichtig (40).

Viele Funktionen liegen in dem anatomischen Kontinuum aus Temporal- und Occipitallappen bzw. in der Verbindungszone zwischen diesen beiden und dem Parietallappen, sodass hier die Auffassung eines Kontinuums gegenüber einer Betrachtung gemäß anatomischer Lappengliederung sinnvoller scheint. Eine anatomische Organisation also, die sich einer Vorstellung gemäß Netzwerkmodell am ehesten öffnet.

Keine einheitliche Betrachtungsperspektive also, sondern ein pragmatischer, fallorientierter Zugang auf kürzest möglichem Weg. Und als wäre damit nicht alles kompliziert genug, halten sich die meisten Erkrankungen des Gehirns mit ihren Störungen weder an anatomische Grenzen, noch an einzelne Funktionsträger, das heißt, sie beeinträchtigen selten *eine* Funktion bzw. *ein* anatomisches Substrat, sondern es werden mehrere Funktionsbereiche „auf einen Schlag" oder in gewisser Reihenfolge erfasst. Man kann von Glück reden, wenn zumindest darin eine gewisse Regelhaftigkeit besteht. Bitte verstehen Sie das nicht als resignierenden Nihilismus – ich möchte lediglich darauf hinweisen, dass Schematisierung des Vorgehens, ein User-Guide zum Einsteigen bei derart komplizierten Verhältnissen einerseits einer verfälschenden Vereinfachung gleichkommt oder andererseits unnötige Umwege vorgibt. Je gründlicher die funktionellen und neurobiologischen Kenntnisse des Analysierenden sind, umso flexibler kann der Problemzugang dem jeweiligen Fall angepasst werden. Solide neurologische und neuroanatomische Kenntnisse sind dabei unverzichtbar.

Viele klinische Syndrome entsprechen einer gleichzeitigen Störung mehrerer funktioneller Systeme. Wodurch ist die Regelhaftigkeit von Störungs-Kombinationen gewährleistet?

Am häufigsten aus der topographischen Nachbarschaft von Systemen, wodurch sie zum gemeinsamen Wirkungsfeld einer regelhaft örtlichen Noxe werden. Bestes Beispiel sind die Zirkulationsstörungen in umschriebenen Gefäßterritorien und ihre stereotypen klinischen „Muster".

Bei anderen Erkrankungen ist nicht örtliche Nachbarschaft, sondern ein sog. „Systemtropismus" *der* Selektionsfaktor für das klinische „Muster". Die betroffenen Systeme haben hier ein gemeinsames Merkmal, einen gemeinsamen Angriffspunkt für die Schadenswirkung, obwohl sie örtlich getrennt liegen. Ein Beispiel ist die Wernicke-Enzephalopathie infolge Thiaminmangels, wo unzusammenhängende Systeme für Gedächtnis, Aufmerksamkeit, Augenbewegung und Bewegungskoordination gestört sind, oder die sog. Systemdegenerationen, Modellerkrankungen der sog. subcorticalen Demenz.

Aus all diesen Gründen verfolge ich hier einen pragmatischen Ansatz. Es werden die im engeren Sinn themenrelevanten Funktionen selektiv behandelt und kein Anspruch auf Vollständigkeit erhoben. Klinische Fallbeispiele dienen einerseits der Konkretisierung des Gesagten, andererseits dem Brückenschlag zu den Funktionsbesonderheiten von Zeichnen und Malen in Gesundheit und Krankheit.

Kapitel II

Funktionssysteme und Interaktionen als Grundlage von Zeichnen und Malen – ein zweiter Durchgang für alle, die es genauer wissen wollen

Vigilanz – Wachheit und Aufmerksamkeit[*]

Um Wachheit und Aufmerksamkeit aufrecht zu erhalten, benötigen wir das Vigilanzsystem, auch „Aszendierendes Retikuläres Aktivierungs-System" (ARAS). Es liegt im Hirnstamm um den Zentralkanal des Ventrikelsystems und setzt sich fort in das basale Vorderhirn (basal forebrain cholinergic system, BFCS) und in den Thalamus. Das ARAS projiziert in nahezu alle Rindenfelder und in subkortikale Strukturen (siehe auch Abb. 12).

Vigilanz ist Lebensvoraussetzung. Tritt hier eine Störung auf, sind wir in Lebensgefahr. Daher wird die Vigilanzregulation im Zentralnervensystem vielfach abgesichert. Sie basiert auf einem Netzwerk aus mehreren parallel kooperierenden Systemen. Das bedeutet, der isolierte Ausfall einer Komponente zieht keine dauerhafte Bewusstseinsstörung nach sich, weil eine Kompensation durch den verbleibenden „Rest" erfolgt.

Dies äußert sich im klinischen Alltag eindrucksvoll an Blutungen oder Infarkten im oberen Hirnstamm und im Thalamus. Solche Patienten sind zunächst oft schwer bewusstseinsgestört. Nach einigen Tagen bis einer Woche etwa beginnt aber die Wiederherstellung der Vigilanz, sofern die Schädigung inkomplett war. Die Bewusstlosigkeit geht in labile Tageswachheit über, und zuletzt sinkt die Vigilanz nur noch vorübergehend bei übermäßiger Belastung.

In den phylogenetisch alten und daher robusten Vigilanzmotoren ist der Rekompensation also Spielraum gegeben – soferne die Zerstörung nicht schlagartig das gesamte Netzwerk des ARAS betrifft.

Dazu ein Beispiel: Vor Jahrzehnten untersuchte der Neurochirurg John Adametz das Vigilanz-System erwachsener Katzen. Wurde die Obere Reticuläre Formation dabei in *einem* Eingriff vollständig entfernt, so fielen die Tiere in tiefe Bewusstlosigkeit oder starben. Erfolgte der Eingriff zweizeitig mit insgesamt gleichem Umfang, aber einem Intervall von 1–3 Wochen, so wurde der Tag-Nacht-Rhythmus nicht gestört und es traten auch sonst keine Verhaltensände-

---

*   Lit. 13, 36, 41, 42.

rungen auf (43). Die Funktion wurde hier über die noch intakten Systemkomponenten aufrecht erhalten. Für ihr kompensatorisches „Anspringen" wird eine Adaptationszeit gebraucht, die bei einem plötzlichen „Totalschaden" der Oberen Reticulären Formation des Mittelhirns nicht zur Verfügung steht. Diese Adaptationszeit war im Eingriffsintervall von 1–3 Wochen gegeben.

Das Vigilanzsystem enthält aber auch Subsysteme für flexible, situationsangepasste Affektivität. Schwere depressive Störungen können aufgrund dieser übergreifenden Funktionscharakteristik die Vigilanz schwer beeinträchtigen, eben weil stimmungsstabilisierende Systeme wie die serotonerge und noradrenerge diffuse Projektion auch für die Vigilanzerhaltung wichtig sind.

Hufeland, ein Zeitgenosse Goethes und sein Arzt, berichtet: „Der Kardinal Espinosa, erster Staatsminister König Phillips II. von Spanien, fiel in Ungnade und nahm sich dieses Unglück so sehr zu Herzen, dass er darüber starb. Wenigstens hielt ihn jedermann für wirklich tot. Den Seinigen war dieser so unerwartet als plötzlich erfolgte Todesfall verdächtig, und sie wünschten zu wissen, ob er vielleicht vergiftet worden oder woran er sonst gestorben sei. Man ließ ihn daher sezieren, zumal dies ohnehin geschehen musste, weil sein Körper, der Gewohnheit gemäß, einbalsamiert werden sollte. Zu dem Ende schnitt ihm der Wundarzt, dem dieses Geschäft übertragen war, die Brust auf. Kaum war der mörderische Schnitt geschehen, so erwachte der Kardinal aus dem Scheintode, in welchen ihn bloß die Traurigkeit versetzt hatte. Er schrie mit durchdringender Stimme und fuhr mit der Hand nach dem Messer des Wundarztes. Dieser entfloh vor Angst und Entsetzen und überließ den Gemordeten seinem grausamen Schicksal. Der Kardinal verblutete unter den entsetzlichsten Schmerzen und starb als ein unglückliches Schlachtopfer der Unerfahrenheit und Unbehutsamkeit"(44). In recht ähnlicher Form ist der depressive Stupor, ein der tiefen Bewusstlosigkeit naher Zustand Psychiatern und Neurologen vertraut.

Sie erinnern sich vielleicht an die Gestalt des Tantalus in der griechischen Mythologie. Seine Qual bestand darin, bis zum Kinn im Wasser zu stehen, aber wann immer er versuchte zu trinken, sank der Wasserspiegel. Über ihm hingen Früchte, aber wenn er sie greifen wollte, hob sich der Wind und brachte sie außerhalb seiner Reichweite. Ähnlich Grausames geschieht bei der sog. Narkolepsie, einer Störung der Regulation von Schlaf und Wachzustand, wo unter anderem eine starke emotionale Regung zu unverzüglichem Erschlaffen bei noch erhaltenem Bewusstsein führt, und zwar übergangslos (41). Dieses funktionell enge Verhältnis zwischen Vigilanz, Muskeltonus und Emotion, das sich hier in einem höchst spezifischen und auch seltenen Störungsmuster ausdrückt, spiegelt die ebenso enge Verbindung der anatomischen Strukturen, die beiden Fundamentalfunktionen zugrunde liegen (ARAS, basales Vorderhirnbündel).

Einer unserer Patienten war seit der Verfügbarkeit der pharmakologischen Substanz Modafinil erstmals seit vielen Jahren wieder zu einem lebenswerten Leben mit konstanter Tageswachheit in der Lage gewesen. Seine Vorgeschichte klingt tragikomisch: Geriet er aus irgendeinem Anlass in emotionale Erregung, hatte er zum Beispiel ein freudiges Erlebnis, fühlte sich von seiner Freundin unwiderstehlich angezogen oder erhielt lieben Besuch, so fiel er übergangslos in Schlaf. Im Rahmen einer kleinen Operation wurde versehentlich die Fortsetzung der Modafinil-Medikation versäumt. Bei jedem Versuch, die visitierenden Chirurgen auf das Problem aufmerksam zu machen, was ihn begreiflicherweise auch immer in emotionale Erregung versetzte, versank er unvermittelt in seinem Kissen und schlief ein. „Sollen wir den Psychiater holen?" lautete die Frage der Chirurgen. „Nein, sondern Modafinil fortsetzen", die Antwort.

Was Aufmerksamkeit ist,
weiß man doch, oder?

Natürlich: Man schickt Blumen, hält Autotüren offen, reicht sein herb duftendes Taschentuch, falls Tränen kommen, und nimmt jedenfalls Partei für die Dame gegenüber Drittpersonen – ohne sich für den wahren Hergang zu interessieren. Definieren wir sie einmal anders:

Aufmerksamkeit ist die Fähigkeit der angemessenen Zuweisung kognitiver Ressourcen zu relevanten Reizen der äußeren oder inneren Welt (= Aufmerksamkeit nach außen bzw. nach innen). Die neurobiologische Notwendigkeit dieser Einrichtung erklärt sich aus der begrenzten Kapazität des Gehirns für „bewusste" Verarbeitung von Informationen.

Aufmerksamkeit enthält ineinandergreifende Unterfunktionen. Wichtig für die Objektauffassung als Voraussetzung bildnerischen Gestaltens ist *die Orientierungsreaktion* (21). Sie bedeutet Zuwendung zu einem äußeren Reiz, der primär nicht im Fokus unserer Aufmerksamkeit liegt. Ein automatischer Prozess, der anläuft, wenn ein Umgebungsreiz nicht unserer Erwartung entspricht, aber potentiell von Bedeutung sein könnte. Sie ist bestimmt durch unseren Instinkt oder individuelle Erfahrung. Der Colliculus superior ist wahrscheinlich ihr Steuerungsknotenpunkt. Diese und weitere Leistungen unter dem Titel „Aufmerksamkeit" bilden die Voraussetzung für das Arbeitsgedächtnis, ein Bindeglied zwischen Aufmerksamkeit und Gedächtnisfunktionen im engeren Sinn. Es wird benötigt, um Informationen im Kontext kognitiver Prozesse „online" zu halten und flexibel zu „handhaben". Dadurch kann die Aufmerksamkeit auf wechselnde Inhalte fokussiert werden. Dies ist die Grundlage für „geistige Flexibilität" und anderes „intelligentes" Verhalten wie Zeichnen und Malen.

Auch was Erwartung ist, wissen alle

Es ist das, was die jeweils anderen erfüllen sollen, damit man selber ein gutes Leben hat! Oder einmal anders gesagt: Erwartung ist das Resultat zunehmender Präzisierungen im Langzeitgedächtnis, wo typische Reiz-Reaktionsmuster abgespeichert sind. In der Orientierungsreaktion werden also unklare Sinneseindrücke einer forcierten Beachtung unterzogen und aus dem Langzeitgedächtnis Daten der persönlichen Erfahrung zur Vervollständigung eingegliedert, bis die Sache klar und „deutlich" wird.

Aber auch „archetypische" Reize (siehe Teil I, Kapitel III) können eine Orientierungsreaktion bewirken, und sie sind wegen hoher biologischer Priorität seit Menschheitsbeginn bevorzugt Gegenstand von Abbildung und Gestaltung. In diesem Sinn archetypische Reize stehen für oder bilden Assoziationen zu Kampf, Sexualität, Bindung, Loyalität, Nahrung, Tierwelt, Leben, Sterben und Tod. Sie repräsentieren insgesamt Naturdinge und Vorgänge, die starken Einfluss auf unser Leben haben. Durch die emotionale Enkodierung, also durch positive Gefühle wie Schönheit und Lust oder negative Gefühle wie Angst, ist ihre hohe Wertung in unserer Aufmerksamkeit und somit auch in vermehrten Orientierungsreaktionen abgesichert. Damit wird auch klar, warum unser Schönheitsempfinden stark von Archetypen bestimmt ist, warum es in der Kunst so oft um schöne Menschen, um Krieg und Kampf, um saftige Früchte, opulente Formen und Sexualität geht. Und ebenso wird klar, dass Inhalte, die mit Archetypen verknüpft werden, rasch und anhaltend unsere Aufmerksamkeit auf sich ziehen, auch wenn sie, für sich allein genommen, banal, langweilig oder schädlich für unser weiteres Existieren sind. Das zeigt jede Werbestrategie im Dienste von Entbehrlichem, und die allegorische Verherrlichung von politischen Katastrophen, die eine halbe Bevölkerung ausgerottet haben, zeigt es auch. Inhalte und ebenso ihre von anderen beabsichtigte emotionale Gewichtung werden dadurch fest in unserer Erinnerung verankert.

Man könnte es so sagen: „Alles, was unsere bevorzugte Beachtung im Rahmen häufiger Orientierungsreaktionen findet, ist in unserem Instinkt oder unserer Erfahrung als Individuum oder Teil eines Kulturkollektivs hoch priorisiert und erzeugt daher unter anderem auch eine besonders starke Motivation zu Bildfassung und Form-Gebung, um auf diese Weise mitteilbar zu werden.

Bildliche Archetypen sind nicht kulturspezifisch, sondern ein allgemeines menschliches Aufmerksamkeitsziel, obwohl sie nicht in allen Kulturen die absolut gleiche Gewichtung haben. Sie bestehen aus wenigen signifikanten Elementarreizen und werden in Abbildungen dominant plaziert, oft vergrößert oder stark überzeichnet. Interessant, dass solche Überzeichnungen oder aus dem Kontext abweichende Vergrößerungen nicht als störend empfunden werden.

Der Colliculus superior wird aktiviert, sobald die emotionale Basis für eine Orientierungsreaktion „steht". Er bezieht seine Afferenzen aus den Assoziationsfeldern, besonders des Parietal- und Temporallappens, und leitet Integrationsdaten zu motorischen Zentren in Hirnstamm und Kleinhirn, zum ARAS, zum Großhirncortex und zu den Amygdala. So können Zielbewegungen unter Berücksichtigung von Raumvorstellungen entstehen. Und so wird auch klar, dass etwa nach beidseitigen Parietalhirninfarkten die flexible Zuwendung der Aufmerksamkeit und entsprechend der Augenbewegung zu immer neuen Zielen schwer beeinträchtigt ist, was man bei Balint-Syndrom oder „Seelenlähmung des Schauens" eindrucksvoll beobachten kann und wofür ich in Teil III, Kapitel IV ein Beispiel bringen werde.

Selektive Aufmerksamkeit dient der Focussierung und Kontrastverschärfung wichtiger Informationen. So wird festgelegt, welche Reize nach Erfassung durch die Orientierungsreaktion weiter verarbeitet werden und welche nicht.

Im Alltag scheinen hier situative Zielwertvorgaben, einfacher gesagt: *Erwartungen*, von Bedeutung. Reize, die sich nicht in den situativen Erwartungskontext fügen, werden nur dann beachtet, wenn sie instinktiv oder durch individuelle Erfahrung stark emotional gewichtet sind und so in Prioritätskonkurrenz zu den situativen Erwartungen treten.

Unser Denken könnte man betrachten als einen „Akt selektiver Aufmerksamkeit nach innen". Permanent steigen Gedanken aus einem diffusen Strom auf. Sind sie interessant, so verfolgen wir sie in unserem Arbeitsgedächtnis weiter. Sind sie es nicht, werden sie sofort aufgegeben. Somit ist „unsere Welt" also ein mehr oder weniger hermetisch abgedichteter und in gewisser Weise virtueller Handlungsraum, eine Art gitterloser Käfig (25), den unser Gehirn schafft und daran festhält, ohne den vielen Informationseingängen mit kritischer Bedeutungsabweichung vom Gewussten und Bekannten Wirkungsmöglichkeiten einzuräumen. Eine Triage, die, wie gezeigt, schon bei den Zweijährigen anläuft, wenn sie bekannte Objekte bevorzugt beachten und alles, was denen ähnlich ist. Es sei denn, neue Inhalte haben große emotionale, „artinstinktive" oder individuelle Bedeutung, was im Zustand der Liebe klar zutage tritt, wo Menschen oft in kurzer Zeit ihre aus Erfahrung und Gewohnheit entstandene, mittlerweile luft- und wasserdicht gewordene Weltsicht grundlegend umgestalten oder eruptiv erweitern.

Tritt ein Reiz zufällig auf, so läuft die selektive Aufmerksamkeit gemäß dem Netzwerk-Modell der Orientierungsreaktion. Wird er hingegen erwartet, so muss man dieses Modell um den vorderen Gyrus cinguli und den präfrontalen Cortex erweitert denken. Im realen Ablauf erfolgt deren bedarfsbestimmte Zuschaltung, um die nötige Flexibilität einer Reaktion zu gewährleisten.

Den entscheidenden Aspekt zur Auswahl von Reizen liefert das „Priming". Demnach „sagt" die situative Zielwertvorgabe, was als nächstes erwartet wird – und ist es nicht da, so beginnt das Gehirn zu ergänzen, einzufügen, zu vervollständigen. Solche Erwartungen basieren auf Instinkt (Archetypen), auf individueller Erfahrung und auf epochalen Präferenzen und ihrer Synchronisation innerhalb des Kulturkollektivs.

Daueraufmerksamkeit bezeichnet Inhaltskonservierung im Fokus der Aufmerksamkeit. Sie ist ein Ziel – Stabilisator für Problemlösungen, besonders im Sozialverhalten. Diese zielorientierte Daueraufmerksamkeit wird durch Motivation/Emotion unterstützt. Stabilisierend wirken wieder noradrenerge, serotonerge, dopaminerge und cholinerge Einflüsse (13, 42). Die Daueraufmerksamkeit ist im Rahmen neurologischer Erkrankungen häufig beeinträchtigt. Besonders bei Läsionen im Präfrontalen Cortex, den Amygdala und damit verschalteten Strukturen, wie bei Alkoholismus, Klüver-Bucy-Syndrom, Pick'scher Erkrankung, Nekrotisierender Herpes-Encephalitis, typisch lokalisierten Kontusionsherden bei Schädel-Hirn-Trauma, frontobasalem Meningeom oder bei M. Alzheimer in späteren Stadien.

Geteilte Aufmerksamkeit ist die Fähigkeit, mehrere konkurrierende Objekte zur gleichen Zeit zu verfolgen. Das zugrundeliegende neuronale Netzwerk ist dem der selektiven Aufmerksamkeit sehr ähnlich. Es sind hier aber v.a. Aktivitäten im präfrontalen Cortex zu beobachten, und für die executive Leistung flexibler Zielverfolgung ist die geteilte Aufmerksamkeit Grundvoraussetzung.

Dem Arbeitsgedächtnis scheint ein neuronales Netzwerk zugrunde zu liegen, das sich aus Anteilen des präfrontalen Cortex und den parietalen Assoziationsfeldern zusammensetzt.

Die Funktion der Subsysteme des ARAS wird durch Neurotransmitter vermittelt, deren verminderte Verfügbarkeit bei Gehirnerkrankungen pharmakologisch verbessert werden kann.

Im klinischen Alltag sind solche Substanzen besonders mit Hinblick auf die Rehabilitation und Funktionswiederherstellung unschätzbar, denn ohne Wachheit, Aufmerksamkeit und positive Emotion sind komplexe und besonders kreative Leistungen nicht möglich oder zumindest stark beeinträchtigt, und das betrifft natürlich auch Zeichnen und Malen.

Eine pharmakologische Stabilisierung von Vigilanz und Aufmerksamkeit ist durch Modafinil, durch Serotonin(5-HT)- und Noradrenalin(NE)-Wiederaufnahme-Hemmer und durch Dopamin-Agonisten, durch Amphetamine oder durch NMDA-Rezeptor-Antagonisten wie Memantine oder Amantadin möglich.

Sowohl NE als 5-HT sind in den Synthesezyklus von Melatonin involviert, dessen Sekretion stark beeinflusst wird durch die biologische Uhr des Gehirns und durch Licht (Wenig Licht = viel Melatonin, viel Licht = wenig Melatonin) (42). Darauf gründet zum Teil die Depressionsneigung in der lichtarmen Jahreszeit und eine verstärkte Schlafneigung bei Depressiven, aber auch ihre unglückliche Neigung, sich in die Dunkelheit zurückzuziehen und das Sonnenlicht zu meiden.

Anhaltende Aufmerksamkeit und ihre flexible Anpassung an die vielfältigen Veränderungen der äußeren und inneren Welt im kurzen Zeitablauf gehören zu den anstrengendsten und anspruchsvollsten Leistungen unseres Gehirns. Jeder kennt das Problem, nach langdauernder zielkonstanter Aufmerksamkeit wieder „abzuschalten", das Denken innerhalb der vorgegebenen Zusammenhänge zu unterbrechen, seine Assoziationen zu lockern und in anderem Kontext neu zu knüpfen. Hier einige Beispiele aus der Kunstempirie, wie Aufmerksamkeit „zerstreut" und nach innen gerichtet wird und wie Kunst in kalkulierter Form unsere Sinne täuscht.

Beginnen wir mit den Wirkungsszenarien maurischer Innenhöfe an Beispielen der Alhambra von Granada und in Ronda, Dichterzuflucht in Andalusien, um multimodale Reizintegrationen und die Ursache ihrer angenehmen Wirkung neurobiologisch zu erfassen:

Bitte verstehen Sie diesen Vorsatz nicht als den zwanghaften Versuch, Schönheit zu zerlegen und das Wunderbare zu entzaubern. Beabsichtigt ist das Gegenteil – nämlich dem Außen und dem Innen mehr Aufmerksamkeit und Achtung entgegenzubringen und dem Schönen in unserem Leben Raum und Zeit zu geben. Betrachten wir jetzt in diesem Sinn die Regelhaftigkeiten maurischen Zaubers:

Überwiegend kleine Grundflächen mit hohen Begrenzungsmauern beschränken direkte Lichtwirkungen auf den vertikalen mittäglichen Sonnenstand. Die Licht-Schatten-Kontraste sind zu dieser Zeit sehr scharf und so auch die Übergänge Heiß zu Kühl ein starker oberflächensensibler Reiz.

Die Wirkung von Wasser ist zunächst akustisch. Seine Geräusche sind variationsreich durch höhenvariierte Fallleitungen, von Sammelbecken und Laufrinnen und durch die unterschiedliche Größe bzw. Höhe der Gartenschächte mit verschiedenartigen Halleffekten. Die großen Bassins erzeugen Kühlung. Indem kleine Wellenbewegungen der Wasseroberflächen flache Schatten über die ornamentalen Wände spielen, entsteht der Eindruck einer gleichförmigen weichen Bewegung dieser Oberflächen. Das Streulicht genügt diesseits und jenseits der Mittagsstunde, um Licht-Schatteneffekte an den Ornamentalprofilen der Wände zu erzeugen.

In der stetigen Wiederholung der Oberflächenornamente löst sich die gerichtete Aufmerksamkeit und ermöglicht ein weiches, assoziatives Eindringen. Die Ästhetik des Geräusches von plätscherndem Wasser und das Wiederholungs-Element in der ornamentalen Flächengestaltung vermitteln diese Ruhe, und Orientierungsreaktionen werden selten. Das Fehlen aufmerksamkeitserregender Reize „beruhigt", und instinktiv hoch positiv priorisierte Eindrücke wie die von Wasser in einer heißen, trockenen Umwelt erzeugen Geborgenheit.

Wie die engen Höfe den Blick gewaltlos nach innen wenden, so weiten ihn die Außenterrassen der Alhambra, wobei die Geschlossenheit des Fernpanoramas jede Beengtheit nimmt und dennoch das Empfinden von Sicherheit schafft. Ein Effekt dieser Art in Vollendung ist das Hochplateau um Ronda.

Kapitel III

Emotion*

Lust, Schmerz oder eine Änderung vorbestehender Wertigkeiten und Bedeutungen rufen Emotionen wach. Das ist nicht spezifisch menschlich und hat in der verstandesorientierten neueren europäischen Kulturgeschichte vielfach dazu geführt, die Emotionen vielfach zu ignorieren, als nicht gesellschaftsfähig zu verstecken und niederzukämpfen oder affektioniert zur Schau zu stellen. Man könnte hier im Vorgriff die Warnung aussprechen:

„Lege dich nie mit Urgewalten an, und schon gar nicht, wenn sie in Wahrheit das Rückgrat deines Lebens sind, unabhängig davon, was die Etikette sagt".

Dies ist besonders deshalb zu beherzigen, weil Emotionen in höher spezialisierte und zum Teil spezifisch menschliche Funktionen eingreifen und im Glücksfall harmonisch mit ihnen zusammenwirken.

Emotionen geben Lebens- und Weltbetrachtung positive oder negative Gewichtung und sichern deren Einprägung in Form eines episodischen, also im Zeitraster festgelegten Erinnerungsinhalts. Wir werden noch sehen, wie wichtig derartiges Bewerten für die Frage der Einprägung von gestaltlichen Wahrnehmungen ist, Bewerten auf Basis instinktiver oder individueller Prioritäten. Der biologische Sinn dieser Verarbeitungsform ist es, Situationen mit gleicher Wertigkeit rasch als übereinstimmend mit einem Erfahrungsinhalt und somit als vertraut zu erfassen, um ein bereits bewährtes Verhaltensmuster darauf anzuwenden.

Episodische Erinnerungsinhalte werden in emotional übereinstimmenden Zuständen aufgerufen. Das heißt, in einer traurigen Stimmung fallen uns traurige Geschichten ein, und alles wird zum Stichwort des Weltuntergangs. Die negative Grundstimmung selektiert aus der Vielfalt der Außeneindrücke alles, was ihre Erhaltung und Festigung fördert.

Emotion legt den Aktionsradius des Verstandes nachhaltig fest. Besonders dann, wenn die Emotion im Zustand der Depression ihre Schwingung verliert, keine situationsgerechte Oszillation innerhalb der Skala ihrer „gesunden" Möglichkeiten hat. Dann engt sich vielfach der Radius unserer Verstandestätigkeit auf Weniges ein, es beginnt gleichsam ein thematisches Kreisen in Moll.

---

* Lit. 22, 23, 25, 45, 46.

Immer ist der Ausdruck starker Emotion in Gestik und Mimik eine „Merkhilfe" für die damit verbundenen Inhalte menschlichen Sozialkontakts in unserem Langzeitgedächtnis, und starke Emotionsäußerungen eines Gegenüber aktivieren unsere Aufmerksamkeit unwillkürlich – machen ihn hinreißend oder beängstigend, jedenfalls nicht langweilig. Weil Emotionen starke biologische Wertigkeiten anzeigen, ist das so, und es erklärt, warum emotionale Gestik oder Mimik zeitloses und überkulturelles Thema bildlichen Gestaltens sind und eine Golden Card für den Einstieg ins Wahrheitsspiel menschlicher Leidenschaft und Liebe.

In jedem guten Bild und jeder guten Skulptur ist diese neurobiologische Regel berücksichtigt, Mimik und Gestik sind „richtig" – denn sonst ist es eben kein gutes Bild und keine gute Skulptur. Durch die Jahrhunderte bleibt wahr, was biologisch wichtig ist, und vielleicht veranschaulichen dies die folgenden Beispiele zur Bedeutung stimmiger Mimik und Gestik:

„So sah ich zum Beispiel in unseren Tagen einen Verkündigungs-Engel, der nahm sich aus, als wolle er unsere liebe Frau aus ihrer Kammer hinausjagen, mit Bewegungen, die so viel Schimpf an den Tag legten, als man nur dem verächtlichsten Feind antun kann; unsere liebe Frau aber sah aus, als wolle sie sich, wie ganz verzweifelt, zum Fenster hinausstürzen" Leonardo da Vinci, *Trattato della pittura (47).*

Zur Vermeidung von Fehlern dieser Art sei Anschauungsunterricht und spontane Beobachtung das Mittel der Wahl:

„Beim Spazierengehen soll der Maler die Situationen und Stellungen der Leute anschauen und beobachten, wenn diese miteinander reden, streiten, lachen oder raufen, welche Gebärden dann an ihnen hervorkommen, und welche Gebärden die Umstehenden machen, die sie auseinander bringen wollen, oder sich die Sache anschauen." (47)

Die unfreiwillige Komik missratener Haltung und Geste bei Skulpturen sorgt nicht nur im Schlosspark von Schönbrunn für eruptive Heiterkeiten, wie Georg Christoph Lichtenberg beweist (Abb. 34).

Weil Liebe, Freundschaft, Feindschaft, Feigheit, Stärke, Schwäche, Hinterhältigkeit hohe biologische Relevanz haben, weil sie darüber entscheiden, wem wir uns öffnen, anschließen, unser bisheriges und unser weiteres Leben anvertrauen, und weil daher eine zutreffende Einschätzung gegebenenfalls über unser „Sein oder nicht Sein" entscheidet, benötigen wir unter anderem ein sicheres Empfinden für „echte" versus unstimmige Mimik und Gestik. Und die haben wir, obwohl nicht immer bewusst.

Unstimmigkeiten in der individuellen Mimik und Gestik erzeugen unverzüglich Antipathie und Vorsicht – die sich inmitten einer künstlichen „Kulturlandschaft" zumeist mit lückenloser Höflichkeit maskiert, einer gesellschaftsfähigen Form der Verweigerung emotionaler Einlassung. Was uns ein Gesicht sagt, das sagt es besonders durch das Zusammenspiel von Augen und Mund.

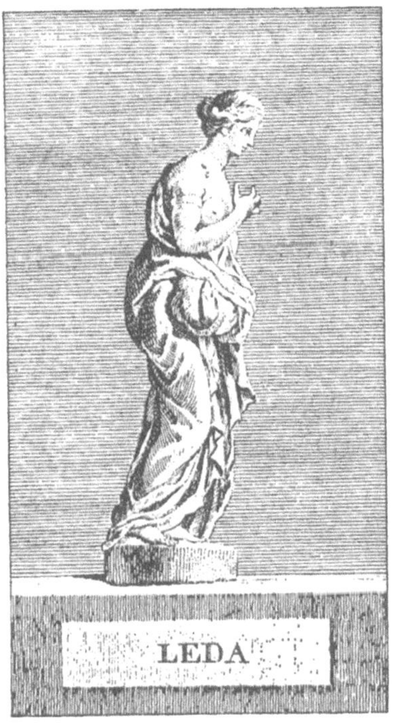

Kaum kann das arme Ledchen stehen!
Was alle lieber tun als sehen,
Geschieht ihr, oder ist geschehen.

Abb. 34

Auch wenn wir das nicht immer wissen, unsere sakkadische Abtastfrequenz von Augen und Mund eines Gegenüber lässt keinen Zweifel zu. In Abbildung 35 sehen Sie die physiologische Visuomotorik in ihrem charakteristischen Blickpfad zwischen Augen und Mund des betrachteten Gesichts. Patienten mit Schizophrenie zeigen in ihren Suchpfaden geringere Fixationshäufigkeiten und geringere räumliche Fixationsabstände mit verlängerten Fixationszeiten, was als vermindertes Explorationsverhalten gedeutet wird (48).

Dieses neurophysiologische Faktum eines stark priorisierten Blickpfades zwischen Augen und Mund stimmt überein mit empirischen Betonungen des „mimischen Dreiecks" etwa in den archaischen Gesichtsbemalungen und Tätowierungen in Afrika oder Polynesien wo Umrandungen von Mund und Augen „eindrucksverstärkend" wirken. Aber auch unsere Comics arbeiten mit diesen Verstärkungseffekten.

Und wir müssen nur das letzte Modejournal aufschlagen oder die mood boards erfolgreicher Produktwerbung aufmerksam betrachten, um die zeitgenössischen Formen dieses Verfahrens in allen Ausformungen von Make up zu bewundern.

Andererseits konnte ich kürzlich im Sultanat Oman beobachten, dass es neben der traditionellen und jetzt seltener werdenden Gesichtsmaske der Frauen, genannt Nikaf oder Burka, die förmlich das gesamte Gesicht bedeckt, auch noch weniger solide Ausführungen gibt. Es sind strenge Rechteckformen um die Augen, eine Vertikale über die Nase, ein Teil der Oberlippe ist überdeckt.

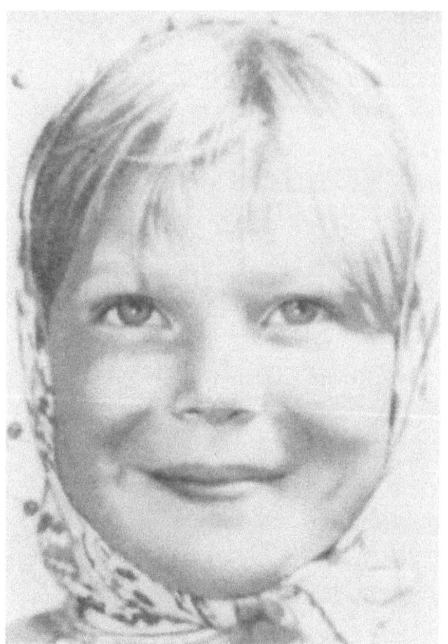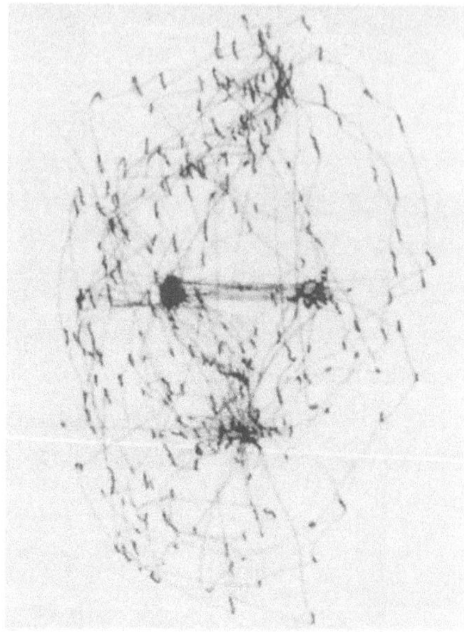

Abb. 35. Typische sakkadische Abtastung eines Gesichtes mit häufigen Oszillationen zwischen Augen und Mund (aus Yarbus 1967)

Jeder Gesichtsaudruck wird dadurch „undeutbar", weil die Linie zwischen Augen und Mund horizontal unterbrochen ist. Aber auch die „strenge" Brille „versteckt" das Gesicht und lässt seine Mimik kaum zur Geltung kommen.

Wir wissen, auch ohne Italienisch zu verstehen, was uns die Charaktere aus der Commedia dell'Arte vermitteln wollen, und die Charakterköpfe von F.X. Messerschmidt (Abb. 37 a–c) beunruhigen durch die Unstimmigkeiten ihres Ausdrucks. Die Schwierigkeiten mancher Ärzte im Umgang mit Parkinsonpatienten sind mindestens teilweise auf den gestörten mimischen Kontakt zurückzuführen, denn bei dieser Erkrankung bleibt die emotionale Regung gleichsam hinter einem ausdruckslosen „Salbengesicht" eingemauert.

Der Manierismus, eine Kunstströmung im Gefolge der Renaissance, machte aus der „Verfälschung" von Mimik und Gestik ein Ausdrucksmittel für das kollektiv-kulturelle Lebensgefühl der Verunsicherung und des Unbehagens, der Existenzangst. Die Mimik wird dort vielfach bis zur Karikatur überdeutlich, zur Grimasse überzogen, die Gestik oder allgemein die Elemente der Körpersprache übersteigert und damit in sich selber unwahr.

Der Kontrast im Umgang mit dem Individuum gegenüber der Renaissance, wo Mimik, Gestik und Haltung nicht doppelbödig, sondern Ausdruck eines positiven Selbstwertgefühls waren, ist sofort augenfällig, wenn man ganz einfach den David von Michelangelo zum Vergleich heranzieht. Die spontane Empfindung einer Besucherin in einer Ausstellung des italienischen Manieristen Parmigianino: „Ich weiß nicht warum, aber Frauen wie Männer sehen auf vielen dieser Bilder im höchsten Maß hysterisch aus."

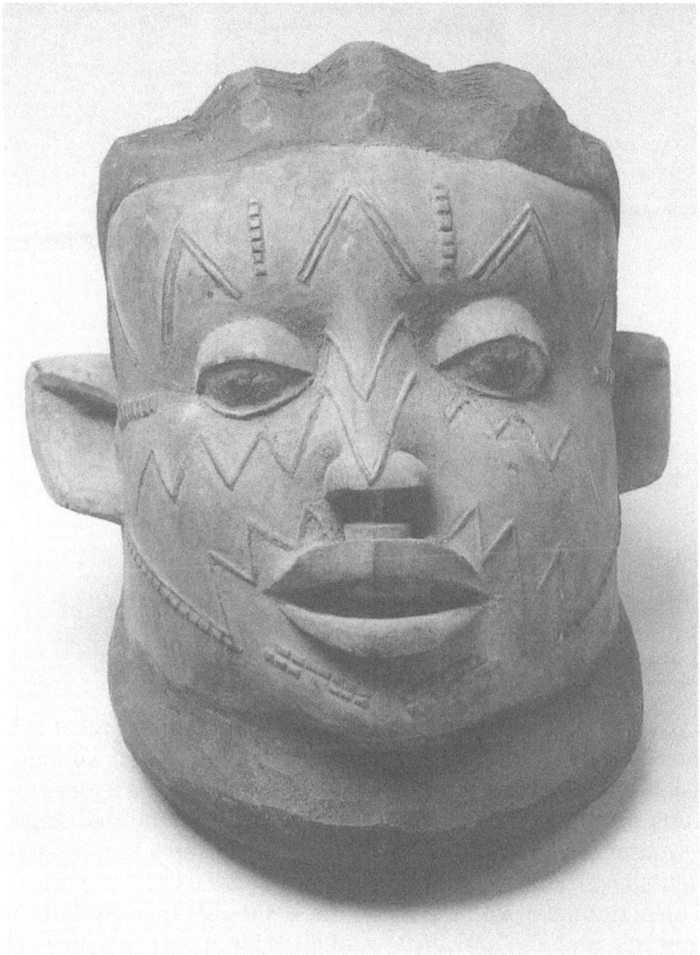

Abb. 36. Mapiko Maske, Tanzania/Mocambique/Museum
für Völkerkunde Wien

Das trifft die Sache so weit, als auch der hysterische Charakter in der „Über-
Deutlichung" seiner mimischen und gestischen Entäußerungen die Stimmigkeit überzieht und gleichsam zur Karikatur ihrer selbst entstellt. Beispiele dafür, dass wir karikierende Überzeichnungen, aber auch mit Lust „rückübersetz-
zen", gleichsam zurückdrehen auf verträgliche Lautstärke und auf ein wieder
stimmiges Maß, sind Stummfilme mit Charlie Chaplin, Buster Keaton u. a. bzw.
die Rückübertragung menschlicher Mimik und Gestik aus einer besonderen
Verfremdungsform – den Tierkarikaturen Walt Disneys z.B.

Die Methode ist alt, denn durch die Jahrhunderte wurden Merkmale von
Tiergesichtern in Menschen gesucht und gefunden und daraus Charakterrück-
schlüsse gezogen (Siehe auch Teil I, Kapitel I).

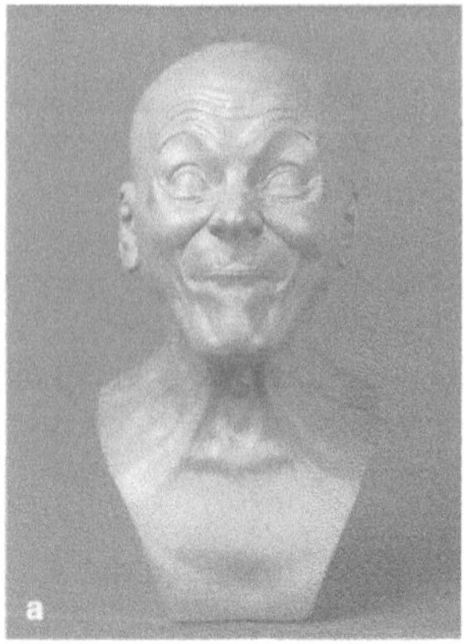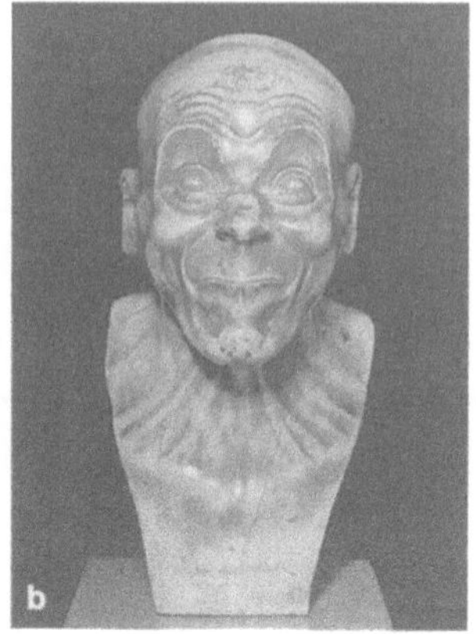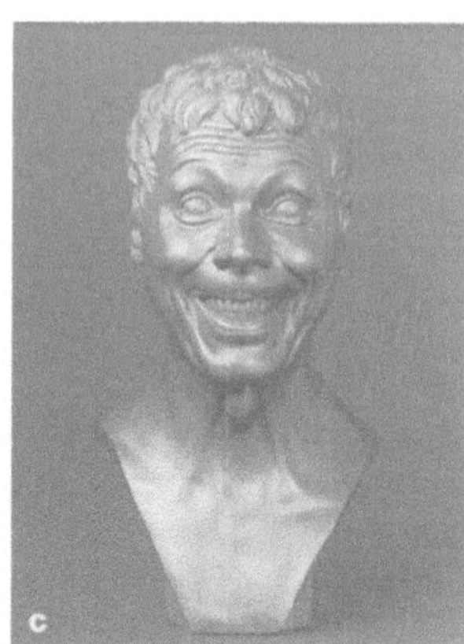

Abb. 37a, b, c. F. X. Messerschmidt

Im pantomimisch übersteigerten Stummfilm, in Comics und hier besonders in der „tierischen" Ausdrucksform menschlicher Gestik und Mimik entsteht das Vergnügen und der komische Effekt also durch die Dechiffrierung von Überzeichnung und Verfremdung.

Wir merken uns emotional stimmige Inhalte und vergessen recht schnell alle theatralischen Darbietungen, die uns kalkuliert beeindrucken wollten – obwohl die Instinktsicherheit durch Werbung, Mode und Kurse in „Wie beeindrucke ich alle" vielerorts nachlässt. Außerdem neigen wir im Zustand der Sehnsucht zur Projektion, wodurch alles Mögliche zur Erfüllung unserer Idealvorstellung zurechtkomplettiert wird. Denken sie einfach an den Zustand der Verliebtheit – und an die katastrophalen Folgen, wenn die Wahl auf einen hysterischen Charakter fiel, der mit Hingabe und Virtuosität im „Handumdrehn" bzw. „Kopfverdrehn" alle Merkmale zum Besten gibt, die der Verliebte sich wünscht (25).

Emotional verknüpfte Bausteine sind der Stoff, aus dem wir unsere Gedächtnisrepräsentationen errichten und zu einer kontextreichen Erinnerung amalgamieren. Die Einzelengramme, aus denen sie bestehen, bleiben aber auch isoliert abrufbar und lassen als Anknüpfungspunkt – als „apropos" – den ehemaligen Kontext neu erstehen. Es sind Harmonien, die nach einmal festgelegten Gesetzmäßigkeiten weiterschreiten. Daher sind Stichworte oder Dinge, mit denen wir Vergangenes verbinden, so oft Ausgangspunkt für weitläufige Assoziationen, die in unserer Erinnerung anlaufen und unser Bewusstsein beherrschen. Davon später noch mehr.

Zusammenfassend gesagt: Starke und anhaltende emotionale Regung selektiert episodische Gedächtnisinhalte, die dann das aktuelle Verhalten und die Bewertung neuer Reize mitbestimmen. In der Depression sind alle Eindrücke und alle Erinnerungen daran flach und wenig einprägsam. Das erklärt, warum Depressive häufig fürchten, an Gedächtnisschwund und womöglich an Alzheimer'scher Erkrankung zu leiden. Sie können keine eindrucksstarken Engramme bilden und abspeichern.

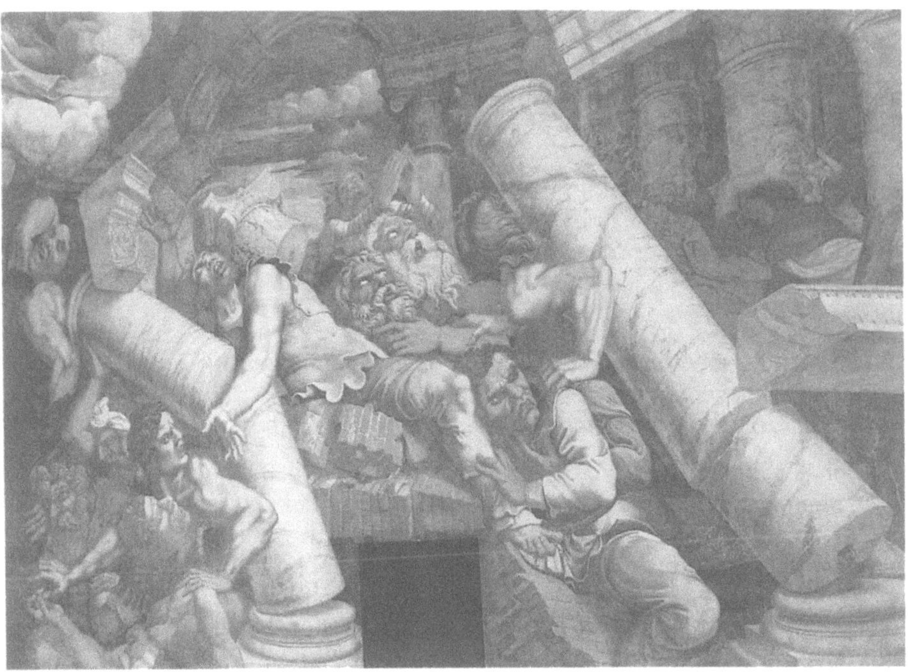

Abb. 38. Julio Romano: Zusammenbrechende Säulen Mantua, Palazzo del Te

Amygdala und orbitofrontaler Cortex geben neutralen Reizen wie Bildern, Objekten oder Gesichtern ihr emotionales Gepräge.

Der Informationseinlauf in die Amygdala stammt von Arealen der sensorischen, visuellen und auditorischen Hochstufenintegration im Scheitellappen. Sie enthalten Information über Objekte, welche durch Musterverbindung mit *primären* (existenzrelevanten artkollektiven) Verstärkern zu *sekundären* Verstärkern werden können und als solche unser Verhalten konditionieren. Musterverknüpfungen dieser Art sind das Substrat unserer individuellen Erfahrung.

Die Amygdala erhalten also hochprozessierte Information, um motorische und autonome Systeme zu aktivieren, corticale Sinnesfelder rückzukoppeln und weitere limbische Strukturen zu beeinflussen. Amygdala und orbitofrontaler Cortex projizieren aber auch auf den Ncl. Meynert, den cholinergen Hauptkern des Grosshirns. Dieses System versetzt den Cortex in „assoziative Verarbeitungsbereitschaft", fördert also Interpretationen, Inhaltsverknüpfungen und deren Ablage in abstrahierter Form. Ein generelles Aktivierungssignal kommt vom Ncl. Meynert, wenn wichtige gestaltliche Umgebungsreize eintreffen die über das „temporovisuelle" System, über Amygdala und orbitofrontalen Cortex geleitet werden. Dies bewirkt corticale Aktivierung, erzeugt Wachheit, Aufmerksamkeit und Konzentration.

Schäden in diesen Schaltstufen, deren Kernstück die Amygdala bilden, bewirken unter anderem ein Unvermögen, Gestik und Mimik zu deuten (1).

Kurz zusammengefasst sind die Amygdala der funktionelle Knotenpunkt für Reizverstärkung und Assoziationsbildung im Sinn sekundärer Verstärker. Sie sind der Weichensteller für unsere Bedeutungsgewichtung, Einprägung und für die Reaktion des gesamten Organismus auf instinktiv oder individuell hoch priorisierte Bildeindrücke.

Von den Amygdala erfolgt die Weiterleitung nun bereits emotional „markierter" Wahrnehmungen in Erwartung von Lust oder Schmerz an drei Ausgangs-Systeme für ein Gesamt-Reaktionsprogramm, genannt Verhalten – ich beschränke mich hier auf jene Bereiche, die für bildnerisches Gestalten im engeren Sinn wichtig sind:

- Herstellung eines adäquaten emotionalen Aktionshintergrundes
- Planungsstrategien
- Unwillkürliche bzw. absichtsgelenkte motorische Reaktion

Emotionaler Hintergrund, motorisches Begleitprogramm und komplexe Planungsstrategien basieren auf den orbitofrontal-subcorticalen bzw. cingulär-subcorticalen Leitungsbögen und dem topographisch benachbart verlaufenden Leitungsbogen vom präfrontal-konvexen Cortex via Schaltetappen in Stammganglien und Thalamus. Aus diesen Parallel-Verarbeitungen entsteht auf der „Reaktionsseite" zuletzt Gesamtverhalten. Und dieses Gesamtverhalten bildet die Plattform der willkürlichen motorischen Planungsumsetzung mit Stift und Pinsel.

Auf dem hiermit skizzierten Verarbeitungsweg werden Bildeindrücke durch Abstraktion zu Symbolen und Zeichen, und dieser Vorgang vollzieht sich in einzelnen Individuen, er führt aber auch zum interindividuellen Austausch im Kulturkollektiv, letztlich zur Synchronisation durch die allgemeinmenschliche Nachahmungstendenz und wird so zur epochalen Betrachtungsgewohnheit. Und das passiert an den unterschiedlichen Schauplätzen der Erde innerhalb der Menschheitsgeschichte in sehr ähnlicher Weise. Ziel ist die Kollektivierung emotionaler Einstellungen, indem allgemeingültige biologisch relevante Werte mit Zielen der Gemeinschaft verbunden werden.

Beispiele sind Bilddarstellungen auf öffentlichen Plätzen, in Versammlungsräumen oder an heiligen Orten, auf Kriegsstandarten und Kampfschildern, welche Kraft, Zusammengehörigkeit, Loyalität und Liebe signalisieren, aber auch die Kriegs- und Fruchtbarkeitstänze vieler Volksstämme, Fasten- oder Schlafentzugsriten in verschiedenen Religionen. Alle von der gleichen Absicht bestimmt, nämlich emotionale Gleichrichtungen und Synchronisationen zu erzielen, um kollektive Aufgaben besser erfüllen zu können, aber auch emotionale Ausnahmesituationen und dadurch Sinneswahrnehmungen und Kognition zu intensivieren.

Individuelle und kollektivierte Sehnsüchte drängen gewissermaßen ins Bild, und wo Sehnsucht ist, wird emotionsgetragenes Erinnern zum Lenkimpuls des Sehens und das intensive Wünschen zum Antrieb für die Idealisierung des Realen.

Einsamkeit und Reizabschirmung steigern sehnsuchtsvolle Erwartung und bereichern die Resultate der Phantasie, indem die Aufmerksamkeit entsprechend verstärkt und zielfixiert wird.

„Damit des Leibes Wohlbehagen nicht des Geistes Gedeihen schädige, soll der Maler oder Zeichner der Einsamkeit ergeben sein, sonderlich, wenn er Anschauungen und Betrachtungen obliegt, die fortwährend sich den Augen darstellend, Stoff geben, im Gedächtnis aufbewahrt zu werden. Bist du allein, so wirst du ganz dir selbst angehören; bist du aber in Gesellschaft auch nur eines einzigen Gefährten, so bist du nur zur Hälfte dein eigen" (47).

„Jean-Jacques sagt mit Recht, dass man die Reize der Freiheit besser malt, wenn man hinter Schloss und Riegel sitzt, dass man eine angenehme Gegend besser beschreibt, wenn man in einer dumpfen Stadt wohnt und den Himmel nur durch eine Luke und durch die Schornsteine hindurch sieht. Mit der Nase auf der Landschaft, von Wald und Wiesen umgeben, wird man vielleicht ein wahres, aber niemals ein harmonisches Bild schaffen" (4).

Im Marokkanischen Hochland, nahe dem Hohen Atlas, werden im Bergdorf Amarsin Berberteppiche in authentisch-traditioneller Technik und mit Pflanzenfarben hergestellt wie vor Hunderten von Jahren. Ein Motiv heißt „Der blaue See", und ich habe niemals eine so intensive und innige Suggestion von Kühle, Tiefe und Reinheit erlebt wie in diesem Teppich, der in einer Gegend geknüpft wurde, wo Wasser zum Wertvollsten gehört und der nächste See unerreichbar weit entfernt liegt – aber nah genug, um als Sehnsucht allgegenwärtig zu sein.

Der Holzweg zu Glück und Lohn ohne Mühe und Warten

Sucht-erzeugende Drogen verursachen gewissermaßen einen Kurzschluss zwischen dem, was durch instinktives oder individuelles Bedürfnis potentiell Freude, Glück oder Lust erzeugt und daher viele cerebrale Mechanismen in Bewegung setzt, um erreicht zu werden, und den spezifischen Hirnmechanismen der letzten Endstrecke, die eben Freude, Glück und Zielerreichung vermitteln. Die Ablaufkette aus Motivation –> Zielerreichungsstrategie –> Vorgangsrealisierung und damit Aktivierung jener Struktur, die Lust und Glück erzeugt, wird umgangen oder abgekürzt und der gesamte Vorlauf ersetzt durch eine direkte Aktivierung unserer „Lust- und Belohnungsmaschine", ohne das dafür Erforderliche getan zu haben – eine ungerechtfertigte Selbstbelohnung gleichsam.

Der Nucleus accumbens ist ein vorderer Teil des Striatum, also des Komplexes aus Nucleus caudatus und Putamen des Linsenkerns (Abb. 10), und er unterhält funktionelle Verbindungen, die sich wesentlich von denen im Rest dieses Kernkomplexes unterscheiden. Zuführende Impulse stammen aus phylogenetisch alten Regionen des Cortex, wie Area entorhinalis im basalen Temporallappen, vorderem Gyrus cinguli, Hippocampus, aber auch aus den Amygdala. Seine efferenten Projektionen gehen zum Septum, zum Hypothalamus (Abb. 39, HT) und über das ventrale Pallidum nach frontal und zum Gyrus cinguli. Neben seiner Rolle als Motor für produktive Symptome bei schizophrenen Psychosen ist der Nucleus accumbens auch ein wichtiges

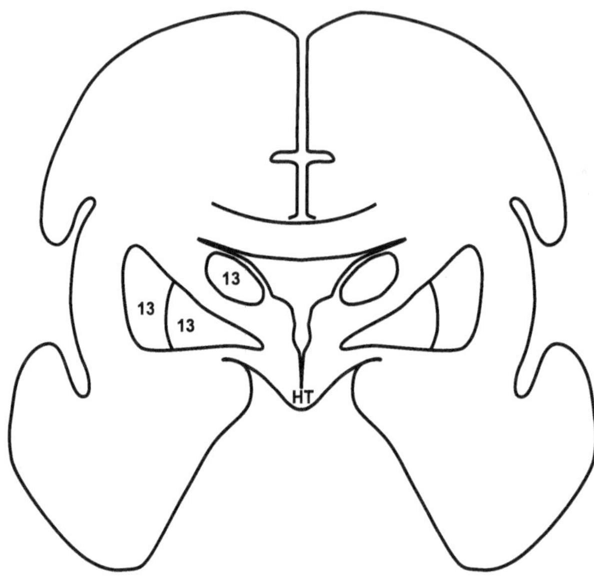

Abb. 39

„Belohnungszentrum". Er ist somit in den assoziativen Lernprozess unserer Zielerreichung ganz wesentlich integriert. Der meso-limbische dopaminerge Pathway (23, 42) ist eine wichtige zuführende Projektion des Nucleus accumbens. Dopamin wirkt regulierend auf den Datendurchlauf und auf den assoziativen Prozess, der hier stattfindet. Verhaltensprogramme, die in Funktionsphasen erhöhter Dopaminkonzentration ablaufen, werden auf Wiederholung in der Zukunft programmiert. Alle Drogen mit signifikantem Suchtpotential erhöhen die Dopaminfreisetzung im Nucleus accumbens, wie Kokain, Amphetamin, Opiate, Alkohol, Koffein, Barbiturate, Nikotin sowie verschiedene Designerdrogen. Sie tun dies aber auf unterschiedliche Weise. Kokain beispielsweise aktiviert das Dopaminsystem direkt, Nikotin indirekt. Drogen, die im Nucleus accumbens keine Dopaminfreisetzung bewirken oder im Gegenteil die Dopaminaktivität blockieren, haben kein Suchtpotential. Wie auch immer eine Droge die Dopaminkonzentration im Nucleus accumbens steigert, es kommt als gemeinsame letzte Endstrecke zu Veränderungen seiner neuronalen Aktivität durch Membranvorgänge wie Rezeptorsensitivitätsänderung, Änderung der Schwelle für spannungsgesteuerte Kanäle und Transmitterfreisetzung. Über seine Verbindungen würde der so sensibilisierte Nucleus accumbens die Aktivität anderer Hirnregionen beeinflussen, die gemeinsam das *Craving-Phänomen* auslösen, also jene Sehnsucht nach dem Suchtmittel, die den Abhängigen in ihrer Umklammerung hält. Bekannterweise führen Stress und andere Umgebungsfaktoren durch die Freisetzung von Glucocortikoiden zu verstärkter Sensibilisierung des Nucleus accumbens für Drogenmissbrauch. Das „emotionale Selbstportrait" (Abb. 40), wie ein junger Polytoxikomane seine Arbeit bezeichnet hat, benötigt keine ergänzenden

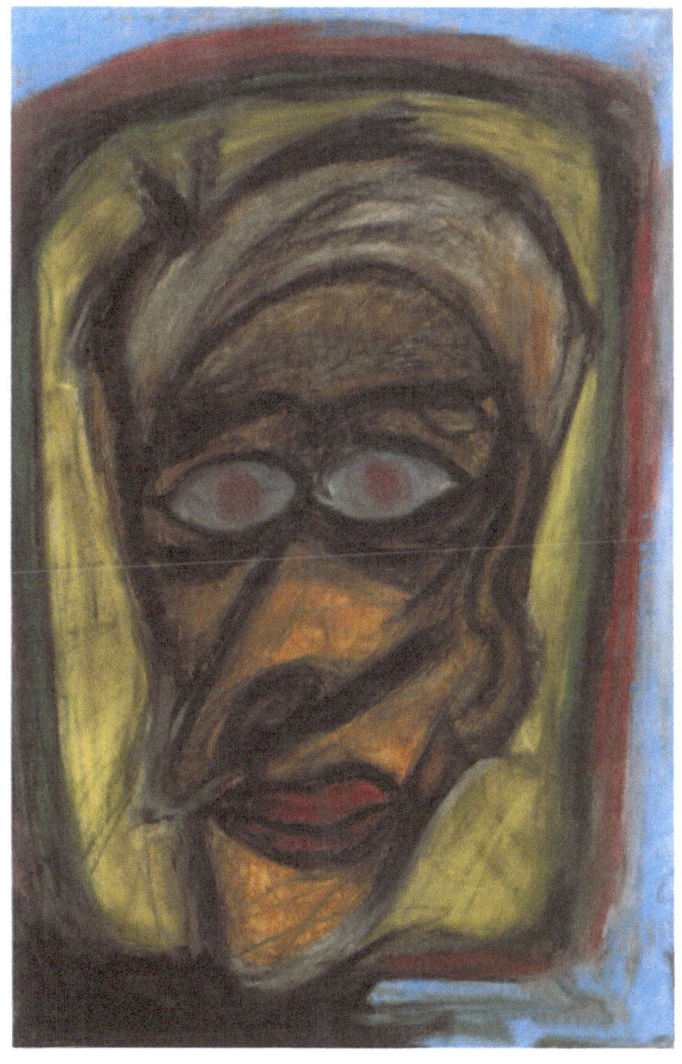

Abb. 40

Erörterungen – es ist ein vollständiges Befindlichkeitsprotokoll während eines der vielen frustranen Entzugsversuche, die er begonnen und nicht durchgehalten hat.

Kapitel IV

Visuelle Verarbeitung[*]

„Mir … scheint, es sei all jenes Wissen eitel und voller Irrtümer, das nicht von der (Sinnes-)Erfahrung, der Mutter aller Gewissheit, zur Welt gebracht wird und nicht im wahrgenommenen Versuch abschließt, das heißt, dass sein Ursprung, seine Mitte oder sein Ende durch gar keinen der fünf Sinne hindurchgeht. Und wenn wir schon an der Gewissheit jedes Dinges zweifeln, das durch unsere Sinne wirklich hindurch passiert, um wie viel mehr müssen uns die Dinge zweifelhaft scin, die sich gegen diese Sinne auflehnen, wie zum Beispiel die Wesenheit Gottes und der Seele, um die man ohne Ende disputiert und streitet, und bei denen es wirklich zutrifft, dass jederzeit, wo Vernunftgründe und klares Recht fehlen, Geschrei deren Stelle vertritt; bei sicheren Dingen kommt dies aber nicht vor“ (47).

Jedcr Künstler, dem es gelingt, die Menschen zu berühren, hat damit einen Weg zu ihren Emotionen, Empfindungen, zu ihren Sehnsüchten gefunden, d.h. einen empirischen Zugang zu allgemeinen Gesetzmäßigkeiten menschlicher Gehirnfunktionen. Auf intuitive Art versteht sich, denn Künstler beschäftigen sich gewöhnlich nicht mit funktioneller Neuroanatomie und Neurobiologie. Aber ihre instinktiven Entdeckungen entsprechen gewissermaßen Klanggesetzmäßigkeiten einer Harmonielehre des Sichtbaren. Ich möchte hier versuchen, deren Beziehung zur modernen „Mechanik der Gehirnfunktion“ herzustellen, wo dies möglich ist. Und ich glaube, dass kein grundsätzlicher Unterschied besteht in der Art, wie das Gehirn eines Künstlers mit den Gehirnen vieler in Beziehung tritt, und der Art, wie andere Menschen untereinander bildlich kommunizieren. Der Unterschied besteht vielleicht „im zentrifugalen Radius und in den Winkelgraden der Wirkung“, könnte man sagen.

Wir sind – und manche von uns mehr als andere – dazu in der Lage, empirisch richtige Rückschlüsse auf die Funktionsweise unseres Gehirns zu ziehen und auf diesem Weg die Gehirne anderer zu schönen, lustvollen, aufgewühlten, jedenfalls intensiven Reaktionen zu veranlassen – etwas, das auch durch Bilder geschieht. Und oft erst nach langer Zeit findet sich für die Gesetzmäßigkeit solcher Phänomene eine Korrelationsverbindung zur Anatomie oder Physiologie des Gehirns. Die Allgemeingültigkeit, mit der ein Künstler dies vermag, und andererseits die geringere Reichweite und Wirkungsbreite, mit der es die meisten Menschen erreichen, ist vielleicht ein Grund dafür, warum die ei-

---

[*] Lit. 1, 15, 49, 50.

nen zu Künstlern werden und die anderen eben nicht. Die Signale des einen erreichen viele, die der anderen bleiben privatim. Aber betrachten wir die Kraft intuitiver Einblicke in die Verarbeitungsprinzipien des visuellen Gehirns am konkreten Beispiel:

Leonardo da Vinci stellte z.B. empirisch fest, dass manche Farben wirkungsstarke Gegensätze bilden und daher den Betrachter besonders anziehen. In seinem trattato della pittura (47) wies er auf die schönen Gegensatzwirkungen von Rot und Grün bzw. Blau und Gelb hin. Dafür gibt es seit etwa fünfzig Jahren eine physiologische Erklärung, die darin besteht, dass in unserem visuellen System farbspezifische Neurone existieren. In Zellen, die durch Rot respektive Blau aktiviert werden, erfolgt eine Erregungshemmung durch Grün respektive Gelb und ebenso zwischen Weiß und Schwarz – und jeweils vice versa. Ebenso ist es ein altes Traditionswissen der Malerei, dass die Wirkung von Farben durch den Kontext determiniert wird, in dem sie angeordnet sind. Erst kürzlich konnte aber neurophysiologisch gezeigt werden, dass Neurone im visuellen Gehirn ihre Antwortimpulse stark verändern, je nachdem, vor welchem Hintergrund Farbreize zur Wirkung kommen (1).

Was wir sehen, wird bestimmt durch die Organisation unseres Gehirns, ebenso wie durch die physikalische Beschaffenheit der äußeren Welt. Und Farben sind nichts, was in den Dingen unserer Anschauung selber vorhanden wäre, sondern nur mit Bezug auf unsere Hirnfunktion begründet ist. Etwa so: Farben sind eine Interpretation bestimmter physikalischer Eigenschaften von Oberflächen durch unser Gehirn. Im Facettenauge einer Fliege stellt sich jener Weltausschnitt durchs Wintergartenfenster, mit dessen Glasscheibe sie andauernd kollidiert, wesentlich anders dar als für mich – das ist der Hintergrund für den Stehsatz „Die Schönheit liegt im Auge des Betrachters".

Sehen ist ein höchst aktiver Vorgang, der gegenständliche Merkmale unserer Welt im Focus unserer Aufmerksamkeit hält, ihre Veränderungen im Kraftfeld von Zeit und vielfältigen Einflüssen erfasst und so permanent Wert- und Bedeutungsüberprüfungen vornimmt. Dabei erweisen sich manche Merkmale der „äußeren und inneren Welt" als bedeutungs- und beziehungskonstant gegenüber anderen, wir konservieren sie daher als Begriffe unserer Sprache und als Zeichen in Schrift und Bild.

Warum fällt es uns oft so schwer, einen schönen Anblick in Worte zu fassen, und warum wirken die Versuche, das zu tun, so oft rührend oder lächerlich? Vielleicht deshalb, weil unser visuelles Gehirn auf einige Millionen Jahre evolutionärer Entwicklungsarbeit „zurückblickt" und das Sprachsystem im Vergleich damit eine sehr unreife cerebrale Neu-Zurüstung ist. Nachdem aber die menschlichen Handfunktionen und die Sprache etwa in der gleichen evolutionären Etappe der Hirnentwicklung entstanden sind, bedeutet das: Unsere bildliche Auffassung ist altbewährt, aber der Nexus zu Planung und fein-motorischer Umsetzung, damit aber auch im eigentlichen Sinn zu bildlichem Gestalten ist noch nicht lange in den Menschen-Köpfen.

Unser Gehirn sucht nach invarianten Merkmalen, nach Bedeutungen und Beziehungen von Inhalten innerhalb einer endlosen Vielfalt von Sinnesreizen, die, aus der Welt kommend, auf uns einwirken. Und es scheint mir nur eine Abwandlung dieser Aussage, festzustellen, dass die Kunst nichts anders tut. Sie sucht nach dem Substanziellen im Kontext von Sinneseindrücken – aber gleichzeitig spielt sie mit den empirisch erfassten Gesetzmäßigkeiten, denen dieser Vorgang gehorcht. Sie heißt vielleicht deshalb und dann so, wenn ein einziges Gehirn sich als besonders befähigt erweist, Bedeutungen und invariante Merkmale in ihrer Wichtigkeit für viele Gehirne aufzuzeigen und auf überraschende, aufmerksamkeitserweckende und aufmerksamkeitserhaltende Art wiedererkennbar zu machen – ein Vorgang, der sonst im kleineren Maßstab und daher mit wesentlich geringerer zentrifugaler Divergenz – ohne Breitstrahlerwirkung gleichsam – zwischen anderen Menschen ebenso abläuft.

Kunst ist vielleicht die Suche nach Konstanz von Inhalten, weil es ein Bedürfnis unseres Gehirns ist, nach ihr zu suchen, und vielleicht ist unsere edelste Vorstellung von Liebe als der Suche nach immer höherer und umfassenderer gegenseitiger Erschließung und Förderung von Fähigkeiten und Begabungen in einem geliebten Menschen aus demselben prinzipiellen Bedürfnis motiviert.

Funktionelle Spezialisierung im visuellen Cortex ist *eine* Strategie des Gehirns, um konstante und essentielle Merkmale von Oberflächen oder Gegenständen zu erfassen.

Bildliche Eindrücke basieren auf Unterschieden in Helligkeit und Farbe, Form und Struktur sowie auf Objektveränderungen in Raum und Zeit.

Das zentrale visuelle System kann *zweidimensionale Abbildungen* auf der Netzhaut geordnet übertragen und *so* interpretierbar machen, dass sie den Organismus sicher durch eine *dreidimensionale Objektwelt* leiten. Es ist bemerkenswert, dass dreidimensionale Phänomene zunächst zweidimensional aufgezeichnet und dann in eine dreidimensionale Vorstellung „übersetzt" werden. Und ebenso bemerkenswert, dass es in der europäischen Renaissance zum epochal synchronisierten Bedürfnis wurde, auf Flächen die Fiktion von Raumphänomenen herzustellen, und dazu gab es ausführliche Anleitungen für Maler mit hohen Anforderungen an Kenntnisse in Geometrie (51).

Bei der Erfassung optischer Eindrücke erfolgt mit dem Daten*eingang* aus einer dreidimensionalen Welt immer auch eine Daten*auswahl*, basierend auf einer aktiven Selektion durch zielgesteuerte Blickbewegung und Orientierungsreaktion sowie auf seriell gestuften bzw. parallel-simultanen Ordnungsprozessen. Ich habe gezeigt, dass hierfür Aufmerksamkeit und emotionale Wertungen entscheidend sind. Wir werden in weiterer Folge sehen, wie das individuelle und das epochale Gedächtnis in Kulturkollektiven auf diesen Vorgang Einfluss nimmt. Die richtige Datenzuordnung angesichts der praktisch unbegrenzten Abbildungsvariablen eines Objekts setzt eine Signalverarbeitung voraus, welche die Datenfülle objektbezogen reduziert. Dadurch entstehen *invariante Merkmale* und aus solchen *invarianten Merkmalen* Objektidentität. An der Invariantenbildung sind alle zuführenden Sinneskanäle für Objektwahrnehmung beteiligt. Die Integrationssumme ist also ein „intersensorischer Kompromiss", der es ermöglicht, unvollständige Informationen eines Sinneskanals durch andere gleichzeitige Sinneseingänge so zu ergänzen, dass sie verständlich werden.

Kurz wiederholt: Ein visueller Reiz kann je nach Kontext unterschiedlich interpretiert werden, und die Undeutlichkeit eines Objektes kann, wenn unsere Information zunächst auf *einen* Sinneskanal beschränkt war, durch Integration anderer Sinnesmodalitäten an Deutlichkeit gewinnen (9). Aber nicht nur die Verbindung mehrerer Sinnesmodalitäten verhilft zur Objekterkennung. Auch der Vergleich mit modalitätsgleichem Material unserer bisherigen Erfahrung und mit instinkthaften Engrammen schützt uns vor biologisch fatalen „Undeutlichkeiten". All diese lebensnotwendigen Verarbeitungsprinzipien visueller und multimodal integrierter Informationen setzen sich auch in Bildauffassung und Gestaltung um. Sie dienen also einerseits dem nackten Überleben und andererseits dem Begreifen in differenziertester Weise.

Wie läuft nun nach gegenwärtiger Vorstellung unsere visuelle Analyse ab?[*]

Das Visualfeld V1 (Area 17 nach Brodmann) ist zentraler Empfänger, erste Analyseinstanz und Verteiler optischer Eingangsdaten an die umgebenden „visuellen Assoziationsfelder", die für Detailaufgaben der weiteren Analyse spezialisiert sind. Sie werden als V2 bis V5 bezeichnet und entsprechen den Brodmannarealen 18 und 19. Sie erhalten ihre Daten von V1 direkt oder indirekt über die Rindenstreifen, welche V1 unmittelbar anliegen. Die Kompetenzen sind dabei streng zugeteilt. Subdivisionen von Neuronen reagieren auf eine Farbe und auf keine sonst, andere reagieren auf die Richtungscharakteristik eines Stimulus, vorausgesetzt er hat die „richtige Farbe". Andere reagieren auf einen farbigen Reiz formselektiv, das heißt z. B. nur dann, wenn es sich um einen vertikalen, horizontalen oder diagonalen Balken handelt, um ein Rechteck, einen Kreis oder einen Winkel, und es gibt richtungsspezifische Bewegungssensoren, die auf bewegte Punkte reagieren, aber nicht auf große, spezifische Formen in Bewegung.

Kurz gesagt, Selektivität für ein bestimmtes visuelles Merkmal ist gekoppelt mit der Insensitivität oder Indifferenz gegenüber anderen Merkmalen. Zellen mit spezifischer Sensitivität für Farbe, Form oder Bewegung liegen in definierten Subdivisionen von V1 und der damit assoziativ verbundenen Rinde, wodurch spezifische Kooperationsachsen, *sog. Prozessorsysteme*, gebildet werden. Diese bestehen jeweils aus spezialisierten Komponenten von V1, umgebenden Kleinterritorien und den Assoziationsfaserverbindungen dazwischen. Übergeordnetes Verarbeitungsprinzip scheint ein Parallelmodus zu sein, d.h. unser Gehirn verarbeitet verschiedene Merkmale einer visuellen Szene simultanparallel.

Betrachten wir beispielsweise vielfarbige Oberflächen, die „keinen Sinn" ergeben, so aktivieren wir V1 + V4. Betrachten wir dagegen eine Oberfläche aus Schwarz-Weiß-Kontrasten in Winkeln und Vierecken, wieder ohne Objektbedeutung, so aktivieren wir V1 + V5. Für viele andere Vorgaben wurden davon abweichende Aktivierungskonstellationen gefunden. Dennoch besteht eine Zeithierarchie für die Perzeption von Farbe, Form und Bewegung im Rahmen von Millisekunden in eben dieser Abfolge.

Jedes Visualfeld empfängt und sendet Impulse gleichermaßen. Die Vorstellung einer strikt seriellen „einbahnartigen" Verarbeitung mit einem Anfang

---

[*]   Lit. 1, 49, 50.

und einem Ende der Datenanalysesequenz ist also *ein* Hilfskonstrukt mit vielen Einschränkungen, deren man sich bewusst bleiben sollte.

Patienten mit einer Läsion der visuellen Assoziationsfelder unter Schonung von V1 sind nicht mehr in der Lage, visuelle Eingangsinformationen regelrecht untereinander zu vergleichen.

Eine Läsion in V4 verursacht selektiv eine sog. Achromatopsie, also die Unfähigkeit, Farben zu sehen und zu verstehen. Eine Läsion in V5 verursacht dagegen eine Akinetopsie, also die Unfähigkeit, Objekte aufzufassen, die sich in Bewegung befinden.

Das bedeutet, Patienten mit diesen isolierten Verarbeitungsstörungen nehmen bestimmte Eigenschaften der visuellen Welt wahr und andere nicht. Aber sie bemerken und verstehen ihre Defizite, haben also Einsicht in die Fragmentierung ihrer visuellen Wirklichkeit. Das könnte so zu deuten sein, dass jedes Prozessorsystem des Gehirns aus mehreren hierarchisch organisierten Etappen aufgebaut ist, wo der Datensatz mit steigender Komplexität verarbeitet wird. Das Farbprozessorsystem beispielsweise besteht aus V1, V2, und V4 mit weiteren Etappen im Temporallappen. Das Bewegungsprozessorsystem besteht aus V1, V2, und V5, ebenfalls mit weiteren Etappen. Die Schädigung auf einer Verarbeitungsebene innerhalb des jeweiligen Prozessorsystems lässt die übrigen Ebenen intakt, und damit ist der Patient imstande, zu sehen und zu verstehen, was immer die erhaltenen Teile des Prozessorsystems ihm erlauben.

Daraus folgt, wir haben hier keine Kreisleitungscharakteristik der Verarbeitung wie beispielsweise im episodischen Gedächtnisspeicher, wo der respektive Ort der Unterbrechung nachrangige Bedeutung hat, sondern eine Hierarchie mit vielen Seitenbeziehungen, und daher wie gesagt nicht strikt seriell und streng gerichtet. Jener Abschnitt im visuellen Verarbeitungsweg, der noch in engerem Sinn serielle Charakteristik hat, ist V1, denn eine Leitungsunterbrechung hier hinterlässt Blindheit im zugeordneten homonymen Gesichtsfeld. Aber selbst an diesem „seriellen Eingangstor" V1 gibt es einen Umgehungsweg für eine besondere Reizkategorie: für rasche Bewegungen und ihre Richtung. Das Leitungssystem führt von der Retina zu V5 (52).

Die Spezifität von Syndromen wie Prosopagnosie, Achromatopsie, Akinetopsie ist direkter Ausdruck der funktionellen Spezifität und der „funktionellen Geographie" des visuellen Gehirns. Nicht V4 und V5 allein vermitteln die respektiven Leistungen von Farbsehen bzw. Erfassen und Erkennen von Bewegungen. Aber ohne sie sind diese Leistungen nicht möglich.

Für die Kubisten – und zuvor bereits für Cézanne – war die Betrachtung des Objekts ohne die Bedingtheit durch spezifische Lichtrichtung und Perspektive im traditionellen Sinn künstlerisches Ziel. Gibt es eine Störung der Objektwahrnehmung, die Auffassung des „Dings an sich" gleichsam in so isolierter Form, wie wir das bei Farbe oder Bewegung gesehen haben? Meist sind große Occipitallappenläsionen unter Schonung von V1 die Ursache. Aber das Formen-Sehen ist dabei nie vollkommen ausgeschaltet.

Nicht das „Wo" einer lokalen Hirngewebsveränderung allein bestimmt die klinische Charakteristik der Störung, sondern auch das „Was" und das „Wie"

Dies bedeutet, im geschädigten Hirnareal kann eine Funktion zum Erliegen kommen oder eine bisher unterdrückte Funktion kann sich neu entfalten, je nachdem wie die Schadenswirkung das Gewebe verändert hat. Pathologische Gewebeveränderungen im Gehirn verursachen zumeist „Ausfallssymptome", eine sog. „Minussymptomatik". Aber es gibt auch Reizsymptome auf der Basis von Großhirnrindenläsionen unter dem Überbegriff „Epileptische Entladung". Dazu ein Beispiel:

Charlotte M. war Mitte Vierzig und hatte eine Blutung aus einer Blutgefäßfehlbildung, einem sog. Angiom, in der rechten hinteren Schläfenlappenregion erlitten. Dieses Angiom lag oberflächlich in der Hirnrinde, am Übergang zum Hinterhauptslappen. Anfangs bestand eine teilweise Einschränkung des Gesichtsfeldes der Gegenseite, besonders in dessen oberen Anteilen, dann kamen epileptische Anfälle mit regelhafter Ablaufscharakteristik: Charlotte bemerkte zunächst auf der linken Seite Dreiecke, Winkel und allerlei „geometrische Figuren", zunächst nur als Hell-Dunkel-Kontrast, bald darnach farbig und zuletzt waren immer grüne Männchen da, die sich irreal rasch bewegten, „wie in einem Stummfilm, wo die Filmspule zu schnell läuft", sagte sie. Einmal ereignete sich das, während sie am Gang der Krankenstation auf mich zuging, und sie sagte: Jetzt fängt es wieder an. Ich bat sie zu beschreiben, was genau ablief, aber die sprachliche Simultanbeschreibung riss bald ab, und der linke Arm, mit dem sie zuvor noch gestikuliert hatte, um mich auf sich aufmerksam zu machen, hing jetzt unnatürlich und bewegungslos herab.

Was war bisher geschehen? Blutungen in der Großhirnrinde erzeugen zunächst meist „Minussymptome", sind aber häufig von epileptischen Anfällen gefolgt, weil das eisenhaltige Hämoglobin bzw. seine Abbauprodukte im Rahmen der Blutungsresorption und die Narbenbildung selbst pathologische elektrische Rindenentladungen und deren ungehemmte Ausbreitung begünstigen. So auch hier. Die symptomatische Sequenz der Anfallserscheinungen ermöglicht eine Zuordnung des Anfallsbeginns und seiner Ausbreitungsrichtung. Schwarz-Weiß-Kontraste, geometrische Figuren werden bereits ganz früh in der Verarbeitungssequenz in der primären Sehrinde im Hinterhauptslappen (V1) aus dem visuellen Input generiert, und die lag ganz nahe zum Blutungsdefekt. Mit Erregungsausbreitung nach temporal (V4) entstanden Farb- und Objekteindrücke und in „Zusammenarbeit" mit dem Hippocampus und den parietalen Assoziationsfeldern das Raum-Zeitgefüge der Objektwahrnehmung und damit auch die rasche „unnatürliche" Bewegung (V5), also eine episodische Sequenz. Sind einmal große Rindenfelder aktiviert, wie bei der beschriebenen Reizausbreitung der Fall, so bricht häufig die sprachliche Reflexionsmöglichkeit ab. Nicht immer erzeugen epileptische Entladungen, welche die motorischen Rindenfelder erfassen, unwillkürliche Bewegungen wie Zuckungen. Manchmal, wie bei Chralotte M., wo sich die Erregung zuletzt bis in die motorische Rinde ausgebreitet hat, entstehen sog. Konvulsive Paresen, also Lähmungen – hier des Armes – als direktes epileptisches Reizsymptom, als „Plussymptomatik", und nicht als flüchtiger Folgezustand nach einem konvulsiven Anfall, wie er von dem irischen Neurologen Todd in der Mitte des 19. Jh. erstmals aufgezeichnet und auch richtig gedeutet worden war. Nie verlor Ch. die Fähigkeit zur distanzierten Betrachtung und Bewertung der Vorgänge während ihrer Anfälle. Sie scherzte über ihre kleinen grünen Männchen und deren eilige Bewegungen die sie jetzt wohl nicht mehr verlassen würden. Verliefen die Anfälle aber besonders schwer, das heißt langdauernd und gleichsam mit „vollem Programm", so konnte sie sich an den Hergang nicht mehr erinnern.

Die Erkennung eines Objekts durch invariante Merkmale und Kontext ist biologisch vorteilhafter als die Feststellung zahlloser Details an einem dadurch schließlich uninterpretierbaren Gegenstand

Eine unbewusste „Korrektur" von „Abbildungs-Undeutlichkeiten" durch adaptive Mechanismen ist „funktionsökonomisch günstiger" als eine permanente und damit eher störende Fehleranzeige. Integration des Sehens in eine Gesamtwahrnehmung wird dadurch überhaupt erst möglich. Was ist mit „adaptiv" konkret gemeint? Stellen Sie sich vor, sie sehen einen Menschen aus einiger Entfernung. Er sieht im ersten Moment aus wie ein Bekannter. Jetzt bewegt er sich und gestikuliert mit dem Arm, und schon wissen sie, dass er es nicht sein kann. Die optische Information wurde in einigen emotionalen und daher sehr individuell spezifischen Bewegungen zur ausreichend sicheren monomodalen Deutungsgrundlage.

Nun stellen Sie sich einen Menschen vor, der aus einer ungünstigen Perspektive ebenfalls wie ein Bekannter aussieht. Ohne seine Position zu ändern und dadurch eventuell „deutlicher ins Bild zu kommen", spricht er jetzt, und schon ist klar, er ist's nicht – und mit einem Mal sieht er auch nicht mehr so aus. Nehmen wir weiters an, Sie hätten ein Bild vor Augen und es sei nicht interpretierbar oder eine Wolke am Himmel löse keine Assoziation bei Ihnen aus. Nun hören oder lesen Sie eine sprachliche Interpretation des Bildes oder werden auf Gestaltähnlichkeiten der Wolke aufmerksam gemacht, und schon könnten Sie mit einem Stift dort eine Kontur einzeichnen, wo vorher nichts Besonderes zu sehen war. Das ist die Wirkung des sprachgestützten Zugriffs zu Daten der eigenen Erfahrung. Man sieht etwa ein Bild, dessen Bedeutung unter Beschränkung auf die visuelle Ebene nicht erfasst werden kann. Ziehen wir sprachlich abgespeicherte Erfahrungsinhalte zu, so ist der aktuelle Informationseingang mit einem Mal deutlich. Dazu zwei Beispiele:

Betrachten Sie Abb. 41 und 42. Beide Darstellungen sind zunächst „undeutlich". Erhält man nun den sprachlichen Hinweis, es handle sich bei Abb. 41 um einen Reiter auf seinem Pferd und bei Abb. 42 um einen Hund, so gelingt die Ergänzung der fehlenden visuellen Objekteigenschaften unverzüglich bis zur Schlüssigkeit.

In der bildenden Kunst sehen wir eine Richtungsumkehr des soeben Gezeigten vor uns. Nicht die Sprache macht das Bild deutlich, sondern im Bild werden sprachliche Inhalte „anschaulich". So etwa Szenen der Biblischen Geschichte:

„Wisse, dass es drei Gründe für die Institution von Bildern in den Kirchen gibt. Erstens zur Unterweisung der einfachen Menschen, weil sie durch Bilder

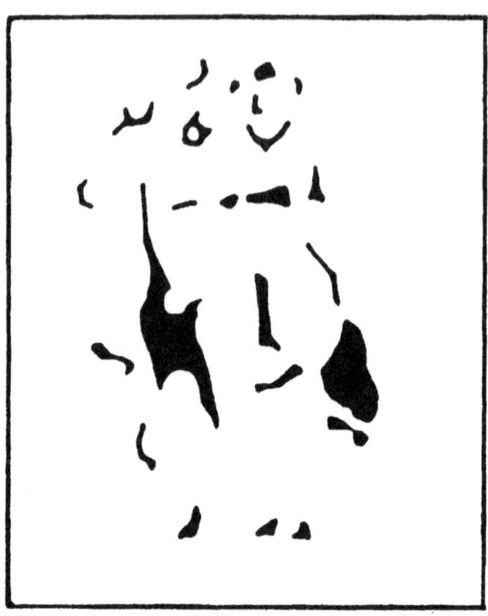

Abb. 41. Paul Churchland, The Engine of Reason, the Seat of Soul. The MIT Press Publisher (Abb. 5.5 der deutschen Übersetzung „Die Seelenmaschine", 1997, Spectrum Akademischer Verlag (9))

belehrt werden, als wären es Bücher. Zweitens, um das Geheimnis der Inkarnation und Beispiele der Heiligen dadurch stärker auf unser Gedächtnis wirken zu lassen, dass wir sie täglich vor Augen haben. Drittens, um Empfindungen der Frömmigkeit hervorzurufen, die durch Gesehenes leichter wach werden als durch Gehörtes" Johannes von Genua, Catholicon (53).

René Magritte macht in seinen originellen Experimenten die Verarbeitungsgewohnheiten unseres Gehirns sichtbar, indem er sie paradox verwendet. Etwa in dem Bild *La clet des songes* (1930) wo zu Gegenständen unzutreffende

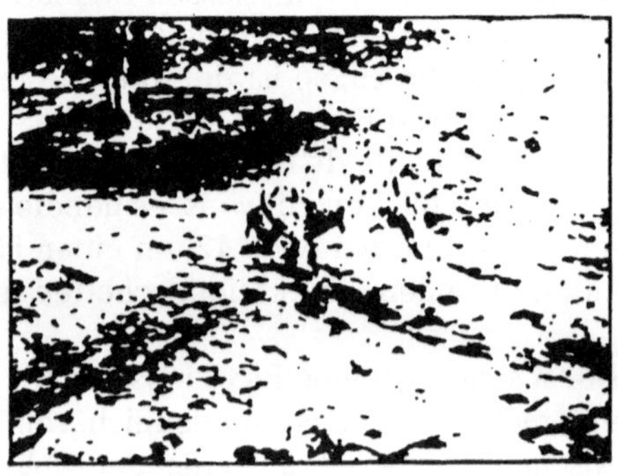

Abb. 42. Paul Churchland, The Engine of Reason, the Seat of Soul. The MIT Press Publisher (Abb. 5.7 der deutschen Übersetzung „Die Seelenmaschine", 1997, Spectrum Akademischer Verlag (9))

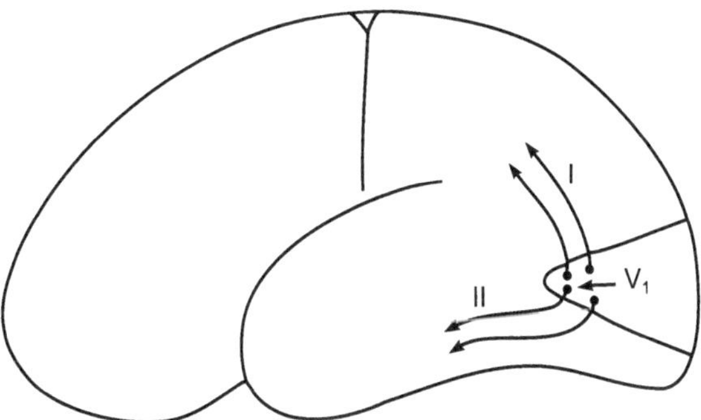

Abb. 43. Where-Pathway und What-Pathway (M. Schmidbauer). I = Verarbeitungsweg für räumliche Wahrnehmung (Where-Pathway); II = Verarbeitungsweg für Objektwahrnehmung (What-Pathway); beide Leitungsbögen entspringen im Visualfeld I (VI)

Bezeichnungen gesetzt werden, z.B. Hut = la neige, Glas = l órage etc., oder zutreffende Wort-Bild-Paare negiert werden, z.B. in *Ceci nést pas une pomme*
(1964). Hat in den beiden Beispielen mit dem Reiter und dem Hund die Sprache
das Bild deutlich gemacht und in der gegenständlichen Kirchenkunst erzäh-
lend erklärt, so wird hier das Beziehungspaar auseinandergerissen und in seiner traditionellen Symbiose verstört.

Raumorientierung
(der „Where"-Pathway)

Aktives gestaltliches Abbilden fordert also zuerst ein Erfassen des Gesehenen, ein Übersetzen von realen Objekten in ein Bezugssystem von Raumbeziehungen, von Form und Farbe, alles unter Verkürzung auf „das Wesentliche", also auf die invarianten Merkmale, die Herstellung der Objektidentität
und Festlegung der Bedeutung, die der Bildgegenstand für uns hat.

Und diese Bedeutung hat er nicht unverzüglich, sondern erhält ihn durch einen Analysegang, welcher Aufmerksamkeit voraussetzt und Instinktives oder
Erfahrenes ins Spiel bringt. Das heißt, wenn wir schauen, suchen wir aus, wir
deuten oder raten nach Maßgabe dessen, was Instinkt, Erinnerung und die daraus gemachte Erfahrung uns sagen, wofür ich schon Beispiele angeführt habe.

Erste Voraussetzung hierfür sind aber Objekterfassung und eine stabile visuelle Raumvorstellung. Sie entsteht in unserem Gehirn trotz Bewegung der
Augen, des Kopfes, des ganzen Körpers. Und zwar durch eine parallel-synchro-
ne Stufenverarbeitung der visuellen Information von Netzhaut-Koordinaten zu
kopfzentrierten Koordinaten, zu körperzentrierten Koordinaten und schließlich
zu einem stabilen „weltzentrischen" Koordinatensystem unter Einbezug der Inputs von Postitions-Sensoren der Halswirbelsäule, vestibulären (aus dem Gleich-
gewichtsorgan stammenden), akustischen und optischen Flussinformationen,
vorrangig im Scheitellappen der rechten Großhirnhälfte. Das bedeutet:

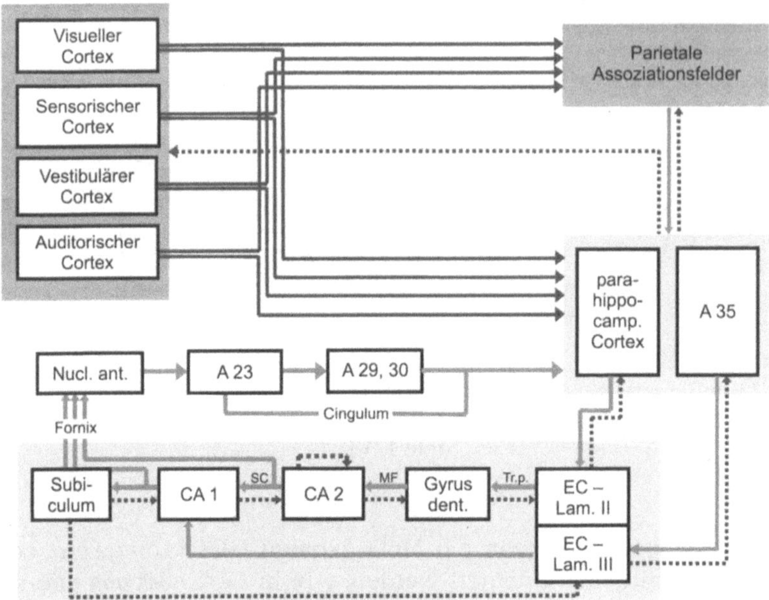

Abb. 44. Raumwahrnehmung, Schema R. Paur. CA bezeichnet die respektiven Ammonshornsektoren; EC = Cortex entorhinalis, Nucl. ant. = Ncl. anterior thalami, Tr.P = Tractus perforans, MF = Moosfasern, SC = Schaffer'sche Kollateralen

Raumnavigation in einer stabilen Umgebung basiert auf zwei kooperierenden Bezugssystemen die sich auf die äußere Welt (Exterozeptiv = abhängig von Umgebungsmerkmalen) und auf den eigenen Körper (Idiothetisch = propriozeptiv und vestibulär mit Ziel Körperschema) beziehen.

Die rechte Hippocampusformation liefert hierzu Fakten aus dem „Raumgedächtnis", und auf Basis dieser Information „errechnet" der rechte inferior-parietale Cortex eine direkte Navigationsroute. Bahnverbindungen zwischen Hinterhauptslappen, Scheitellappen („Where-Pathway") und dem Hippocampus machen dies möglich.

Form-Farb-Objekterkennung
(der „What"-Pathway)

Mittlere und untere Schläfenlappenwindung analysieren Form und Farbe in Kooperation mit dem Gyrus fusiformis (V4).

Diese Informationen werden mit nicht-visuellen Objektqualitäten wie Düften, Lauten, aber auch mit Raumbeziehungen des Objekts im Hippocampus zur „Objekterfassung im Raum". So entsteht eine zeitlich organisierte Szenerie aus Vorder- und Hintergrundobjekten.

Diese Integration ist Voraussetzung kompositionellen Empfindens und Gestaltens. Form- und Massenproportionen auf einer räumlichen Bühne sind mit großer Präzision eingelernt und bleiben meist unreflektiert. Ihre Übersetzung in eine kalkulierte Methode der Raum-Suggestion war ein spezifischer Entwicklungsschritt in der europäischen Kunst. Sie wurde im Konzept der Zentralperspektive zur Hochform entwickelt und ist ein augenfälliger und interessanter Gegensatz etwa zur Raumdarstellung der Chinesen. Vielleicht liegt dem ein sehr verschiedenes Menschenbild zugrunde: Die Zentralperspektive ist die schlüssige bildliche Wiedergabe der Betrachtungsposition des Einzelnen, des individuellen Menschen mit seinem „neuen" Selbstbewusstsein. Die Sichtweise, die sich in der „chinesischen Perspektive" ausdrückt, entspricht hingegen eher dem kollektivierten Standpunkt und Menschenbild des asiatischen Kulturraums.

Raumvorstellungen sitzen tief in uns und unerfüllte „Raumerwartung" ist beunruhigend. In „Vincents Schlafzimmer" oder „Vincents Stuhl mit Pfeife" von Van Gogh scheint der Zimmerboden als schiefe Ebene jeweils in Richtung zum Betrachter bedrohlich nach unten geneigt. So entsteht der Eindruck, als müssten das Bett oder der Stuhl im nächsten Moment in Richtung Betrachter abrutschen und ihn erdrücken, erschlagen, oder als würde man selber abstürzen, weil sich der Boden auftut.

Ebenso geben uns Raumkörper eine eindeutige Empfindung von Masse und Gewicht. Es liegt dabei oft an der Kontur einer Form, wohin sich für unser Gefühl die Wucht der Masse konzentriert. Ob sie nach unten drückt, nach oben drängt oder „schwerelos" und ruhig schwebt. Am Beispiel japanischer Tempelarchitektur in Kyoto sah ich das Phänomen einer „schwebenden Wucht" in Anwendung auf die massigen Dachformen. Durch Anhebung der Traufen an den Ecken wird die Basislinie hochgezogen und die Masse damit „entschärft". Das so erzeugte Gleichgewicht ist eindrucksvoll: Der Gegenstand der Masse und Wucht, nämlich das Dach, hebt und trägt sich virtuell selber.

Fest eingeprägte Raumerwartungen gestalten also unsere Realitätsempfindung mit. Die „Scheinarchitektur" der Hochrenaissance und des Barock gründet auf unserer Erwartungshaltung gegenüber der dreidimensionalen Welt. Etwa bei Innenraumgestaltungen in oberitalienischen Villen von Veronese oder malerischen Gewölbesimulationen in barocken Kirchen. Die ästhetisch-illusionäre Erwartung hilft dem Betrachter über die Lückenhaftigkeit der Erfüllung hinweg. Er braucht gleichsam nur das „visuelle Stichwort", um zu komplettieren, was kalkuliert angedeutet wurde.

Letztlich aber strebt unser Sehen nach der Etablierung des „Platonischen Ideals", das sich aus den Gebundenheiten an konkrete Raumbedingungen und Betrachterpositionen heraushebt und gleichsam die Summe aller invarianten Merkmale eines Objektes bildet. Auch diese Tendenz in unserem Gehirn hat seine eigene „Kunstgeschichte":

Der Kubismus strebt darnach, die Dinge so ins Bild zu fassen, „wie sie sind", sagt Jaques Rivère 1912 und wird von Semir Zeki im Detail zitiert (1). Um diese Bestrebung zu erleichtern, muss der Effekt jeglicher gerichteter Beleuchtung eliminiert werden, und ebenso die Perspektive. Denn beide binden das Ding, den Gegenstand an einen räumlichen Kontext und einen festgelegten Betrachterstandort – und das ist Abbildungsgepflogenheit gewesen seit der Renaissance. Aber unser Gehirn strebt darnach, den Gegenstand über Beleuchtung und Perspektive des Augenblicks hinaus zu einer Summe zusammenzufassen – aus vielen ganz unterschiedlichen Perspektiven und Lichtbedingungen –, und von diesem Faktum ging der Kubismus grundsätzlich aus und versuchte damit etwas zu simulieren, was das Gehirn andauend tut. Und zwar auch beim Anblick eines von Licht und Perspektive „befangenen" Bildes der Renaissance und des Barock, ganz ohne fremde Hilfe gleichsam und aus „innerem Bedürfnis", ohne sich der Kunstgeschichte bewusst sein zu müssen. Unser visuelles Gehirn und seine Kooperationsstrukturen tun ganz leicht und selbstverständlich, worum sich die Philosophie in langen und schwerfälligen Sprachdarlegungen bemüht hat: die Schaffung vom „Ding an sich".

Im kubistischen Bild sollte etwas wie simultane Vision entstehen, die Fusion einer Betrachtung aus verschiedenen Blickwinkeln und Beleuchtungsbedingungen – aber nicht sequentiell, sondern eben simultan. Und das war neu seit die Renaissance, die für ein halbes Jahrtausend den Betrachter an einen klar definierten und einzig möglichen Standort gewöhnt hatte – nach den Gesetzen der Zentralperspektive.

Unser Gehirn verfügt über spezialisierte corticale Arbeitsoberflächen zur Gesichtserkennung. Schon daraus lässt sich die große Bedeutung ermessen, welche die richtige Deutung des menschlichen Gesichts und seiner Ausdrucksformen für uns hat – denn im Allgemeinen nützen wir, was wir haben, und wir haben es, weil wir es brauchen (streng biologisch und nicht marktwirtschaftlich gemeint!). Diese Region der Gesichtserkennung ist der Gyrus fusiformis (V4), und wahrscheinlich ist es eine Frage von exakter Lage und Ausdehnung, Ein- oder Beidseitigkeit einer Läsion, ob eine isolierte Merkmalerkennungsstörung vorliegt, Gesichter wohl als solche, aber nicht mehr als bekannt und vertraut oder überhaupt nicht mehr als Gesicht, als schlüssige „Summe" von Merkmalen und Detailformen, kurz Gesichter als Gesichter erkannt werden.

Die Stoffwechselaktivität des Gehirns, Ausdruck seines jeweiligen Funktionszustands, nimmt in Teilen des Gyrus fusiformis zu, wenn ein uns unbekanntes Gesicht gesehen wird. Ist das Gesicht hingegen bekannt, so steigt gleichzeitig auch der Stoffwechsel im Frontallappen. Prosopagnostiker können oft den Gesichtsausdruck richtig deuten (54). Diese Fähigkeit erlischt, wenn die Läsion nach vorn, in den Amygdalakomplex hineinreicht, in aller Regel aber erst im Fall von Beidseitigkeit der Destruktion.

Die Betrachtung abstrakter Kunst aktiviert umschriebene Rindenfelder des visuellen Gehirns im Gegensatz zu erzählender oder gegenständlicher Kunst (1). Das entspricht der allgemeinen Organisation des visuellen Gehirns, wo jedes der parallelen Prozessorsysteme aus mehreren Verarbeitungsstufen besteht, die letztlich auf eine immer komplexere Analyse der Merkmale des Objekts abzielen, also auf die Gegenständlichkeit und ihre Bedeutung, z.B. als Gesichtsausdruck, Geste, Räumlichkeit, als konkrete Repräsentation einer visuellen Kategorie und weiter als repräsentatives Beispiel von einem „Prinzip" oder „Ideal" gesehen wird.

Und wenn ein visueller Dateneingang sich paradox zu unserer bisherigen Erfahrung verhält, dann aktiviert dies besonders unsere Frontallappenfunktion, weil es eine Handlungs- oder Planungskorrektur erfordern könnte, was hier einwirkt. Wir unterbrechen also den Routinemodus und schalten gleichsam auf frontoconvex-dorsolateralen „Master-Mode".

Und das geschieht auch bei der Betrachtung von Werken der modernen Kunst, die kalkuliert mit unser Erwartung spielt – aber nicht im Sinn der Erfüllung, wie der Reanissancemaler es tat, sondern indem sie zu diesen Erwartungen ein Paradoxon bildet, wie das z.B. bei den Fauvisten und manchen Surrealisten der Fall ist, bei René Magritte und Max Ernst zum Beispiel.

Ich habe versucht zu zeigen, wie sehr das Gehirn jeden neuen Dateneingang mit Erfahrungen und aus diesen Erfahrungen entstandenen Gewissheiten auffüllt. Und ebenso, dass sowohl die visuelle Erfahrung vorrangig entscheidend ist, dass im Bedarfsfall aber auch Ergänzungen aus der intermodalen Integration, also der Verknüpfung von Daten verschiedener Sinnes-Eingangskanäle als Strategie herangezogen wird. Anders gesagt: ist visuelles Material nicht deutlich, so hilft uns die gleichzeitige Auffassung von Geräuschen, Berührungen, Geschmäckern oder Gerüchen oder eine Verbindung zum abstrakten Datenarchiv der Sprache.

Es ist wichtig für jeden neugeborenen Menschen, dass der Speicher visueller Erfahrung zeitgerecht angelegt und aktiviert wird, und es ist zuweilen seltsam, was ein visueller Speicher tut, wenn er auf Dauer vom Eingang neuer Daten abgeschnitten ist. Dazu zwei Beispiele:

Mohamed aus Mogadishu

Mohamed S. B. war in Mogadishu, Somalia, blind geboren worden. Die Ursache war wie bei vielen anderen eine Cataract oder grauer Star. Und so erwarb er seine Vorstellungen von den gegenständlichen Dingen der Welt durch Berührung oder Betasten. Auf Vermittlung einer Diplomatengattin aus Dubai ergab sich im Alter von 8 Jahren die Möglichkeit zu einer Staroperation, und von mehreren Seiten wurde sie mit Nachdruck eingefordert. Konsultierte Spezialisten hatten mehrfach und übereinstimmend darauf hingewiesen, dass Menschen zwar die Augen und somit ungetrübte brechende Medien wie die Linse zum Sehen benötigen, dass sich der eigentliche Prozess des Sehens aber im Gehirn vollziehe. Und aus ähnlich gelagerten Fällen von Blindheit seit Geburt war bekannt, dass man diesen cerebralen Lernvorgang nicht ohne weiteres zu jeder beliebigen Zeit nachholen konnte. Aber Eltern, die ihr Kind sehr lieben, und Menschen mit dem Wunsch zu helfen können oft nicht anders, als unbeirrt zu glauben, was sie so sehr wünschen, und dabei nehmen sie andere in die Pflicht ihrer gerecht empfundenen Forderungen. Die Linse wurde also schließlich ersetzt und das Befürchtete trat ein. Mohamed konnte nicht sehen, obwohl seine neue Linse Licht und Farbe passieren ließ. Er war verwirrt von den visuellen Eindrücken, die er auch nicht in Begriffen des ihm bisher Bekannten beschreiben konnte. Und wie viele andere bereits vor ihm benötigte er Monate, um ein paar Gegenstände zu erkennen, und sein visuelles Erinnern erwies sich als unverlässlich und wenig dauerhaft. Vor diesem tragischen Hintergrund betrachtet, hatte Monet Glück gehabt, dass sein Wunsch nicht erfüllt worden war: Er wollte nämlich blind geboren sein und seine Fähigkeit zu sehen erst im späteren Leben erhalten, ohne dann zu wissen, was die Objekte waren, die er vor sich sah (1).

Was bedeutet die Geschichte von Mohamed S. B. aus Mogadishu im überindividuellen Maßstab? Grosse Anteile des visuellen Systems sind bei der Geburt funktionsbereit, und es erfordert den visuellen Informationsfluss der ersten Tage bis Monate, um es in Gang zu setzen. Ist in der kritischen Periode die „vi-

suelle Engrammierung" erfolgt, so sind die funktionellen Verbindungen hergestellt und bleiben in Folge offenbar weitgehend stabil. Neurologisch gesprochen ist das Platonische „Ideal" oder Hegels „Form" jene Information, die ein
Gehirn gespeichert hat, und zwar als Summe von allen Beispielen eben dieser
Form, die es bislang sah (1). Hat das Gehirn einen solchen Summationsvorrat
einer bestimmten Form nicht hergestellt, so wird es in der Folge keinen Reprä-
sentanten dieser Form adäquat erkennen.

Mohameds Geschichte ist gewissermaßen die Geschichte von einem Gehirn, das niemals visuelle Informationen verarbeiten und in diesem Sinn niemals sehen konnte.

Wie sehr in der Entwicklung des visuellen Gehirns alles davon abhängt, ob
zur rechten Zeit das Richtige geschieht, kann man aber auch von der anderen
Seite betrachten, und dies zeigt ein komplementäres Beispiel:

Christian W's helle und dunkle Tage

Christian W. war 35 Jahre alt, glücklich verheiratet und hatte soeben ein neues
Haus mit Garage bezogen. Die Garage zu betonen erklärt sich aus der Autolei-
denschaft, die ihre Erfüllung in einem lang und sehnsuchtsvoll umkreisten Aus-
tin Healey Mk III fand. Entsprechend groß war die Bestürzung, als Christian bei
der Einfahrt in die Garage kurz darauf einen Blechschaden verursachte und zwei
Wochen später einen zweiten, der Symmetrie halber einmal links und einmal
rechts. Nach teurer Reparatur und einigen eigenartigen Zusammenstößen mit
den Türstöcken seines Arbeitszimmers fiel etwas anderes auf: Christian verlor jedes sexuelle Interesse an seiner geliebten und sehr attraktiven Frau und aß mehr
als seinen Körperproportionen bekömmlich war. In kurzer Zeit legte er zehn Kilos
zu, und neuerlich musste sein Oldtimer zur Blechkosmetik – diesmal, weil beim
Einparken eine gegnerische Stoßstange näher stand als geglaubt. Der Augenarzt
fand eine beidseitige Beeinträchtigung der jeweils äußeren Gesichtsfeldhälften
sowie eine beginnende Degeneration der inneren Anteile des Sehnervenquer-
schnitts – in Summe ein schlüssiger Befund, weil die inneren Sehnervenanteile Informationen aus den jeweils äußeren Gesichtsfeldhälften an die Sehrinde weiterleiten. Hormonanalysen aus dem Blut machten den Verlust von Libido und Potenz
sowie die Gewichtszunahme aus einer verminderten Produktion der Stimulations-
faktoren für die Freisetzung von männlichen Sexualhormonen im Hypothalamus
klar. In der MRT des Schädels fanden wir als Erklärung für die ganze Misere ein
sog. Kraniopharyngiom, einen Missbildungstumor, der von der Mittellinie der
Gehirnbasis ausgeht und sowohl gegen den Hypothalamus wie auch gegen den
benachbarten Sehnerven vorwächst. Eine Operation war risikoreich, was die
Aufrechterhaltung der Hypothalamusfunktion betraf, als auch bezüglich der Erhaltung des Sehnerven. Würde man jedoch nicht operieren, so wäre die Fortschreitung des Tumors mit Sicherheit unaufhaltsam und fatal. Die Operation
wurde durchgeführt und sie hat Christian W. das Leben nun bereits seit vielen
Jahren erhalten. Aber seine Hypothalamusfunktionen müssen medikamentös
gestützt werden und er ist blind mit einigen Besonderheiten: Es gibt Tage, wo die
Dunkelheit mit einer eigenartigen Helligkeit wechselt, und dann sieht er auch
plötzlich konkrete Gegenstände. Das Urteil seiner Frau: „Er sieht immer Dinge,

von denen er aus der Vergangenheit weiß, dass sie sich dort befinden müssen, wo er sich gerade aufhält, wo also aus der Situation die Präsenz dieser Dinge vorausgesetzt werden kann – ich glaube also, er stellt sie sich nur vor." Christians Entgegnung: „Ich weiß, wie es ist, sich etwas vorzustellen und es im Gegensatz dazu wirklich zu sehen – es fühlt sich anders an, und ich sage dir, ich sehe diese Dinge in manchen Momenten wirklich." Objektiv stand jedenfalls fest, dass seit der Operation die Sehnerven keinerlei optische Signale mehr weiterleiten konnten. Ihre Schädigung war unumgänglich durch grobschollige Verkalkungen des Tumors, die dessen Ablösung von den umgebenden Strukturen unter ausreichender Schonung unmöglich machten. Aber sein visuelles Gehirn ist in Kooperation mit dem Gedächtnis und der Intaktheit aller anderen Sinneskanäle, die einen geläufigen „Kontext" herstellen können, in der Lage, visuelle Szenerien neu zu aktivieren. Offenbar ist eine visuelle Vorstellung in ihrer Intensität abhängig davon, ob sie in einem „sehenden" Gehirn entsteht oder in einem „erblindeten".

Können wir uns vorstellen, wie es wäre, zu schauen, ohne im geläufigen Sinn zu sehen? Wie wäre es, einen Gegenstand als solchen zu erkennen und auch beschreiben zu können, aber ohne die „selbstverständliche" Fähigkeit, ihn „im Kontext" mit Szenarien und Episodischen Sequenzen zu betrachten? Auch hierfür gibt es Beispiele wie das folgende:

Maria K., ein Fall von „Seelenlähmung des Schauens"

Frau K. war 46 Jahre alt, liebte alte Malerei und verstand auch viel von italienischer Renaissance und den flämischen Barockmeistern, hatte Bluthochdruck und erlitt im Rahmen einer „Hochdruckkrise" einen Gehirninfarkt links im oberen Parietallappen. Zuvor hatte sich schon ein gleichartiger Infarkt auf der rechten Seite ereignet, der keine bleibenden Defizite der Gehirnleistung hinterließ, jedenfalls nicht für die subjektive Empfindung der Patientin. Es bestand beim zweiten Infarkt zu Beginn eine Halbseitenlähmung rechts sowie eine Aphasie mit Wortfindungsstörungen und vermindertem Sprachverständnis. Beim Lesen bildete Maria K. eindrucksvolle Wortneuschöpfungen (sog. Neologismen), ohne dies zu bemerken und entsprechend zu korrigieren. Sie konnte mühelos rechnen, hatte aber eine geringe Raumorientierungsstörung, die auf den früheren rechts parietalen Infarkt zurückzuführen war. Dies konnte in einer detaillierten neuropsychologischen Analyse zweifelsfrei belegt werden, war jedoch nicht ins Bewusstsein der Patientin getreten – ein interessantes Faktum, besonders da sie ein „Augenmensch" nach eigener Charakterisierung war.

Im Verhalten von Maria K. wurden jedoch noch andere Auffälligkeiten bemerkt: Sie war unfähig, die Zeit von der Uhr am Korridor der Krankenstation abzulesen. Die Zeigerpositionen um 3 Uhr nachmittags interpretierte sie als „9 Uhr", mit halb 5 Uhr war sie völlig ratlos. Spazierte sie abends durch den Ambulanz-Warteraum, so gelang zwar die Auffassung einzelner Gegenstände wie Sessel, Zeitung auf einem Tisch oder Tür des Ambulanzzimmers, aber sie schaffte es nicht, sich einen bildlichen „Gesamteindruck" von diesem Raum zu machen. Sollte sie auf die Zeitung weisen, so verfehlte sie ihr Ziel und bemerkte diese Unsicherheit auch selbst. Besonders irritierend war der Wartebereich zu den „Ambulanzzeiten", wo viele Menschen auf ihren Plätzen warteten oder unterwegs zu Untersuchungen waren. Maria war dann völlig verwirrt durch die Anforderung, ihre visuelle Aufmerksamkeit immer neuen Gegenständen oder Menschen zuwenden zu müssen und daraus einen Kontext herzustellen, also zu erkennen, was ablief. Sie klagte über „Schwindel", und der bestand – genauer befragt – darin, dass sie bei Raumabschätzung, Objektpositionen und Entfernungen unsicher war. In Zusammenfassung ihrer Beschreibungsversuche, die mit Rückbildung der Aphasie immer besser wurden, hatten sich die Raumkoordinaten verschoben, das engrammierte Raumkonzept hatte sich gleichsam verformt, und dieses Beispiel belegt sehr anschaulich, wie viele verschiedene Störungen in der Worthülle „Schwindel" verpackt sein können.

Mit dem Rehabilitationsprogramm aus neuropsychologischen, logopädischen und ergotherapeutischen Maßnahmen besserte sich diese eindrucksvolle Störung, die als Balint-Syndrom bekannt ist. Aber Maria K. ging nicht mehr ins Kunsthistorische Museum, was sie früher mit Leidenschaft, Regelmäßigkeit, und der jetzt vermissten Anerkennung für ihre Sachkenntnisse getan hatte. Der Grund: sie konnte Bilder nur noch „im Detail" betrachten, wie sie es beschrieb, aber die Empfindung, die früher der Gesamteindruck hinterlassen hatte, war verloren. Dies befremdete sie besonders dort, wo ihr aus regelmäßiger Anschauung Bilder vertraut waren, und jetzt nahm sie diese völlig verändert wahr. Wollte sie Bekannten und Freunden wie bisher ein Bild erklären, so schöpfte sie ausschließlich aus der Erinnerung und konnte am konkreten Beispiel nicht mehr überzeugend wirken. „Ich bin nur noch wie jemand, der alles, was er weiß, aus Büchern hat und nicht aus der konkreten Anschauung", sagte sie.

Kapitel V

Gedächtnis*

Hätten wir kein Erinnerungsvermögen, so würden wir beständig nur im gegenwärtigen Augenblick leben, und es gibt Krankheitsbilder, wo dieser Zustand in Näherung entsteht, wie die Herpes-Enzephalitis des Temporallappens oder die Wernicke-Encephalopathie. In beiden Erkrankungen kommt es zu einer meist umfänglichen und beidseitigen Zerstörung jenes Gedächtnisapparates, der für die Neueinspeicherung von Inhalten verantwortlich ist, nämlich des Hippocampus bzw. seiner Verbindungen im sog. Papez-Schaltkreis des limbischen Systems.

Neuinhalte sind immer ein Konglomerat aus Daten mehrerer Sinneskanäle und werden beim Gesunden in einen räumlichen und zeitlichen Kontext gestellt. Ein zeitlicher Kontext setzt aber bereits die richtige und stabile Aneinanderreihung von Dateneingängen zu verschiedenen Zeitpunkten voraus, und bei den genannten Erkrankungen ist dieser zeitliche Ordnungsprozess gestört. Aber nicht nur das, die Suchmaschine für den emotionsgestützten Abruf von „Altdaten" unseres Lebens, die an dieses neuronale Netzwerk angekoppelt ist, nämlich der Amygdala-Komplex und Teile des vorderen Stirnhirns, ist entweder direkt geschädigt oder die Verbindung ist unterbrochen. Damit zerfällt auch das chronologische Gefüge der Vergangenheit, die Biographie des Kranken ist gelöscht wie die Daten von einer Festplatte.

Das sichere Empfinden eines Zeitgefüges von Inhalten ist unverzichtbare Voraussetzung für die „deutliche" Auffassung von szenischen Abläufen, also von Episoden. Und was liegt szenischen Abläufen zugrunde? Sinneswahrnehmungen über mehrere Sinnes-Kanäle (sehen, hören, spüren, schmecken, riechen und das Gefühl unserer Lagebeziehungen zum Raum), die zueinander in einem „Vorher-Nacher-Verhältnis" stehen. Und das gibt's auch in Bildern, mehr oder weniger konkret je nach Epoche, aber unverzichtbar, wenn der Inhalt anhaltendes Interesse erwecken und ausgedehnte Hirnregionen in gesteigerte Aktivität versetzen soll (1) – ich beziehe mich hier zunächst nur auf die gegenständliche erzählende Kunst. Obwohl in einem Bild streng betrachtet nur ein einziger Zeitpunkt des Geschehens dargestellt sein kann, vermittelt der Künstler durch Andeutungen und „richtungsgebende" Hinweise den Eindruck einer Zeitsequenz, in der sich die Handlung des Bildes vollzieht. Wie viele und wie lange szenische Sequenzen ein Bild „enthalten" kann, zeigt das Tagebuch von Delacroix (4), wo die szenische Beschreibung der „Löwenjagd" von Rubens

---

* Lit. 22, 26–35.

eine ganze Seite erfordert. Bilder, die keinen äußeren oder inneren Vorgang wiedergeben, „fesseln" unsere Aufmerksamkeit nur selten auf Dauer – es sei denn, sie beeindrucken durch Paradoxie oder durch besondere Vieldeutigkeit wie in der neueren abstrakten Kunst vielfach der Fall. Betrachten wir aber Gegenständliches in unserer Umwelt oder auf Bildern der gegenständlich-konkreten Malerei, so ist Zeitempfindung ein Pfeiler unserer Bildauffassung, denn offensichtlich möchten wir die Fiktion von Zeitabläufen vielfach auch dann vermittelt bekommen, wenn wir Bilder und damit etwas scheinbar Statisches betrachten.

Gedächtnis ist also eine komplizierte Sache. Es wird möglich durch das Konstruktionsmerkmal der sog. „rekurrenten" Verbindung in unserem Nervensystem. Solche Verbindungen führen Eingangsinformationen, die wir durch unsere Sinneskanäle erhalten haben, über Rücklaufsschleifen in die nächstfolgenden Datensätze von Sinneswahrnehmungen ein, verbinden also Vorinformationen mit der aktuellen Information (13). Ohne sie hätten wir keine Vorstellung von kausalen Abfolgen in Vorgängen und wären blind für eine wichtige Dimension unserer Realität. Was dieses neurobiologische Konstruktionsprinzip für Zeichnen und Malen bedeutet, drückt Matisse so aus:

„Die im Fluss erfasste Bewegung hat für uns nur dann einen Sinn, wenn wir die gegenwärtige Phase weder von der vorhergehenden noch von der darauf folgenden isolieren" (55).

Aber dieser subtile Mechanismus hat seine Tücken: Auch kleine Fehler können sich in rekurrenten Netzwerken aufschaukeln. Wenn z.B. das normale Gleichgewicht zwischen der sensorischen und der rekurrenten Kontrolle der primären sensorischen Rindenfelder beeinträchtigt ist, wenn die Aktivitätsvektoren etwa in den basalen auditorischen und visuellen Zentren plötzlich nicht mehr von den richtigen sensorischen, sondern von unpassenden rekurrenten Signalen dominiert werden, dann sind „vorurteilsbeladene" Wahrnehmung, träumerisches Bewusstsein und Halluzinationen möglich. Die dabei wirksamen Grundstörungen, die Fehleinstellung der Verbindungsstärken und die krankhafte Stimulation oder Hemmung neuronaler Teilsysteme können von abnormen Veränderungen der örtlichen Transmitterkonzentrationen verursacht werden. Das ist eine mögliche Erklärung für die kognitive Dysfunktion bei Schizophrenie oder deliranten Zuständen in den Begriffen der Neuroinformatik.

Um zu gestalten verarbeiten wir zunächst Objekt-Wahrnehmungen, also Formen und Farben in ihrem räumlichen Kontext. Und dabei verbinden wir Bekanntes mit Neuem in unserem Bewusstsein. Wir sehen, indem wir aus der „Optik unseres Wissens" betrachten, und wir ergänzen unschlüssige Sinneseindrücke aus dem Erinnerungsspeicher des Instinkts und der Erfahrung, um ihre wahrscheinlichste Bedeutung zu ermitteln.

Die Regelhaftigkeit von Form- und Aktionsbeziehungen in unserer Umwelt schafft einen Erfahrungshintergrund in unserer Langzeiterinnerung, vor dem jede neue visuelle Wahrnehmung wie vor einer inneren Referenz oder Kalibrierungsgröße erscheint. Wenn wir Gegenstände nur teilweise, also unvollständig sehen, so wissen wir dennoch, ihr Rest *muss* vorhanden sein, und aus den Beziehungen eines teils sichtbaren Objekts zu seiner Umgebung schließen wir auf das „richtige", das „stimmige" Verhältnis dieser Dinge zueinander – und zwar statisch räumlich, interaktiv inhaltlich usw. René Magritte zeigt uns, wie sehr wir bei unserem Sehen von einer vorgefassten Bedeutungsvorhersicht ausgehen, wie wir andauernd „von einer Hypothese aus sehen", die unser Gehirn aus reichhaltiger und vielfach bestätigter Erfahrung gebildet hat. Magritte stellt in manchen Arbeiten ein bildliches Paradox her, im welchem gegen alles verstoßen wird, was unser Gehirn in seiner bisherigen Anschauung gelernt und als invariant gespeichert hat. Semir Zeki (1) gibt hierfür Beispiele, die sich aus dem Gesamtwerk von Magritte großzügig erweitern ließen. Ich möchte hier nur „Les séducteur" (1953), „Le blanc-seing" (1965), „Le château des Pyrénées" (1961) nennen.

Die Irritation, die sich durch solche Regelverstöße ergibt, ist das Interessante – das, wodurch die Aufmerksamkeit angezogen wird. Weiß man also, nach welchen „Kriterien" oder Prinzipien das Gehirn Inhalte abspeichert, um sie zur Ergänzung und Bewertung neuer Daten zu verwenden, dann kann man bildnerische Szenarien erfinden, die diesen Vorgang ad absurdum führen, wie Magritte es getan hat.

Erinnerung ist kein Pausenfüller des Lebens, sondern eine ständig treibende und leitende Kraft unserer Wahrnehmung, wodurch jedes Sehen zu einer sehr individuellen Angelegenheit wird. Und Erinnerung steht in enger rückbezüglicher Verbindung zu unseren Emotionen. Kein konsistenter Erinnerungsinhalt ist frei von emotionaler Wertigkeit. Es sind gerade jene Inhalte fest im Gedächtnis verankert, die unsere emotionale Beteiligung im Positiven oder im Negativen besonders herausgefordert haben, und Emotionen können andererseits Erinnerungen wachrufen, die der augenblicklichen positiven oder negativen emotionalen Kalibrierung entsprechen.

Das Gedächtnis ist die Bühne unserer Identität, unseres Handeln und Gestaltens. Es basiert auf mehreren kooperierenden Systemen, in denen der Hippocampus eine zentrale Funktion als „Haltespeicher" erfüllt. Das heißt, der Hippocampus hält die einlangenden Sinnesreize und die im Parietal- und Temporallappen daraus integrierten Daten „online", also verfügbar für weitere Bearbeitung, und die besteht zunächst in einer emotionalen Gewichtung und in einer Abstimmung mit Daten aus dem Langzeitgedächtnis.

Betrachten wir die dafür nötigen Systemverbindungen etwas genauer: Der Hippocampus erhält starke Konvergenzzuflüsse von

- modalitätsspezifischen Sinnescortices, das sind jene Rindenfelder, die eine bestimmte Sinnesmodalität (Sehen, Hören, Fühlen, Riechen etc.) empfangen;
- polymodalen Inputs aus Assoziationsarealen höherer Ordnung, das sind jene Rindenfelder, die mehrere Sinnesqualitäten zu einer Gesamtinformation integrieren.

Bezogen auf Gegenständliches lässt sich der Dateneingang unter zwei Kategorien bringen: Jeder Gegenstand, jedes Objekt, jeder Mensch ist visuell charakterisiert durch Form und Farbe, und er hat einen definierten Platz im Raum, ent-

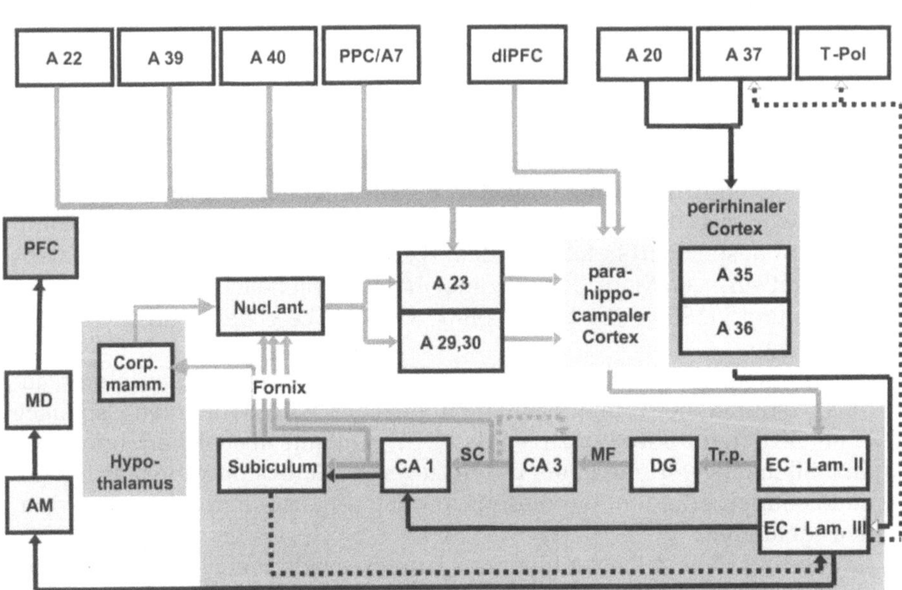

Abb. 45. Gedächtnissysteme, Blockdiagramm R. Paur. Zur Erklärung: **BASISSYSTEM I:** Corticaler Input: Area 22, 39, 40 und 7 via G. cinguli und G. parahippocampalis Verarbeitung: A. entorhinalis -> Körnerzellen des G. dentatus -> CA3/4 Ausgangskanäle: CA1 und Subiculum auf Alveus. Corticaler Output: Via Fornix -> Ncl. Anterior -> A23, 29, 30 (24). **BASISSYSTEM II:** Corticaler Input/Verarbeitung: Area 20 und 37 -> via A35 und 36 (perirhinaler Cortex) ->A. entorhinalis (EC) -> CA1 -> Subiculum. Corticaler Output: A37 (inferotemporaler Assoziationscortex), Temporalpol, Amygdala (Vom Ncl. Lateralis und basalis entspringt das ventrale amygdalofugale Bündel zum (Ncl. medio dorsalis (MD)) Präfrontaler Cortex (PFC).

weder konstant oder wechselnd in der Zeit, als Bewegung. Objektqualitäten und örtliche Objektbeziehungen werden im Gehirn auf zwei getrennten Wegen dem Hippocampus zugeleitet, dem „What-Pathway" und dem „Where-Pathway", wie bereits angesprochen:

Beide Komponenten zusammen bilden das sog. „episodische" Gedächtnissystem und werden im folgenden Diagramm unter Basissystem I zusammengefasst.

- **Temporale Cortexfelder** gehören zum phylogenetisch jungen **ventralen Sehsystem,** sie verarbeiten Form- und Farbwahrnehmungen und verwenden den **„What-Pathway"** für die Transmission dieser Stimulus – und Objektqualitäten (Abb. 43).
- **Das parietale** phylogenetisch alte **dorsale Sehsystem** verwendet den **„Where-Pathway"** für räumliche Lokalisation (Abb. 43).

Abbildung 45 vermittelt die anatomischen Details von **Basissystem I**, dem episodischen Gedächtnisspeicher, von dem bisher die Rede war. Davon zu unterscheiden ist das faktische oder semantische Gedächtnis, das ich in weiterer Folge als **Basissystem II** bezeichne. Die Kenntnis dieser Zusammenhänge ist Voraussetzung für Korrelationen zwischen klinischem Befund einer *Raumorientierungsstörung* oder einer *Objektwahrnehmungsstörung* und einer strukturellen Hirnschädigung der respektiven Lokalisationen. Hieraus erklärt sich auch das getrennte Auftreten von *Objekterkennungs- und Raumorientierungsstörungen*, weil zwei örtlich getrennte Komponenten des Basissystems I isoliert geschädigt sein können.

BASISSYSTEM I

Ist eine polysynaptische Kettenschaltung für räumliches und ereignisbezogenes = episodisches Gedächtnis (phylogenetisch alt).

Es vermittelt die Erinnerung an Vorgänge und Ereignisse, die zu einer bestimmten Zeit stattfanden, wie z.B. eine Nachricht vor einer halben Stunde, ein Ereignis gestern.

BASISSYSTEM II

Der „Direktweg" für Fakten und Konzepte = Semantisches Gedächtnis
Dieses System ist einbezogen in:

- Gebrauch von Sprache
- Erkennung von Objekten des Alltags
- Erkennung von vertrauten Gesichtern, nicht zu gänzlichem Funktionsverlust.

Im Gegensatz zu Basissystem I ist die Verarbeitung in Basissystem II nicht streng hierarchisch. Ein Ausfall der Eingangskanäle zum Hippocampus führt daher nur zu gradueller Funktionseinschränkung, nicht zu gänzlichem Funktionsverlust.

*Betrachten wir nun die Beziehung
zwischen Gedächtnissystem und Bilderfassung*

Ein neuer Bildgegenstand, ein Mensch, ein Einzelmerkmal, eine Assoziation erscheint in Form eines Ereignisses, mit vielen zeitlichen, räumlichen, mimischen, gestischen und affektiven Anknüpfungen, Kontexten (Episode, Verarbeitung vorrangig über Basissystem I). Dieses Ereignis ist überlagert von Erfahrungen. Die daraus gebildete Erinnerung kann *kontextreich episodisch* den Langzeitspeicher erreichen. Es kann jedoch auch eine Abstraktionsform davon hergestellt werden, ein „trockenes" Faktum gewissermaßen, und das wird über Basissystem II vermittelt und als *kontextfrei-semantischer Inhalt* ins Langzeitgedächtnis übernommen.

Die Ontogenese von semantischer und episodischer Erinnerung verläuft zeitlich gestaffelt. Bis zum 5./6. Lj. ist nach überwiegender gegenwärtiger Auffassung ausschließlich oder vorrangig semantische Erinnerung verfügbar. In diesem Entwicklungsstadium des Nervensystems sind gestaltliche Darstellungen daher kürzelhaft, sind sie Zeichen für etwas Bestimmtes, keine detailgetreue Wiedergabe des Bildgegenstandes. Sie haben daher mehr Beziehung zum Zeichenhaften der Schrift als zum Szenischen eines Bildes. Dies drückt sich auch im Stil des kindlichen Zeichnens und Malens aus, wo in mehreren Etappen des „ersten Realismus" ein immer differenzierteres Kürzelsystem entsteht (Teil I, Kapitel IV). Ein zweites Indiz für eine sequenzielle Inbetriebnahme von semantischem und episodischem Gedächtnis bei Kindern ist die Art, wie sie szenische Abläufe erzählen: Jeder kennt das bezaubernde Durcheinander, die intensive Gegenwärtigkeit aller Fakten ohne Ordnung, wenn Kinder im Vorschulalter Geschichten erzählen – und das geht oft auch noch darnach einige Zeit so weiter. Aber schließlich etabliert sich dann doch ein episodisches Erinnern, und es wird die Basis für viele spätere Tagträume und Verklärungen unseres Lebens in der Vergangenheit.

Jeder kennt das Phänomen, dass manches Erlebnis eine lawinenhafte Erweiterung assoziierter Erinnerungsinhalte induziert. Man unterbricht unvermittelt die augenblickliche Tätigkeit und „versinkt" in Erinnerungen, die durch eine aktuelle Episode der Wahrnehmung in Gang gesetzt wurden. Das ist möglich dank der doppelläufigen Verbindungen zwischen Neocortex und Hippocampus über Zwischenstufen. So kann besonders im episodischen System der Datenumfang durch Impulszirkulation und gegenseitige Induktion der beiden Systemstufen ausgebaut und erweitert werden. Dabei werden Inhalte aus dem Langzeitspeicher des Stirn- und wahrscheinlich Scheitellappens aufgerufen, die dem emotionalen Gehalt eines aktuellen Dateneingangs entsprechen und zu dessen inhaltlicher Charakteristik sie in assoziativer Verbindung stehen. Im Zustand gesunder Hirnfunktion behalten wir dabei das Bewusstsein von gegenwärtiger Realität und integrierter Erinnerung. Jeder kennt aber auch die nebulose Verquickung von beidem in Tagträumereien, wo das reflektierende Bewusstsein vorübergehend in den Hintergrund tritt.

Nachträgliche „Komponentenaktivierung" ermöglicht die Rekonstruktion eines gesamten Gedankenablaufs („Assoziationen", Stichwort, apropos). Dies geschieht durch Rücklaufimpulse vom Hippocampus auf den Sinnescortex und seine Assoziationsfelder. Das Ergebnis ist die Reproduktion der Episode in zumeist positiv oder negativ „idealisierter" Form, nachbearbeitet durch Löschungen hier und Verstärkungen da.

Unwillkürlich beginnt also, indem wir wahrnehmen und betrachten, ein Vervollständigen der aktuellen Sinneseindrücke durch bedeutungsorientierte Verarbeitung.

Stellen wir nun ein paar Bezüge zwischen diesen neurobiologischen Gegebenheiten und ihrer Anwendung in der bildenden Kunst her. Die Macht der „An-Deutung", also einer unvollständigen und daher „un-deutlichen" Sinneswahrnehmung als Stimulus für die Ergänzung aus dem Langzeitgedächtnis unter Vermittlung der momentanen Stimmungslage, lässt uns „ahnen", und das formuliert Matisse so:

„Es gibt zwei Arten, die Dinge auszudrücken: die eine ist die, sie ungeschminkt zu zeigen, die andere, sie kunstvoll zu beschwören. Indem man auf die sozusagen wörtliche Wiedergabe der Bewegung verzichtet, erhält man mehr Schönheit und Größe. Betrachten wir eine ägyptische Statue: sie erscheint uns starr; und doch fühlen wir, dass sie das Abbild eines der Bewegung fähigen und trotz

seiner Steifheit belebten Körpers ist. Auch die Griechen sind ruhig: ein Mann, der einen Diskus wirft, wird in dem Moment erfasst, wo er sich konzentriert oder in der gespanntesten und kritischsten Stellung ist, die sein Wurf erfordert, und der Künstler hat die Bewegung in einer Verkürzung zusammengefasst, die das Gleichgewicht wiederherstellt und die Vorstellung der Dauer von neuem erweckt. Bewegung ist an sich unstabil und passt nicht zu etwas so Dauerhaftem wie einer Statue, es sei denn, der Künstler sei sich der ganzen Handlung bewusst gewesen, von der er nur einen Moment darstellt" (55).

In Zuständen „gelockerter Aufmerksamkeit" lassen wir uns von „vieldeutigen" Wahrnehmungen leichter als sonst ins Reich der Phantasie tragen. Jeder hat Erinnerungen wie Max Ernst aus der eigenen Kindheit, und dass hohes Fieber die „Betriebssicherheit" der cerebralen Verarbeitung verändert, wissen wir auch, spätestens seit Goethe den Erlenkönig geschrieben und damit die erste metrische Formulierung eines Fieberdelirs vorgenommen hat.

Max Ernst beschreibt eine Vision im fiebrigen Halbschlaf während einer Masernerkrankung als Kind:

„Angst vor dem Tode und den zerstörenden Kräften! Eine Fiebervision, hervorgerufen durch ein Paneel aus imitiertem Mahagoni gegenüber seinem Bett. Die Holzmaserung nahm nach und nach das Aussehen eines Auges, einer Nase, eines Vogelkopfes, einer ‚drohenden Nachtigall', eines drehenden Kreisels usw. an. Sicherlich fand der kleine Max Gefallen daran, von solchen Visionen geplagt zu werden. Und später verschaffte er sich freiwillig ähnliche Halluzinationen, indem er häufig auf Holzpaneele, Wolken, Tapeten, ungestrichene Wände schaute, um seine Vorstellungskraft spielen zu lassen. Wenn jemand ihn fragte: ‚Was ist deine Lieblingsbeschäftigung?', antwortete er stets: ‚Sehen!' (56)

„Ich werde nicht ermangeln, unter diese Vorschriften eine neuerfundene Art des Schauens herzusetzen, die zwar klein und sich fast lächerlich ausnehmen mag, nichtsdestoweniger aber doch sehr brauchbar ist, den Geist zu verschiedenerlei Erfindungen zu wecken. Sie besteht darin, dass du auf manche Mauern hinsiehst, die mit allerlei Flecken bedeckt sind, oder auf Gestein von verschiedenem Gemisch. Hast du irgendeine Situation zu erfinden, so kannst du da Dinge erblicken, die diversen Landschaften gleich sehen, geschmückt mit Gebirgen, Flüssen, Felsen, Bäumen, großen Ebenen, Tal und Hügeln in mancherlei Art. Auch kannst du da allerlei Schlachten sehen, lebhafte Stellungen sonderbar fremdartiger Figuren, Gesichtsmienen, Trachten und unzählige Dinge, die du in vollkommene und gute Form bringen magst. Es tritt bei derlei Mauern und Gemisch das Ähnliche ein, wie beim Klang der Glocken, da wirst du in den Schlägen jeden Namen und jedes Wort wiederfinden können, die du dir einbildest."

„… die Asche im Feuer, die Wolken, oder Schlamm und andere solche Stellen; du wirst, wenn du sie recht betrachtest, sehr wunderbare Erfindungen in ihnen entdecken … Durch verworrene und unbestimmte Dinge wird nämlich der Geist zu neuen Erfindungen wach" Leonardo da Vinci (47).

„Am 10. August 1925 ließ mich eine zwingende visuelle Gewalt die technischen Mittel entdecken, die mir zu einer weitgehenden Verwirklichung dieser Empfehlung Leonardos verhalfen. Von einer Kindheitserinnerung ausgehend, bei der eine imitierte Mahagoni-Vertäfelung gegenüber meinem Bett die Rolle des optischen Provokateurs einer Vision im Halbschlaf gespielt hatte, betrachtete ich bei regnerischem Wetter in einem Gasthaus am Meer die Maserung des stark ausgewaschenen Dielenbodens und war betroffen von der Kraft, die davon ausging. Ich beschloß, die symbolischen Ausdrucksmöglichkeiten dieser zwingenden Gewalt zu erproben; um meinen meditativen und halluzinatorischen Kräften zu helfen, machte ich eine Reihe von Zeichnungen der Dielen, und zwar legte ich Papierbogen darüber, wie es gerade kam, und rieb die Maserung mit weichem Bleistift durch. Aufmerksam betrachtete ich die so entstandenen Zeichnungen, ihre ‚dunklen Partien und die zarten Halbdunkel‘, und war überrascht von der plötzlichen Verstärkung meiner visionären Fähigkeiten und von der halluzinatorischen Folge von gegensätzlichen Bildern, die sich mit der Eindringlichkeit und Geschwindigkeit übereinanderschichteten, wie es Liebeserinnerungen tun" (56).

Aber auch die Monotonie des Lebens auf hoher See mit den daraus folgenden Isolationsbedingungen der Wahrnehmung, der Neigung zur phantastischen Komplettierung von Sinneseindrücken im Zustand von Ungewissheit und

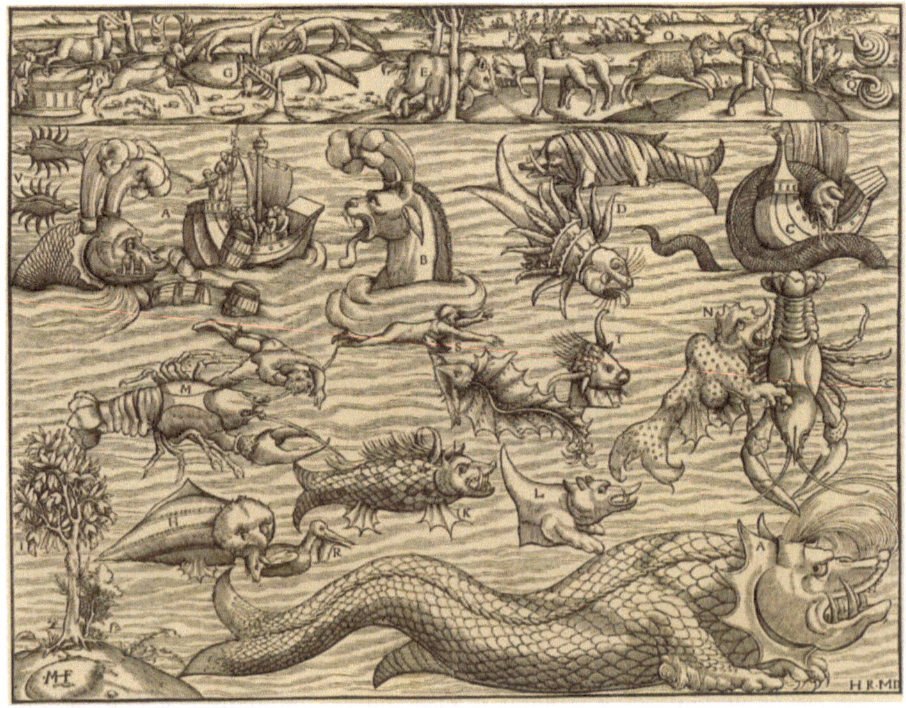

Abb. 46

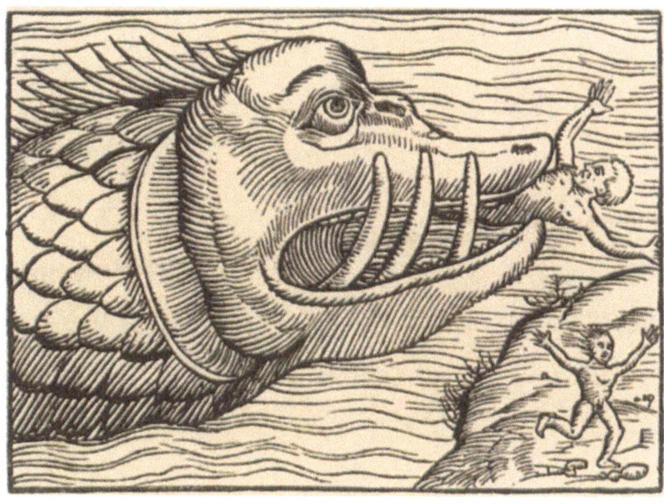

Abb. 47

Angst vor unkalkulierbaren Naturgewalten haben sicher wesentlichen Anteil am „Seemannsgarn" vergangener Zeiten.

Der größere Aktionsradius der Schiffe von Karavelle-Typ und ihre Fähigkeit, gegen den Wind zu segeln, hat im 15. und mehr noch im 16. Jh. den Anschauungsunterricht und die Kenntnisse über Meereslebewesen gegenüber dem Mittelalter rasch erweitert. Aber das Meer ist voller Gefahren, und der Zweifel an der Wahrheit der neuen Weltauffassung als Kugel unter Verlust der früheren zentralen Position der Erde im Universum ist allgegenwärtig. Zeitgenössische Darstellungen zeigen sehr anschaulich, mit welchen Meerestieren man durch „Nahsicht" vertraut war und wo im Kontrast die „flüchtige Anschauung" und der Aspekt potentieller Gefahr für Schiff und Mannschaft tendenziöse Ergänzungen motivierte. Als Beispiele möchte ich Abbildungen nach Sebastian Münsters „Cosmographia universalis" von 1550 (Abb. 46 und 47) bzw. Gesners „Fischbuch" von 1598 (Abb. 48 und 49) zeigen. Interessant ist beispielsweise auch die zutreffende Auffassung der Wale als Säugetiere und der formale Analogschluss einer offensichtlich weiblichen Menschenbrust als unterlegte Sinnmontage (Abb. 48). Ein Detail am Rand ist die phylogenetische Abstammung des Wals. Ich hatte davon keine Ahnung, bis mir mein Sohn Victor erklärte, Wale stammen von wolfartigen Ursäugern zu Land (Mesochyniden) ab. Das war vor 60 Millionen Jahren und bildet ein Kuriosum, keinen Auftakt zu irgendwelchen Spekulationen oder Anmutungserlebnissen in Zusammenschau mit der phantastischen gestaltlichen „Hybridisierung" in der Sicht des 16. Jh., wo Wale häufig mit Kopfformen wiedergegeben werden, welche an eine Mischung aus Wolf und Eber erinnern (Abb. 47).

Erwartungsgemäß erhält die traditionelle Tiergestalt des Teufels in dieser Epoche der ersten großen Entdeckungsreisen Vervollständigungen aus dem neuen Fundus angstmachender Willkür einer feindseligen Natur, welche von gefährlichen Hochseelebewesen ausging, und in gleicher Funktion liefert der

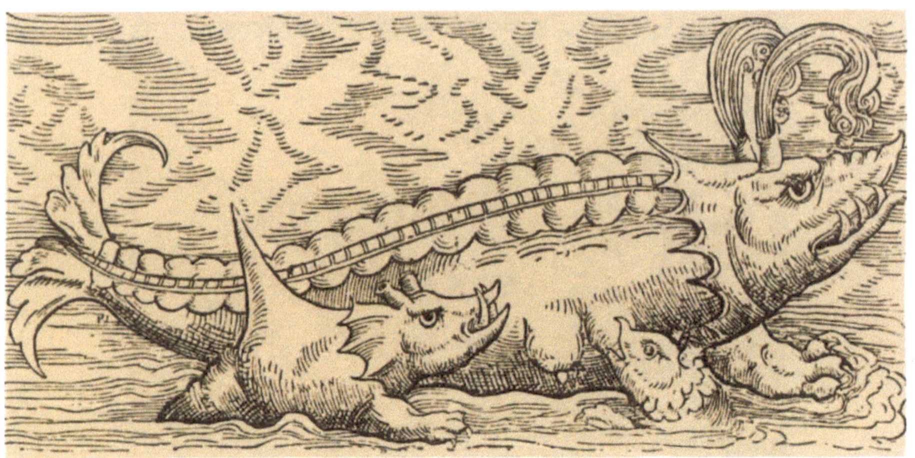

Abb. 48

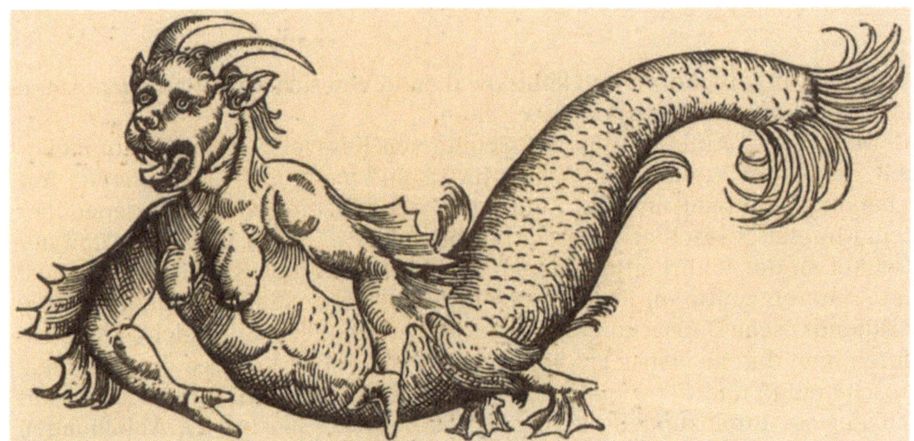

Abb. 49

„traditionelle" Drache Füllelemente zur bildlichen Suggestion des Entsetzlichen in den Berichten der Seefahrer. Assoziationsgrundlagen für die meisten gestaltlichen Ergänzungen von flüchtig gesehenen und angsteinflössenden Meeres-Ungeheuern stammen aus dem Repertoire vertrauter Landtiere wie Pferde, Hunde und Schlangen. Wie anders das späte 17. und besonders das aufgeklärte 18. Jh. mit dem Faktum unvollständiger Gestaltkenntnisse von seltenen und exotischen Lebewesen umgehen wird und damit die Synchronwirkung epochaler Betrachtungsweisen belegt, soll später noch erörtert werden.

Wenden wir uns jetzt aber einer Wirkungssphäre zu, die für unsere soziale Orientierung ganz besonders wichtig ist – der Ausdruckswelt von Mimik und Gestik. Und betrachten wir sie in der Funktion als „Kontrollparameter" unserer Identität als Individuum. Mimik und Gestik eines Gegenüber aktivieren Assoziationen, oft „blitzartig". Viele wichtige Begegnungen unseres Lebens beginnen mit einer seltsam durch den „besonderen" Klang der Stimme, durch eine Geste oder einen Gesichtsausdruck erweckten Aufmerksamkeit, und meist wissen wir nicht, was uns da so sehr berührt hat. Jedenfalls wurde offensichtlich ein assoziativer Knoten in unserer Interaktionskette aus Emotion, Erinnerung und deren Rückprojektion auf die aktuelle Wahrnehmung aktiviert.

Ich habe bei der Abhandlung visueller Wahrnehmung (Teil III, Kapitel IV) bereits auf die Bedeutung der Aufmerksamkeitsmechanismen und Emotionen hingewiesen. Wir werden jetzt sehen, wie das „epochale Gedächtnis" des Kulturkollektivs, die „zeitgenössische Erwartungshaltung" auf den Vorgang deutlich machender Transformationen, auf die Auswahl objektidentifizierender Merkmale einwirkt.

„Unsere Sinne haben ihr eigenes Entwicklungsalter, das sich nicht von der unmittelbaren Umgebung herleitet, sondern von einer Epoche der Zivilisation. Schon bei unserer Geburt bekommen wir die spezifische Sensibilität einer Zivilisationsepoche mit. Und das zählt viel mehr als alles, was wir von dieser Epoche im Lauf der Zeit erfahren können. Die Künste unterliegen einer Entwicklung, die nicht nur vom Individuum ausgeht, sondern auch von der gesammelten geistigen Kraft der Zivilisation, die vor uns da war. Es ist nicht gleichgültig, was man macht. Ein begabter Künstler kann nicht irgend etwas machen. Wenn er nur seine persönlichen Gaben verwenden würde, dann existierte er gar nicht. Wir sind nicht Herr über das, was wir hervorbringen. Es ist uns aufgegeben" Matisse (55).

Die bildende Kunst im traditionellen Sinn gegenständlicher Malerei ist eine kollektive Plattform für epochal synchronisierte Betrachtungsgewohnheiten. Sie arbeitet kalkuliert mit Vorliebe und Neigung der Zeitgenossen, um einen Bildinhalt schön, attraktiv und einprägsam zu machen.

Haben wir diesen epochalen Betrachtungshintergrund nicht, so ist die Richtung unserer Aufmerksamkeit und die Art unserer Bildauffassung sicher eine ganz andere als zu der Zeit, wo das Bild entstanden ist. Je fester ein Gegenstand, ein Kontext, eine Symbolik in unserem „Zeitgeist" verankert ist, umso größer ist die Bahnung unserer Aufmerksamkeit, umso diskreter und verhaltener können die bildlichen Anspielungen bleiben, man wird sie dennoch sofort verstehen. Im künstlerischen Abbilden wird die Mehrdeutigkeit von Gestalten, der Gesichtsausdruck und die Gestik von Menschen kalkuliert eingesetzt, um Gedächtnis und Erfahrung, um unsere „Phantasie" in die Betrachtung einzubeziehen und das „Augenblickliche" eines Bildes in eine Geschichte, einen Vorgang umzusetzen. Das Bild wird gleichsam zum assoziativen Knoten, zum Stichwort, und den Rest besorgt die „cerebrale Mechanik" unserer Phantasie. Und sie folgt dabei neurobiologischen Gesetzmäßigkeiten.

„Malerei ist Poesie, nicht eine nach Belieben abgeschnittene Scheibe Leben, die man erstarren lässt und auf zwei Dimensionen reduziert" Picasso (5).

Die Individualität des Betrachters
wird vom Wissen und Empfinden der Zeit geleitet,
wie das Kind sich an der Hand seiner Eltern führen lässt

Hierzu einige Beispiele:

Das Wissen über „Bildliches" war bei Auftraggebern in der italienischen Renaissance, also bei Adel und kaufmännischem Bürgertum ein neues „Zeitwissen" der Geometrie. Jeder Kaufmann musste Rauminhalte, etwa von Gewürzen aus dem Orient, Baumstämmen afrikanischer Edelhölzer, Kornspeichervolumina etc. berechnen können, jeder Offizier benötigte in der neuen, artilleriegestützten Kriegsführung fundiertes Wissen über Festungsbau und die Flugbahnberechnung von Geschossen, also über Ballistik. Somit beherrschten sie alle die Gesetze der Geometrie, wo man früher mit einem guten Augenmaß das Auslangen fand. Und so war neuerdings geometrischen Raumkörpern auf Bildern in der Aufmerksamkeit und Assoziation der Betrachter hohe Priorität eingeräumt. Eine naheliegende Möglichkeit für den Maler, das Interesse eines „Messkundigen" zu wecken, bestand folglich darin, gezielten Gebrauch vom Repertoire der Standardformen zu machen, die in geläufigen Bemessungsübungen verwendet werden. Von vertrauten Dingen also, die bildlich in einen neuen Kontext gesetzt werden (53).

Auch Paolo Uccellos geometrisch-perspektivische Manier muss einen „vorbereiteten kognitiven Stil", eine Deutungspräferenz vorfinden, damit das Bild seine Wirkung nicht verfehlt. Das „geometrische Preisrätsel" auf dem Kopf des Kommandeurs in der Schlacht von S. Romano (Abb. 50) ist nur vor diesem Hintergrund verständlich. In keinem realen Gefecht würde ein aktiver Offizier eine dermaßen unpraktische und außerdem so signalhafte Kopfbedeckung tragen, es sei denn, er wollte sich zur Zielscheibe des Gegners machen.

Es erfordert also ein stark gebahntes Betrachterinteresse, um dieses Bilddetail nicht unstimmig mit dem Rest der Szene und somit unplausibel erscheinen zu lassen, noch dazu wo es sich nicht um einen Archetyp nach der einleitenden Definition (Teil I, Kapitel III) handelt. Schon aus der relativ kleinen Zeitdistanz, mit der Vasari das Werk Uccellos kommentiert (57), erscheint dessen monomane Begeisterung für Geometrie und Perspektive bereits etwas wunderlich.

Ein Maler der Renaissance war also mit Bildungsgrad und intellektuellen Liebhabereien seiner Auftraggeber gut vertraut und machte das Beste daraus. Aber wie stellt man als Maler die privaten Vorstellungen anderer zufrieden, wenn es sich um Frauenschönheit, ideelle Merkmale des Äußeren handelt, die man nie vollständig erraten und noch weniger ins Bild fassen kann, wenn das konkrete Modell nicht verfügbar ist?

Sobald sich Betrachter einem Gemälde mit individueller Erinnerung, Erfahrung und daraus erwachsener Sehnsucht und Erwartung nähern, also mit „vorgefassten" inneren Bildern, die so konkret und bei jedem Einzelnen so verschieden sind, ist es das Beste, durchschnittliche Menschen zu malen, die auswechselbaren Typen entsprechen, aber eine sicher entschlüsselbare emotionale Haltung signalisieren – *ein* Weg zum Ziel, damals wie jetzt. Auswechselbare Typen liefern eine Grundform – ein anregendes Transportvehikel, welches der Betrachter mit seinen persönlichen Träumen, Erwartungen und

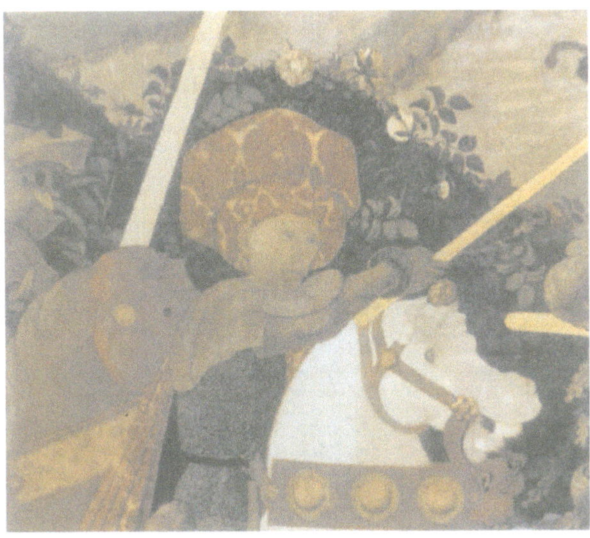

Abb. 50. Das „geometrische Preisrätsel" auf dem Kopf des
kommandierenden Offiziers in der Schlacht von S. Romano

Vorstellungen füllen kann. Dem damaligen Zeitgenossen entging ob dieser
kleinen List das heute oft belächelte Faktum in vielen Renaissance-Tafelbil-
dern, dass alle Frauen das gleiche lieblich-nichtssagende Gesicht haben. Dafür
ist Raffaels Lehrer Perugino ein Musterbeispiel.

Das fällt uns aber nur auf, weil unser Ideal der Frauenschönheit von dem der
Renaissance weit abliegt und uns die ästhetische Grundform eines inhaltlich so
andersartigen Zeitalters nicht mehr den Rahmen für unsere Projektion und
Ausschmückung liefert. Im Modejournal des Monats und im mood board der
Luxusausstatter für *Sie* und *Ihn* findet die Methode aber weiterhin lebhaften
Zuspruch – und diesmal von *uns* unbemerkt, aber für einen Renaissancemen-
schen wahrscheinlich unbegreiflich. Die gleiche Strategie damals wie heute,
nur die *alles und nichts sagenden Gesichter* sind nicht die Gleichen geblieben.

Erinnern Sie sich an eine unglückliche Liebe Ihres Lebens. Dort sehen Sie
einen im Verhältnis zur epochalen Sichtweise kurzlebigeren Projektionsrah-
men: Es hat fast weh getan, wie schön, wie berührend jede Kleinigkeit an der
Erscheinung des geliebten Menschen gewesen ist. Die Augen, der Mund, die
Hände – und jetzt, zwei Jahre später sind diese Details austauschbar – denn
das, „wofür sie standen", worin ihre Einzigartigkeit bestand – es hat sich als Irrtum erwiesen. Die Assoziationen haben sich gelöst oder wurden zerrissen, und
darnach war nichts mehr, was es zunächst schien.

Wir können übrigens eine ähnliche Auskunft auch aus dem Lager der neueren Malerei erhalten, wenn es darum geht, die Betrachter-Phantasie zur Vervollständigung des Bildes in die Pflicht zu nehmen, und wie man sofort sieht, ist
die Strategie gegenüber Perugino und dem Modejournal des Monats raffinier-
ter geworden:

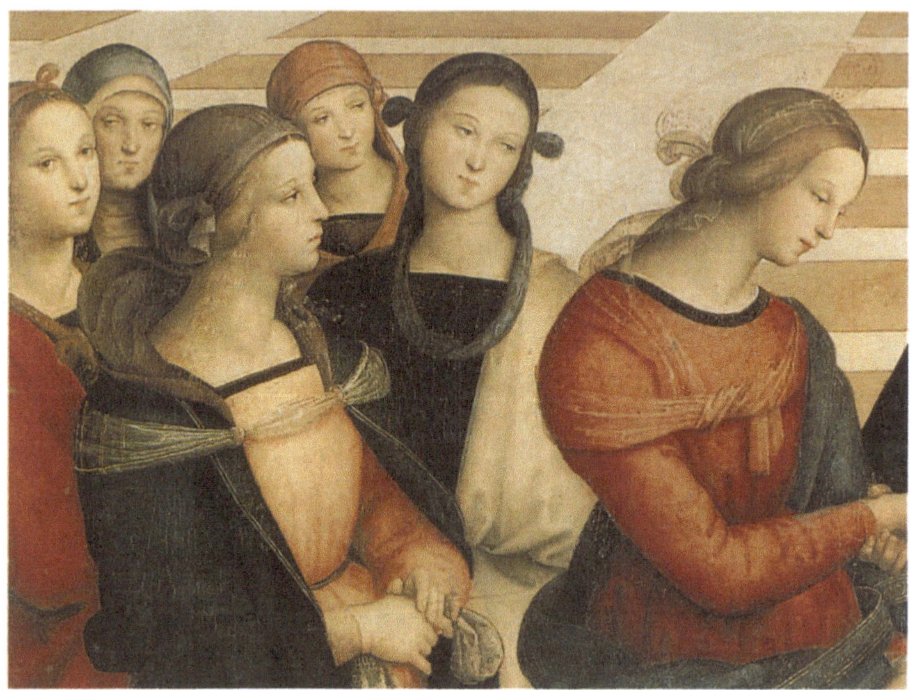

Abb. 51. Perugino, Vermählung Mariä, Detailausschnitt

„Wenn du die ganze menschliche Gestalt malst, ist es oft gerade der Kopf, der al-
les verdirbt. Wenn du überhaupt keine Details einfügst, bleibt es ein Ei, kein
Kopf. Dann hast du eine Schaufensterpuppe, aber keine menschliche Gestalt.
Und wenn du zu viele Details in den Kopf einzeichnest, verdirbt es das Licht. Das
ist in der Malerei genau wie in der Skulptur. Anstelle von Licht hast du Schatten,
das gibt Löcher in deiner Komposition, und das Auge kann nicht frei umher-
schweifen, wohin es will. Eine der Möglichkeiten die du hast, ist, das gesamte Vo-
lumen des Kopfes in seinen normalen Proportionen zu halten, oder sogar etwas
größer, und, um die Gewohnheiten des durchschnittlichen Betrachters nicht all-
zu sehr zu stören, ein Minimum an nahe beieinanderliegenden kleinen graphi-
schen Zeichen für Augen, Nase, Mund und so weiter einzufügen. Das gibt ihm
die Hinweise auf die verschiedenen funktionellen Züge. Auf diese Weise ver-
lierst du nichts an Helligkeit, und es ist vorteilhaft für die Gesamtkomposition des
Bilds. Außerdem fügst du ein Überraschungsmoment hinzu" Picasso (5).

Die Malerei des 20. Jh. ist im Repertoire der Andeutung und in der Strategie,
diese Induktion der Phantasie in Gang zu setzen, uferlos. Im Gegensatz zu den
festgeschriebenen Codices des Vorgehens in früheren Jahrhunderten und bis
zum Impressionismus – wie Picasso absteckt – geht der moderne Künstler seinen jeweils eigenen Weg, und wollte man dieser Vielfalt mit Beispielen gerecht
werden, so würde dies wahrscheinlich eine eigene umfangreiche Abhandlung

erfordern. Ich beschränke mich daher auf den Verweis und auf ein paar Beispiele, die nicht für den Versuch stehen, das 20. Jh. repräsentativ auszuloten, wozu ich auch keine entsprechenden Sachkenntnisse habe. Die Synchronisation epochaler Betrachtungsgewohnheiten in der Bildauffassung und Darstellung ist in unserer Gegenwart kein Hemmschuh im Sinn eines kollektivierten Anspruchs an Kenntnisse und Fertigkeiten wie in der Renaissance (51, 53). Das ist einerseits der Grund für die chronische Krise der bildenden Gegenwartskunst, wie sie Picasso richtig vorhergesehen hatte. Denn wo keine kollektivierte Erwartung, dort ist auch keine breit wirksame und somit kommerziell nutzbare Erfüllungsmöglichkeit. Dort sind keine Wert- und Zielübereinkünfte und keine Schultraditionen, die alle Fertigkeiten und Bildungen gewährleisten, die es braucht, um sie zu erfüllen. Damit wird es auch schwierig zu definieren, wer oder was ein Künstler ist und ob er als solcher gut ist oder schlecht. Aber das hat auch eine sympathische Kehrseite: Jeder kann sein eigenes Ausdrucksrepertoire entwickeln, und das Leitkriterium ist seine eigene Empfindung von Stimmigkeit jenseits aller sprachlichen Erklärungsbedürfnisse. Das gibt den Ergebnissen Spontaneität, wo ihnen vielleicht die Geborgenheit in der Rückkoppelung mit einer tradierten Fertigkeit fehlt, welche die eigene Position in einer Konkurrenz festlegt, die nach gleichen Regeln vorgeht. Es entsteht dadurch für jeden eigenen Versuch mehr Freiheit und weniger „Hürdengefühl", und man darf auf wortreiche Erklärungen verzichten, in denen immer sehr rasch klar wird, dass die hauptsächliche Botschaft von Bildern „selbsterklärend" ist und sich der Sprache nicht ohne weiteres aufschließt. Aber wenn man nicht in der Verlegenheit ist, einem „Kunden" erklären zu müssen, was das bedeutet, wofür er zahlen soll, dann kann man sich ganz einfach an Farben und Formen freuen und sie so verwenden, wie wir das als Kinder getan haben: Als Mittel, um die Welt und uns selber besser zu verstehen und lustvoll zu erleben. Unser „Zeitgeist" ist also sehr liberal und offen gegenüber jedem individuellen Versuch, sich in Bildern auszudrücken – man wird nicht vor das Tribunal vorausgesetzter Kenntnisse und Fertigkeiten zitiert und erwartungsgemäß verurteilt.

Das war ein Plädoyer für die „Kreativtherapie" im Vorgriff. Orientieren wir uns jetzt wieder an einer sehr einheitlich codifizierten Kunstpraxis zur einstiegserleichternden Anschaulichkeit: Der Renaissancemeister Andrea Mantegna schuf stark plastisch durchgeformte, hart konturierte Menschengestalten, deren Wirkung ganz von der Linie bestimmt wird. Es war eine zur Spitze getriebene Konkretisierung, die kaum Deutungsspielraum, keine Glättung und „Bearbeitung" durch „die Phantasie" zulässt. Jedes Detail ist „lückenlos" den Gesetzen von Linie, Perspektive und direkter Lichtwirkung unterstellt. Hier zeigen sich kleinste Fehler in Zeichnung und Proportion. Jede Divergenz in der Augenlinie, jeder leicht missratene Lippenschwung fallen bei solcher Plastizität mit scharfen Farbkontrasten unverzüglich auf. So wird aber auch alles zur leblos konkreten Form. Und das sind keine gefälligen Durchschnittsgesichter, in die ein Renaissancemensch seine Vorstellungen und Erwartungen projizieren konnte, das sind stark individualisierte Menschen, wenn auch im Gepräge eines epochalen Typus. Dennoch wurden diese Bilder damals hoch geschätzt. Warum nur? Weil sie eine neue Methode der Bildauffassung, nämlich wieder die der Geometrie und der Zentralperspektive „anschaulich" machten. Damit waren sie im Geist der Zeit interessant, und die Härten und Fehler nach unserem heutigen Urteil waren damals der innovative Schlachtenlärm in der Auseinandersetzung mit noch nicht ganz überwundenen Hürden in der Aneignung der neuen Technik. Die Epoche, ihre Ziele und Errungenschaften prägen unsere Bereitschaft zu schauen und unsere Fähigkeit zu sehen, könnte man sagen.

Aus der Distanz der Jahrhunderte ist uns dieses Ringen eines Meisters der Renaissance nicht mehr fühlbar und nicht einmal „neutral" sichtbar – es sind „alte Schinken", worauf Avantgardisten der neueren Malerei mit feiner, aber ebenso unüberhörbarer Ungeduld reagieren wie der passive „Kunstbetrachter", der ausschließlich von einer Kunst unterhalten sein will, die aus seiner Zeit stammt:

„Die Art des Kunstbekenntnisses von gestern und des damit zusammenhängenden Studiums der Natur bestand in einer, man kann wohl sagen peinlich differenzierten Erforschung der Erscheinung. Ich und Du, der Künstler und sein Gegenstand suchten Beziehungen auf dem optisch-physischen Weg durch die Luftschicht, welche zwischen Ich und Du liegt. Auf diesem Weg wurden ausgezeichnete Bilder der von der Luft gefilterten Oberfläche des Gegenstandes gewonnen und damit die Kunst des optischen Sehens ausgebaut, gegenüber welcher die Kunst des Betrachtens und des Sichtbarmachens unoptischer Eindrücke und Vorstellungen vernachlässigt zurückblieb" Klee (17).

In der Renaissance waren die neuen, nach den Gesetzen von Geometrie und Zentralperspektive gearbeiteten Bilder in Kirchen ausgestellt und wurden dermaßen realistisch empfunden, dass sie bei dem einfachen Volk laut Zeitgenossenberichten „Entzücken", Entsetzen, Angst, jedenfalls starke emotionale Regungen auslösten, und damit wurde die Einprägung der Bildinhalte ins Gedächtnis verstärkt, um einer analphabetischen Bevölkerungsmehrheit die heilige Schrift in szenischen Darstellungen zu vermitteln.

„… Drittens wurden sie (die Bilder) eingeführt in Anbetracht der Unverlässlichkeit unseres Gedächtnisses … Bilder wurden eingeführt, weil viele Menschen nicht im Gedächtnis behalten können, was sie hören, wohl aber sich erinnern, wenn sie Bilder sehen" Fra Michele da Carcano, aus einer Predigt, veröffentlicht 1492 (53).

So verfestigen sich wohl auch gegenständliche Idealisierungen oder individuelle Betrachtungs- und Darstellungsgewohnheiten und erlangen durch kollektive Synchronisation epochale Einheitlichkeit. So entstehen aber nicht nur subtile, kulturelle Leitbilder, sondern auch propagandistische Malerei jeder Abstufung. Und sie tut immer das Gleiche – ob in der Bildfassung eines knienden Montefeltro vor dem Jesuskind, in der Schlacht bei Anghiari für die Scala des Gran Consiglio im Palazzo Vecchio von Florenz, der allegorischen Apotheose Kaiser Karls VI., im Horazierschwur von J.L. David, dem ritterlich geharnischten Adolf Hitler, der die verängstigte Germania um die stramme Taille fasst, oder den fünf Marines, wenn sie die amerikanische Flagge aufpflanzen – sie rühren Ideale in unserer wertbildenden Erinnerung und Erfahrung, und sie verbinden diese Ideale mit ganz konkreten Zielen, die damit zumeist nicht das Geringste zu tun haben.

Warum können wir heute mit der Form der Darstellung von Andrea Mantegna ohne Vermittlung der Kunstgeschichte nicht mehr viel anfangen? Sicher wesentlich deshalb, weil für uns Zentralperspektive und Geometrie keine Sensationen mehr sind, und unser Schönheitsideal liegt weit ab von dem des Quattrocento. Na schön, aber warum finden wir dann vergleichsweise so leicht und zwanglos Zugang zu Tizian oder Veronese, denen man damals und auch noch später vorwarf, in der Zeichnung zu unklar, zu wenig präzise zu sein? Michelangelo hat irgendwo bemerkt, sie wären göttlich, wenn sie auch noch zeichnen könnten.

Vielleicht ist es das: Wenn man real ein Gesicht betrachtet, dann steht die Nase eben nicht immer gleich, die Augen wandern, der Lidspalt spielt, die Lippen ändern ihre Stellung zueinander und das Licht kommt nicht immer aus der gleichen Ecke. Und selbst wenn, der Gegenstand der Betrachtung bewegt sich ja vielleicht. Das erfordert, im Dateneingang immer auch eine Datenauswahl vorzunehmen, und zwar durch gestufte Ordnungsprozesse einer aktiven Selektion, durch Orientierungsreaktion in der Blickbewegung und Datenkomplettierung aus dem Langzeitspeicher – ich rufe das hier nur in Erinnerung. Wie Picasso und Matisse darüber dachten, wissen wir bereits. Sie folgen dabei aber *nur* grundsätzlichen Überlegungen oder besser einem empirischen Wissen mit langer Tradition.

Eine gelungene malerische Darstellung schafft es, einen Summeneffekt einzufangen, und dies bedeutet, dynamische Phänomene auf einen Zeitpunkt zusammenzuziehen (nämlich den der Abbildung). Es muss also gelingen, im statischen Medium Bild eine Abfolge von Zuständen fühlbar zu machen und nicht einen Augenblick willkürlich und ruckartig herauszusondern, wie dies im Unglücksfall die Photographie oder die rigide, hyperkonkrete Abbildung tut – und wodurch sie für uns dann auch nichtssagend wird. Aber das hat auch seine guten Seiten, wenn man sich Matisse anschließen kann:

„Die Photographie hat die Phantasie stark beeinträchtigt, denn man begann die Dinge unabhängig vom Gefühl zu sehen. Als ich mich losmachen wollte von allen Einflüssen, die mich hinderten die Natur auf eine persönliche Weise zu sehen, habe ich Photographien kopiert.

Unsere Gefühle werden verschüttet von den Gefühlen der Künstler, die uns vorangegangen sind. Die Photographie kann uns von alten Vorstellungen befreien. Die Photographie hat die Malerei des Gefühlsausdrucks sehr säuberlich von deskriptiver Malerei abgegrenzt. Die deskriptive Malerei ist überflüssig geworden" (55).

Wie auch immer, das Anziehende an vielen Begegnungen und Wahrnehmungen ist die „An-Deutung" – eben das, was noch „Aus-Deutung", Vervollständigung durch unsere emotionsgetragene Erinnerung und Erfahrung zulässt. Faszinierend bleibt, was jeden Moment wieder verschwunden sein kann und unvermittelt wieder auftaucht, Hoffnung erweckt und jeden Moment seines Daseins deshalb so wertvoll macht, weil er so flüchtig ist. Und dieses Ziel wird z.B. bei Tizian erreicht – Präzision der Zeichnung hin oder her, und so ist seine Wirkung über die Jahrhunderte erhalten geblieben. Sie ist nicht an die im engeren Sinn epochalen Betrachtungsgewohnheiten und Wertgewichtungen gebunden und mit ihnen im Staub der Jahrhunderte erstickt. Sie hat vielleicht deshalb überlebt, weil hinter ihr die zeitlose, bittersüße und allgemeine Erfahrung der Sehnsucht steht: Man darf von etwas Schönem nicht voraussetzen, dass es einem gehört, man darf einen Traum nicht in die Wirklichkeit zwingen – und gerade diese Diskretion im Umgang mit der Schönheit macht einen guten Maler aus.

Betrachten wir unter diesem Aspekt eine Madonna von Tizian in der Akademiegalerie in Venedig: die Beziehung einer Frau zu ihrem Kind. Man steht davor, möchte danach greifen und könnte dem Ganzen doch keinen Zentimeter näher sein, auch wenn man es direkt berührte. Man betrachtet dieses Frauengesicht, ahnt seine Schönheit eher, als dass man sie sieht, und geht voller Sehnsucht – und gewiss wird man wiederkommen.

Dieses Bild kann, was ein Bild der gegenständlichen Malerei können muss: das Gefühl des Verheißungsvollen im Flüchtigen vermitteln, im Wandelbaren, das sich nicht festhalten lässt, und das, obwohl ein Bild ja etwas Statisches ist. Es soll eben keine „Abbildung" sein, sondern eine episodische Wiedergabe eines Geschehens. Sich vorsichtig nähern, wo eine Definition bis ins Letzte die Idee erdrücken würde und wo das Offenlassen mehr sagt als alles andere.

In einem Gemälde von Andrea del Sarto dasselbe Phänomen: Maria weint, der Engel ist traurig, Jesus ist tot. Das sind keine „festgehaltenen" Momente, das ist eine ganze Geschichte der menschlichen Gefühle. Wieder ist unser Funktionskontinuum aus Gestaltwahrnehmung, episodischem Gedächtnis, Langzeitspeicher und kontrastverschärfender Rückprojektion auf die Eingangskanäle erfolgreich aktiviert worden.

Wenn man nach einer Stunde in den Saal zurückkommt, dann hat man das Gefühl, als hätte Maria die ganze Zeit über geweint. Hier wird geschickt vermieden, die Gesichter nach einem Zeitpunkt innerhalb der Episode festzulegen, durch eine definierte Lichteinfallsrichtung, ein plastisch durchgeformtes Gesicht und einen Hintergrund, der mit einem Haufen von kompositionsstörenden Details angefüllt ist (die aber zumeist der Auftraggeber genau so verlangt, der selbst den Verwendungsumfang der teuren Farben Blau, Gold und Rot vertraglich festgelegt hat (53) – wofür den Maler also keine Schuld trifft).

Nicht jeder liebt Gemäldegalerien, daher eine Zwischenfrage: Mögen Sie alte Stiche von Entdeckungsfahrten? Sie sind aufschlussreich, denn es ist bemerkenswert, dass Kupferstiche von exotischen Tieren aus dem 17. und 18. Jh. – bei allen oberflächlichen Unähnlichkeiten – den Charakter dieser Tiere meist sehr gut erfassen, wenn man aus eigener Anschauung erfahren hat, wie sie sich bewegen, wie sie liegen oder sonst was tun. Das mag darin begründet sein, dass die Expeditionszeichner solche Abbildungen aus einer Reihe von Skizzen amalgamiert haben, und da verbinden sich die Flüchtigkeiten vieler Momente, besonders bei Tieren, die man nie aus nächster Nähe und bewegungslos zu sehen bekommt. Ebenso sind die Abbildungen z.B. von Walen im aufgeklärten Zeitalter den wirklichen Vorbildern „in Aktion" näher als die „naturgetreuen" Modelle, die wir unseren Kindern schenken, denn sie wurden damals beim Auftauchen etc. und somit immer nur teilweise, aber in charakteristischer Aktion gesehen. In der Renaissance hatten sie Aufmerksamkeit und Emotion auf sich gezogen, denn sie konnten Schiffe verschlingen und in die Tiefe ziehen, wie es später nur noch Moby Dick gelang. Dann war die Betrachtungsweise aufklärerisch vernunftorientiert und verlor das Phantastische. Heute ist das Plastikmodell geschrumpft zur stummen Mahnung an unsere ethische Verpflichtung, Walschutzinitiativen zu unterstützen.

Nach diesen einstimmenden Beispielen, die sich nur auf strikt visuelle Wahrnehmung und die Mechanismen ihrer Wirkung beschränkten, jetzt zu den „multimodalen Orchestrierungen", wie sie in unserer Barockkunst das höchste Maß an Kalkulation erreicht haben. Denken Sie an die „suggestive" Kraft, wenn man in Italien oder Spanien aus der lebenslauten Gluthitze in eine Kirche tritt. Dort ist es kühl, still, es durftet nach Weihrauch, und die Lichtführung im Kircheninneren durch hochgelegene Lichtschächte erzeugt ein Gefühl von gesteigerter Raumhöhe, bildet, gemeinsam mit der Strebepfeilerarchitektur, einen Sog nach oben, wo das Licht ist. Und sehr bald entsteht eine gegenüber draußen völlig veränderte Bereitschaft, die Verstandeszensur zu lockern, die sonst auf den Sinneseindrücken lastet. Im Halbdunkel steigert sich die Bereitschaft, inkomplette Wahrnehmungen umzudeuten, sich Reizerwartungen zu überlassen, die in der religiösen Betrachtung konditioniert wurden. Auf diese Weise sollte der Gläubige in Zustände versetzt werden, wo seine Hoffnung auf eine an ihn gerichtete göttliche Äußerung sich erfüllt, und zwar indem er selber primär vieldeutigen Sinneseindrücken eine durch Erwartung vorbereitete Bedeutung gibt. Deutung erfolgt hierbei also aus der Sehnsucht, der erhofften göttlichen Gnade durch ein Zeichen „teilhaftig" zu werden.

Was ist geschehen? Ein geschickter Umgang mit unserer Erwartung hat zunächst Vigilanz und Aufmerksamkeit verändert, dann die emotionale Grundstimmung, und so wurde ein Spiel mit teils instinktiven, teils anerzogenen Empfindungen und Assoziationen in Gang gesetzt. Der Sinnesperzeption wurde im „meditativen" Halbdunkel die Kontrastschärfe und damit die „Ein-Deutigkeit" genommen, und von der stimmungsunterlegten Erwartungshaltung ging eine projektive Wahrnehmungskorrektur aus.

Versuchen Sie nun, sich dieses Szenario in den Norden verlegt zu denken, und schon wird klar, was Licht und Wärme als „Stellgrößen" in diesem Spiel mit der Wahrnehmung bewirken und was alles nicht passiert, wenn sie fehlen.

Noch ein paar Beispiele, und beschränken wir uns auf zwei Standardszenarien, nämlich auf Kirche und Garten des Barock. Beide wenden sich mit unterschiedlichem Ziel an mehrere Sinnesorgane zugleich. In der klerikalen Kunst erhalten Langzeit-Engramme durch episodische Szenen breit vernetzte Assoziationsanstöße, um die Verfestigung der Ideologie zu unterstützen.

Weniger inhaltskonkret ist der Garten. Er dient der „Zerstreuung", die innere Aufmerksamkeit wird gelockert. Gartenskulpturen und hydraulische „Automatenfiguren" erzeugen kontrastreiche Überraschnungseffekte.

Die Kunstempirie sagt uns also Einiges über Reizverarbeitunsprinzipien in unserem Gehirn und wie man damit spielt. Lockerung in der Aufmerksamkeitsfocussierung, „Unschärfen" der Sinneseindrücke wie etwa visuelle Reize im Dämmerlicht oder akustische Reize bei permanentem „Hintergrundrauschen" und Wahrnehmungserwartungen, die unsere Erfahrung und unsere gegenwärtige emotionale Grundstimmung erzeugen, das sind die Voraussetzungen für „illusionäre" Wirkungen in der Kunst bis zur kalkulierten Sinnestäuschung.

Manche Arbeitsanleitungen für Künstler des Barock lesen sich wie angewandte Kognitionslehre und Sinnesphysiologie.

Das theatralische Bühnenkonzept des barocken Altarraumes und die Mittel des illusionären Raumeffekts prägen eine besondere Sicht des Kircheninneren und die daraus abgeleitete Bauform: Lichtschächte für ein Wechselspiel aus focussierter Beleuchtung und Zwielicht, Kuppel und Strebepfeilerkonstruktionen, um Formeffekte zusammenzuführen und nach oben zu leiten. Die jeweils höchste Etage in den Blickzentren hat Goldglaseinlagen in den Fenstern und Ochsenaugen, um „goldenes" Licht zu erzeugen, und damit einen völlig anderen Effekt, als weißes Licht ihn hätte, den Effekt der atmosphärischen Streuung, und des „Überirdischen" gemäß Vorstellung und eingelernter Erwartung.

Kapitel VI

Das erfinderische Moment im bildlichen Gestalten und seine Beziehungen zum Stirnhirn[*]

Wenn wir uns darüber klar geworden sind, dass bildliches Gestalten eine ausschließlich menschliche Form der Auseinandersetzung mit der gegenständlichen Welt ist, dann sollte dem naheliegenderweise ein „Hirnmechanismus" zugrunde liegen, den es nur beim Menschen gibt. Der müsste Funktionen enthalten, die auf hierarchisch hoher Ebene die Sinneswahrnehmungen und ihre integrativen Summen aufgreifen, unsere emotionalen Motivationen in Planungen umsetzen, welche die Erhaltung oder Wiederholung lustvollen und intensiven Erlebens ermöglichen, und aus Gegenständlichem Abstraktionen bilden, die sich von der Sprache unterscheiden. Aus alledem würde dieser Hirnmechanismus dann einen motorischen Handlungsplan entwickeln, und der müsste auf der „Tastatur" des primär-motorischen Cortex in Aktion umgesetzt werden. Die sog. „Executivfunktionen" erfüllen dieses Anforderungsprofil und sie sind eine Neuentwicklung im Menschengehirn. Bislang sind die Executivfunktionen noch nicht allgemeingültig definiert und sie decken sich in Vielem mit dem, was traditionell als Kognition bezeichnet wird. Sie stehen unter anderem für Leistungen, die dem Erfinden von Neuem aus dem Material der aktuellen Anschauung und den Inhalten instinktiven und erfahrungsmäßigen Wissens zugrunde liegen. Damit sind sie das Rückgrat des „kreativen Impulses", aber auch des inhaltlichen und motorischen Planens im bildlichen Gestalten. Zielorientierte Abstimmung der Aufmerksamkeit, strategisches Abwägen zwischen Planung und Evaluierung von Rückmeldungen, Festhalten an Zielen sind Elemente des executiven Funktionskanons, und er entspricht wie gesagt in vieler Beziehung den „Kognitiven Funktionen":

Diese entstehen in jenen Strukturen des Gehirns, wo sensorische Information interpretiert wird und wo die Entscheidung bezüglich motorischer Reaktion fällt (bewusst oder unbewusst). Kognitive Verarbeitung schließt Funktionen wie abstraktes Überlegen und Vorausplanung motorischer Aktionen mit ein. Es wird beeinflusst durch Emotion und Erinnerungsinhalte. Strukturelle Basis sind vorrangig die Assoziationssysteme des Großhirns, die nach präfrontal, vorzugsweise antero-medial, orbito-frontal und cingulär führen, wo über geschlossene Leitungsbögen von und zu diesen frontalen Rindenfeldern Planungsvorgänge ablaufen. „Delirium" ist der breite Terminus, um Störungen dieser Funktion zu

---

[*]   Lit. 9, 23, 37, 38, 46, 58, 59.

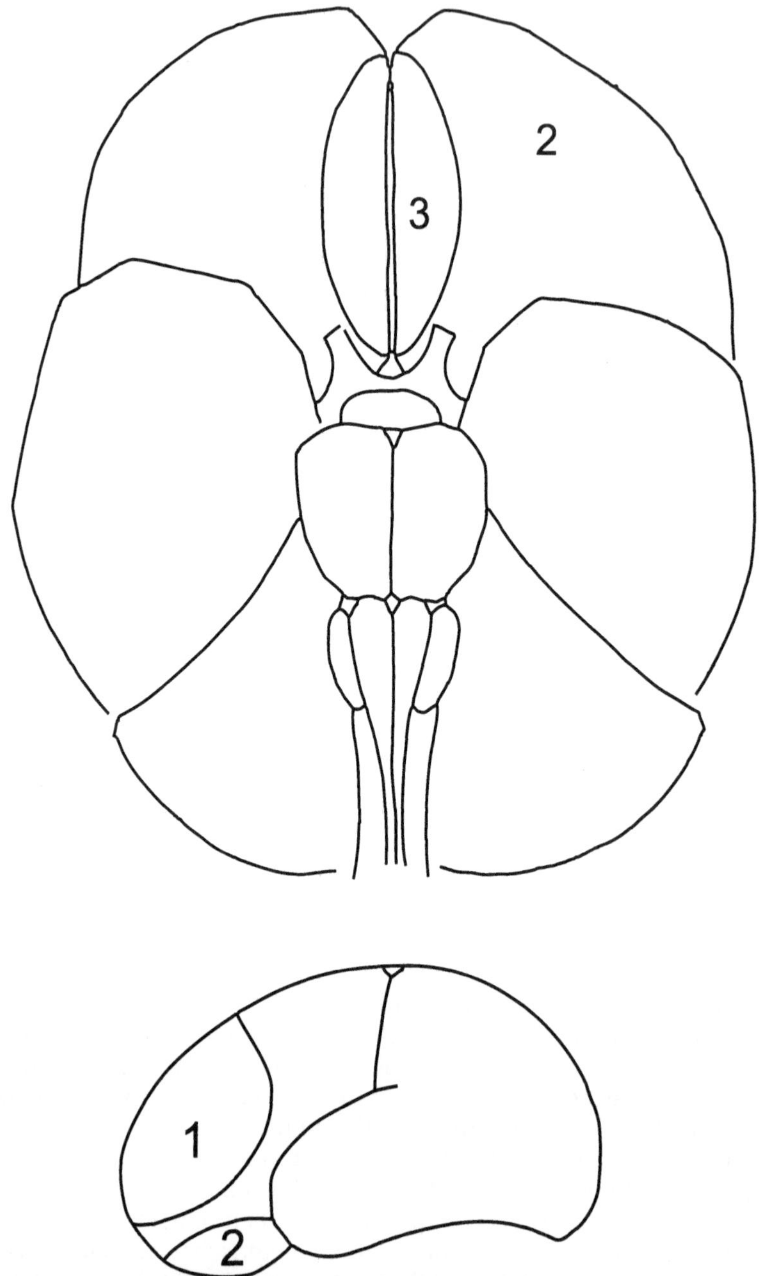

Abb. 52. M. Schmidbauer: Frontallappenfelder mit Beziehung zu emotionalen und executiven Leistungen (nach Davidson und Irwin, 1999) (in 24)

beschreiben. Substanzen, die hemmend oder steigernd auf Executivfunktionen einwirken, sind Antipsychotika, zentrale Stimulantien, die meisten Straßendrogen und Sedativa-Hypnotika.

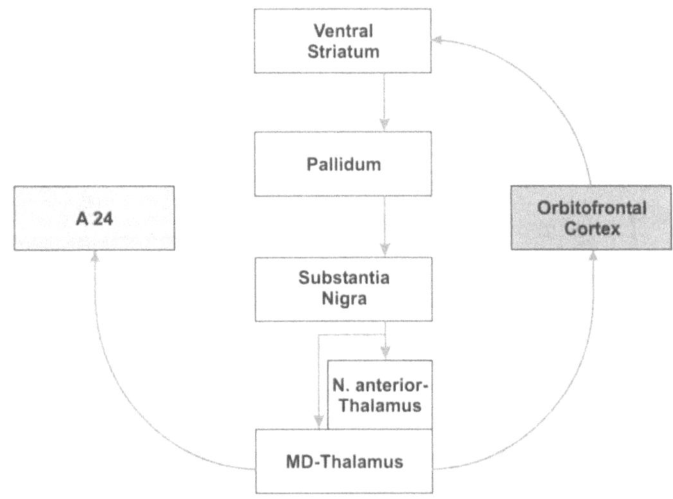

Abb. 53. Blockdiagramm zur Organisation der orbitofrontalen
und cingulären Leitungsbögen, R. Paur

Executivfunktionen wirken auf alle elementaren oder durch häufige Wiederholung routinierten Fähigkeiten steuernd und modulierend ein. Dabei greifen sie flexibel auf archaische und die im engeren Sinn menschlichen Parietallappen-Funktionen gleichermaßen zurück und stimmen sie für den jeweiligen Bedarf zusammen, wenn nicht „das Übliche" an Reaktion verlangt wird. Damit bilden sie auch die Voraussetzung für individuelles Erfinden im Zeichnen und Malen unter Verwendung von Gesehenem und Gewusstem mit dem Ziel, Zusammenhänge zwischen diesem Material des Ausdrucks und den notwendigen motorischen Planungsschritten herzustellen.

„Es ist also für den Künstler viel wichtiger, dem Ideale, das er in sich trägt und das ihm eigen ist, nahe zu kommen, als das vergängliche Ideal, das die Natur darbieten kann, festzuhalten. Gerade darin, dass nur ein bestimmter Mensch und nicht das Gros der Menschen die Natur auf eine ideale Weise sieht, liegt der Beweis, dass seine Phantasie das Schöne hervorbringt und just, weil er seinem Genie folgt" Delacroix (4).

Der präfrontale Cortex mit seinen Leitungsbögen über Stammganglien und Thalamus ist nach allgemeiner Ansicht das anatomische Kern-Substrat der Executivfunktionen, und wie oben ausgeführt, bestehen anatomisch-topographisch Parallelläufe mit den Kreisbögen der Vigilanz- und Aufmerksamkeitsregulation.

Im Vergleich besonders zu den parietalen Leistungen ist die topische Korrelation der Executivfunktionen aber verhältnismäßig unscharf und ihre Schnittstellen zu anderen Leistungen vielfach noch unbestimmt. Das bedeutet, wir können executive Ausfälle nicht sehr präzise einer respektiven Hemisphäre zuordnen, und ihr Fehlen tritt erst dann merklich in Erscheinung, wenn ein Mensch eigeninitiativ planen und handeln soll. Demgegenüber sind die parietalen Funktionsstörungen so klar lateralisiert und spezifisch in Bezug auf ihren Ursprung, dass sie mit ein Grund für die Lokalisationseuphorie der frühen Neurologie gewesen sind (40). Aber zurück zu den Executivfunktionen: Es könnte so funktionieren, dass der präfrontale Cortex „zugeschaltet" wird, wenn unerwartete Situationen eine rasche Planung oder Handlungsmodifizierung erfordern, um die „Routine-Funktionen" wieder „sich selber zu überlassen", sobald neue „Übersicht" hergestellt ist und somit der „Routinemodus" weiterlaufen kann.

Wollen wir situationsgemäß handeln – und Gestalten ist eine ausdrucksstarke Form des Handelns – dann müssen wir Ziel-Abweichungen des Resultats der Handlung, in unserem Fall also des Bildresultats, erkennen. Das ist wichtig für Strategiekorrektur und Fehlervermeidung im Wiederholungsfall. Es wird angenommen, dass vordere Anteile der Supplementärmotorischen Area und des Gyrus cinguli in der Detektion von Diskrepanzen zwischen beabsichtigter und ausgeführter Handlung bedeutend sind und dass laterale Anteile des präfrontalen Cortex Strategieabwandlungen ermöglichen.

Läsionen präfrontaler Areale führen zu charakteristischen Gedächtnisstörungen. Die Anwendung von Gedächtnisstrategien ist fehlerhaft und es werden häufig irrelevante Informationen abgerufen. Auch der Abruf des Kontextes episodischer Gedächtnisinhalte ist gestört und eigene Gedächtnisleistungen werden schlecht eingeschätzt (Metagedächtnisstörung).

Die enge Nachbarschaft der Funktionsträger emotionaler und executiver Leistungen im Frontallappen und seinen Verbindungen ist sinnvoll aus der Sicht der gegenseitigen Abhängigkeit dieser motivationalen und „kreativen" Valenzen unserer Persönlichkeit. Sie ermöglicht eine Parallelführung des Informationsflusses auf kurzem Weg und gegenseitige Induktionswirkungen im gleichfalls kurzen Verfahren. Sie kann aber auch bewirken, dass beide Leistungsbereiche von einer einzigen Schädigung betroffen sind. Der Fall eines komplementären Ausfalls existiert nichts desto weniger und besonders häufig nach Schädel-Hirn-Traumen. Dies soll das folgende Beispiel belegen:

Die symbiotische Ergänzung menschlicher Charaktere ist im Idealen wie im Tragischen gleichermaßen unerschöpflicher Gegenstand von Weltliteratur, Groschenromanen und psychiatrisch-psychologischen Kasuistiken.

Wir leben in einer ständigen Ambivalenz gegenüber der Sehnsucht nach unabhängiger Planung und Gestaltung unseres Lebens, wollen unserem Dasein immer sein einmaliges und unverkennbares Gepräge geben – aber wir wünschen uns ebenso sehr, in diesem Streben verstanden zu werden, seine Etappensiege mit einem seelenverwandten Menschen zu teilen. Wir sehnen uns nach Gleichklang der Sehnsüchte und Wünsche und nennen die Erfüllung dieser meist unerfüllten Hoffnung Liebe. Eine Symbiose der besonderen Art entstand ganz zufällig zwischen zwei Stirnhirnverletzten an unserer Abteilung, die erkennen lässt, was unser Stirnhirn alles für uns tut und wie sehr wir auf die Vollständigkeit seiner vielfältigen Leistung angewiesen sind:

Obwohl örtliche Störungslokalisationen im Stirnlappen niemals die Vorhersagegenauigkeit erreichen, wenn man sie mit den Resultaten am Parietallappen vergleicht, so gibt es doch gewisse Ort-Funktion-Beziehungen, die mit den Spezialisierungen der einzelnen Stirnhirnabschnitte zusammenhängen.

Ich habe bereits ausgeführt, dass der orbitofrontale Cortex in Kooperation mit den Amygdala emotionale Bewertungen vornimmt, die unter anderem auch unser Planungsverhalten motivieren. Dass Emotionen von unseren Planungsabsichten und ihren vielfältigen Rücksichten allerdings auch kontrolliert und gezügelt werden.

Prellherde, die den orbitofrontalen Cortex und gleichzeitig auch oft die Amygdala nahe der Polregion des Schläfenlappens zerstören, hinterlassen daher emotionale Indifferenz, Motivationsverlust und somit ein passives, antriebsloses Verhalten, ein vegetationsartiges Dasein, wie es mehr an Pflanzliches denn an Menschliches erinnert, kurz ein „Vegetieren" im allgemeinen Sprachgebrauch. Ich habe auch gesagt, dass der präfrontale dorsolaterale Cortex mit seinen vielfältigen Verbindungen zu anderen Rindenfeldern, zu Stammganglien und Thalamus für flexible Orientierung der Aufmerksamkeit, Verhaltensplanung und deren situationsgerechte Anpassung unverzichtbar ist. Wird er selektiv geschädigt, während die motorischen und orbitofrontalen Areale intakt bleiben, so entfällt die Kontrolle des emotionalen Antriebs und die Regulation komplexer motorischer Planung. Eine – oft aggressive – Enthemmung ist die Folge.

Wie sehr jedes Menschengehirn darauf angewiesen ist, dass der Kooperationskomplex Amygdala – orbitofrontaler Cortex einerseits (und damit die emotionale Gewichtung unseres Erlebens) intakt ist, und die präfrontale dorsolaterale Planungsinstanz andererseits, das zeigt die spontane Ergänzung zweier Menschen denen jeweils eins von beiden in komplementärer Weise fehlt.

Ein Frontallappen für zwei

Reinhard S. und Gery W. hatte schon in der Gesundheit etwas verbunden, ohne dass sie freilich Kenntnis davon hatten. Es war die Liebe zu schnellen Autos und Frauen mit teurem Geschmack. Jeder huldigte seiner Leidenschaft in einer andern Ecke Wiens, aber die letzte gemeinsame Endstrecke ihres rasanten Lebensstils war der zu lange Bremsweg vor einem Frontalzusammenstoß, jeweils mit mehrfachem „Personenschaden". Auch das Folgende verlief ähnlich: Diagnose eines schweren Schädel-Hirn-Traumas, Intensivstation und anschließende Neurorehabilitation. Reinhard S. kam als Erster von beiden an unsere Station, mit starken Antriebstörungen und völliger emotionaler Verflachung nach frontobasalen und temporobasalen Prellherden auf beiden Seiten. Er war für die folgenden Wochen der unbestechliche Indikator für Leerläufe im Funktions- und Behandlungsprogramm der Station, denn wann immer er nicht in irgendeine Therapie oder Tätigkeit einbezogen wurde, erstarrte Reinhard zu indifferentem Pflanzendasein. Er saß herum und wirkte nicht nur völlig teilnahmslos, sondern war es auch. Das änderte sich mit der Ankunft von Gery W., dem bereits Warnrufe eines anderen neurologischen Zentrums vorauseilten, wo er zuvor behandelt worden war. Gery wurde als aggressiv, stationsflüchtig und unstet beschrieben. Er redete viel und kam selten zum Punkt, konnte aber mit Leidenschaft über die Stationsordnung und sein Behandlungsprogramm berichten, ohne sich an die eine zu halten noch das andere konsequent zu befolgen. Es war, als könne er Regeln auffassen und in ihren Sinnzusammenhängen vollständig begreifen, aber nie setzte er sie in sozial erforderlichem Umfang zu seiner eigenen Person in Beziehung, so als würde ihn all das nichts angehen. Gery W. hatte andauernd neue Pläne für jetzt und später, und er fand, es sei verlorene Zeit, im Spital zu sein, während er doch sein Leben ohne Verzug wieder in die Hand nehmen wollte. Vielleicht ist hier die Feststellung angebracht, dass seit dem Unfall alles, was er in die Hand nahm, in großer Gefahr schwebte, abhanden zu kommen, und das schloss im Besonderen Bargeld und die Kreditkartenbedeckung mit ein, über die er noch verfügte. Aber er hatte nach wie vor Charme und das Auftreten einer Führernatur, wie in der Zeit, als sein Jaguar Coupé noch kein Trümmerhaufen war – jetzt allerdings ohne zu wissen, wohin er unterwegs war, und ohne Gefolgschaft – bisher jedenfalls.

Da begegnete er Reinhard S., und damit änderte sich für beide Vieles. Die menschliche Zimmerpflanze Reinhard, wie ihn seine Mitpatienten mit bedauernder Sympathie nannten, saß nicht mehr herum, sondern war permanent unterwegs – nämlich mit Gery W., der ununterbrochen auf ihn einredete. Beide verbrachten viele Stunden – zunächst unauffindbar – im Spitalscafé, und Berichte von Patienten, die diesen Vorzugsaufenthalt der beiden schließlich an die Station weitermeldeten, enthielten übereinstimmend die Beobachtung, Reinhard hätte wiederholt gelacht und gar gesungen. Objektives Faktum war jedenfalls, dass Gery im Café anschreiben ließ, wenn er für sie beide Sekt bestellte, und zwar auf den Namen des Stationsarztes. War Gery W. nicht da, so mutierte Reinhard S. unverzüglich wieder zur Zimmerpflanze, die sich allerdings periodisch bei der Stationsschwester nach dem Verbleib von Gery W. erkundigte. Nie gab es Streit zwischen den beiden, und gemeinsam führten sie *ein* aktives und abwechslungsreiches Leben, soweit dies unter Übertretung der gesamten Spitalsordnung möglich war. Und gemeinsam malten sie auch Bilder, ohne über die Urheberschaft und den entscheidenden Beitrag je in Konflikt zu geraten.

Kapitel VII

Motorische Planung, Ausfolge, letzte gemeinsame Endstrecke Hand*

Einleitung

Bewegung kann Vieles bedeuten. Wir können gegen einen Gegner kämpfen oder vor ihm davonlaufen – reine Frage des Geschmacks, der Erwartungen, die man noch ans Leben stellt, und natürlich der Kraftverhältnisse – der echten wie der eingebildeten. Wir können uns anderen nähern, Nahrung besorgen und verzehren, mimisch und gestisch kommunizieren wie auch unsere stammesgeschichtlichen Vorväter. Im Affenhaus des Schönbrunner Tiergartens empfinden wir diese Verhaltensreminiszenzen zumeist komisch, mit einem Hauch von Beklemmung. Wir können ein unmenschliches Urteil über die breite Statur unseres Gegenüber verhängen mit den Worten: „Machen sie mehr Bewegung"! Wir können aber auch ganz menschlich-vernünftig miteinander reden, oder noch besser – wir können zeichnen und malen.

Wie unglaublich komplex selbst banale Bewegungsabläufe sind, wird vielleicht am besten bei der Beobachtung von Säuglingen und Kleinkindern klar, wenn man die monatelangen Mühen verfolgt, die es erfordert, bis der Stolz der Familie beispielsweise imstande ist, einen Löffel zum Mund zu führen. Wir haben im Eingangsteil das Zusammenspiel, das „orchestrale Element" im Erlernen motorischer Kompetenzen angesprochen. Die Komplexität alltäglicher Handlungen gerät oft „außer Bewusstsein", und das aus gutem Grund. Solche Handlungen laufen nämlich zumeist automatisch, denn sie sind dermaßen gut eingelernt, dass sie uns keine „geistige" Zuwendung abfordern. Nur so ist es möglich, unsere Aufmerksamkeit zur gleichen Zeit auf andere Inhalte zu lenken. Bewusst wird die Komplexität motorischer Aktivität erst, wenn wir neue, insbesondere feinmotorische Tätigkeiten erlernen, schwierige Bewegungen durchführen müssen oder wenn Bewegungen erschwert werden, weil das eine oder andere motorische System im Gehirn nicht funktioniert.

Im Folgenden wollen wir einen kurzen Überblick über diese motorischen Systeme des Menschen gewinnen und mit Hinblick auf Zeichnen und Malen die Probleme erörtern, die ihr Funktionsausfall verursacht.

---

* Lit. 8, 9, 14, 36, 54, 60.

Die motorische Einheit

Im Vorderhorn des Rückenmarks liegen die sogenannten α-Motoneurone. Sie entsenden ihre Nervenzellfortsätze = Axone (die sich zu motorischen Nerven formieren) zu den Muskelfasern. Das α-Motoneuron bildet mit seinem Axon und den Muskelfasern, welche es versorgt, die „motorische Einheit". Motoneurone sind durch Interneurone miteinander verschaltet, wodurch Bewegungssequenzen und Reflexe bereits im Rückenmark „programmiert" werden können. Die Motoneurone erhalten sensorische Informationen aus der Körperperipherie, z. B. über die Spannung von Muskeln und Sehnen und die Stellung der Gelenke, wodurch die Steuerung eine Rückkoppelungskontrolle erhält und Fehlbelastungen verhindert werden. Die Motoneurone werden außerdem über absteigende Projektionen aus Hirnstamm, Kleinhirn und übergeordneten Hirnstrukturen beeinflusst (Abb. 54).

Das mediale und laterale motorische Projektionssystem durchlaufen absteigend den Hirnstamm und projizieren auf die graue Rückenmarksubstanz. Beide beeinflussen sowohl indirekt über Interneurone als auch direkt die Motoneurone des Vorderhorns (36).

Das **mediale System** entspringt im Hirnstamm und stabilisiert Gleichgewicht und Körperhaltung. Unter anderem über den Colliculus superior werden Kopf- und Augenbewegungen mit den Bewegungen des Körpers abgestimmt (36). Diese Integrationsleistung bildet eine Plattform für die Orientierungsreaktion als einer Subfunktion unserer Aufmerksamkeit wie bereits ausgeführt (Teil III, Kapitel II).

Das **laterale System** besteht aus dem Tractus corticospinalis lateralis, welcher vom motorischen Cortex absteigt, und dem Tractus rubrospinalis aus dem roten Kern (Nucleus ruber). Der Tractus rubrospinalis dient automatisch ablaufenden Bewegungen, der Tractus corticospinalis dem Einüben neuer Bewegungen über Feinsteuerung distaler Muskelgruppen (36). Eine Schädigung des Nucleus ruber hat kontralaterale hyperkinetische Bewegungsstörungen (Tremor, Chorea, Athetose) zur Folge.

Der motorische Cortex

Die Areale des motorischen Cortex dienen der Willkürbewegung. Sie umfassen den primären motorischen (Area 4), den prämotorischen (laterale Area 6, Area 8), den supplementärmotorischen (mediale Area 6) und den cingulären motorischen Cortex.

Primär motorischer Cortex – Area 4

In der Area 4 sind die einzelnen Abschnitte des Körpers entsprechend ihrem jeweiligen motorischen Repertoire unterschiedlich groß und zum Teil mehrfach somatotopisch repräsentiert (Homunculus). Demnach nehmen z.B. die Hand und der Mund mit ihren so vielfältigen „motorischen Möglichkeiten" gegenüber dem Bein oder Oberarm sehr weite Rindenbereiche ein. Die Kenntnis so-

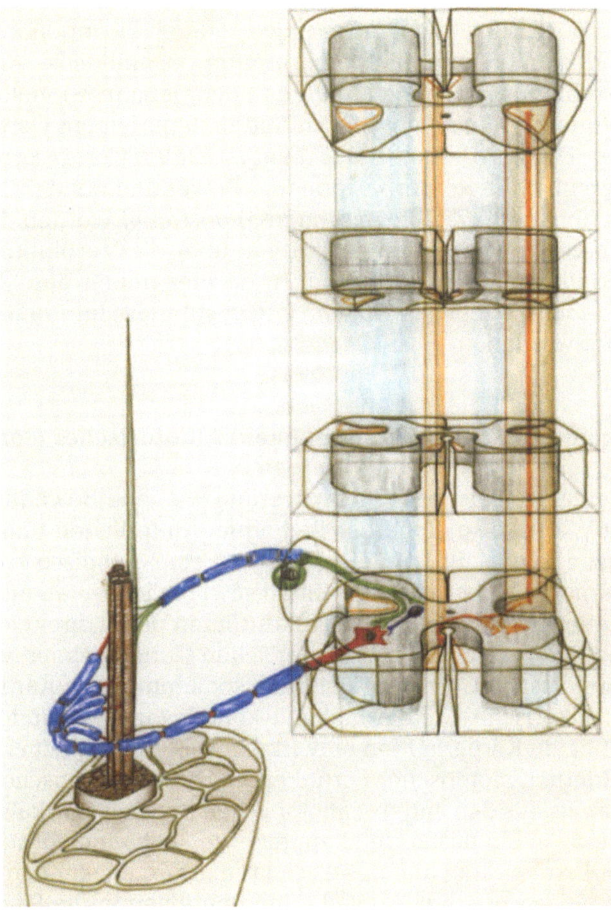

Abb. 54. Die motorische Einheit mit Alpha – Motorneuron (rot), Rückkoppelungsverbindungen über Muskelspindelafferenzen (grün), intraspinalen Interneuronen (violett) und ihre Beziehungen zu absteigenden Rückenmarksbahnen (orange) (M. Schmidbauer)

matotopischer Organisation ist wichtig zur Einschätzung der funktionellen und klinischen Auswirkungen von Herdveränderungen der respektiven Rindenfelder. Je weiter eine Läsion hingegen ins Marklager übergreift, umso globaler, weniger selektiv, werden die Auswirkungen im kontralateralen Körperschema.

Der primär motorische Cortex generiert Bewegungen der Extremitäten und des Gesicht-Schlundbereichs, die nicht angeboren oder automatisiert sind. Also Willkürbewegungen, besonders für fein abgestimmte Fingerbewegungen bzw. die Bewegungen der Zungen-Schlund- und Kehlkopfmuskulatur im Rahmen der Sprachbildung, die von der Integrität des corticospinalen bzw. corticonucleären Tractus, gemeinsam als „Pyramidenbahn" bezeichnet, abhängig sind.

Von Area 4 können keine komplexen Bewegungen, sondern ausschließlich Kontraktionen einzelner Muskelgruppen bzw. Elementarbewegungen ausge-

löst werden, wie nur ein Ton erklingt, wenn man eine Klaviertaste drückt. Die
Ausfolge komplexer Bewegungen gelingt erst durch die Inputs aus dem prämotorischen Cortex, mit dem Area 4 wechselseitig verbunden ist. Area 4 unterhält
aber auch Verbindungen zu den anderen oben genannten motorischen Arealen, den motorischen Thalamuskernen und dem parietalen Cortex, gleichfalls
wechselseitig. Durch Afferenzen aus dem parietalen Cortex können in Area 4
Informationen über die Körperposition und Bewegung mit der Repräsentation
des Raumes für exakte Zielbewegungen abgestimmt werden. Die räumliche
Koordination von Bewegungen erfolgt v.a. über die Verbindungen mit dem
hinteren Parietallappen (Area 5 und 7), da hier neben den somatosensorischen Inputs auch visuelle, akustische und vestibuläre Informationen integrativ verarbeitet werden.

Prämotorischer und supplementärmotorischer Cortex

Im **supplementärmotorischen Cortex** werden v.a. jene Bewegungen geplant,
die unserem Willen, also „innerer" Bedingung unterliegen und nicht so sehr
äußeren Reizen folgen. Er ist gleichfalls grob somatotopisch organisiert. Das
supplementärmotorische Areal beeinflusst sowohl die ipsi- als auch kontralaterale Muskulatur. Die proximale Muskulatur kann dabei direkt, die distale nur
über Verbindungen zum primären motorischen Cortex gelenkt werden.

Der **prämotorische Cortex** enthält eine somatotopische Kartierung, so wie
der primäre motorische Cortex. Er dient komplexen Bewegungen und kann
ebenfalls auf beide Körperhälften einwirken. Außerdem spielt er eine wichtige
Rolle beim Erlernen motorischer Fertigkeiten. Der prämotorische Cortex erhält
neben den Inputs aus den anderen motorischen Arealen cortikale Projektionen
aus Area 7 und Area 5 des Parietallappens, wo auch eine vollständige Repräsentation der Extremitäten und des Gesichts existiert. So können somatosensorische und multisensorische räumliche Informationen in die Planung komplexer Bewegungen einbezogen werden. Diese parieto-frontalen Verbindungen
vermitteln die langen Assoziationsbahnen, die im weiteren noch detaillierter
dargestellt werden. Zusätzliche Afferenzen kommen aus dem Thalamus.

Das sog. frontale Augenfeld ist ein spezialisierter Teil der Area 8. Da es in
alle bisher ausgeführten Funktionen und deren Organisationsprinzipien integriert ist, können Augenbewegungen und Kopf- bzw. Körperbewegungen einander angepasst werden.

Präfrontaler Cortex

Der hierarchisch übergeordnete präfrontale Cortex unterhält Verbindungen
mit den prämotorischen und supplementärmotorischen Arealen, nicht aber
mit Area 4. Er bestimmt die Planung und Einleitung von Bewegungen. Sowohl
die supplementärmotorischen als auch die prämotorischen Areale sind mit
dem dorsolateralen präfrontalen Cortex verbunden. Letzterer spielt im Arbeitsgedächtnis und als Schnittstelle zwischen fundamentalen und executiven Hirnfunktionen eine wesentliche Rolle.

Über Afferenzen aus den Amygdala wird der dorsolaterale präfrontale Cortex mit emotionsgewichteten Informationen „angetrieben".

Ventraler präfrontaler (orbitofrontaler) Cortex

Seine multimodalen Zuflüsse v.a. aus dem Temporallappen sind entscheidend für die Auswahl von Zielobjekten und für die Motivation und Stetigkeit einer Zielverfolgung. Er beeinflusst autonomnervöse Reaktionen über direkte Verbindungen zu Amygdala und Hypothalamus und indirekt zu Kernen des Hirnstamms.

Das „extrapyramidal-motorische System" – Stammganglien

Die Stammganglien dienen der Einleitung, Ausführung und Feinabstimmung spontaner Bewegungen. Der Haupteingangskanal für cortikale (glutaminerge) Zuflüsse ist das Corpus striatum. Es kann über den Globus pallidus und die Substantia nigra eine Enthemmung (Disinhibition) der motorischen Thalamuskerne bewirken, die dann den prämotorischen und supplementärmotorischen Cortex erregen und so Bewegungen vorbereiten und einleiten. Die Zerstörung des Nucleus subthalamicus hat ballistische Bewegungsstörungen zur Folge, die kontralateral auftreten. Sie erinnern sich an unseren Fahnenträger am 1. Mai.

Kleinhirn

Es dient der Kontrolle und Koordination von Bewegungen unter Erhaltung des Gleichgewichts und korrigiert Abweichungen der tatsächlich erfolgten von der geplanten/beabsichtigten Aktion.

Kapitel VIII

Das Assoziations- und Commissurensystem*

Bisher wurde gezeigt, dass Zeichnen und Malen eine „orchestrale Gesamtleistung" unseres Gehirns ist. Die vielfältigen Funktionsverknüpfungen, die dem zugrunde liegen, benötigen ein „Verbundsystem" zur anatomischen Überbrückung der Distanzen zwischen einzelnen Teilfunktionsträgern. Und zwar sowohl innerhalb der gleichen Hemisphäre (= Assoziationsbahn) als auch zwischen beiden Hemisphären (= Commissurenbahn). Ich möchte mich zur Wahrung besserer Übersicht und wegen der größeren Bedeutung für unseren Gegenstand im weiteren auf die Assoziationssysteme konzentrieren. Die anatomischen Erörterungen sind aus zwei Gründen besonders detailliert ausgeführt: Erstens ist die Kenntnis von Lage und Funktion der Assoziationsbahnen für ein gutes Näherungsmodell integrierter Großhirnleistungen unerlässlich, zweitens wird in vielen Nachschlagwerken der Neurologie und Neuroanatomie diesen wichtigen Funktionsträgern und ihrer klinisch-pathologischen Korrelation wenig Aufmerksamkeit zuteil.

Eine Hauptfunktion des Assoziationssystems ist es, Verbindungen zwischen multimodalem parietalem Cortex und den motorischen Planungsfeldern bzw. dem temporalen Assoziationscortex herzustellen. Vom temporalen Assoziationscortex laufen konvergente Datensätze unserer multimodalen Wahrnehmung in den Hippocampus ein, werden über die Amygdala zu den orbitofrontalen und präfrontalen Feldern weitergeleitet und nach emotionaler „Gewichtung" in executive Leistungen einbezogen.

Die primären Sinnesfelder besitzen direkte neocorticale Verbindungen nur zum modalitätsspezifischen parasensorischen Assoziationscortex, der sie jeweils umgibt, und zum multimodalen Assoziationscortex, der Informationen aller Modalitäten untereinander verknüpft (36).

Die Läsion eines Assoziationsareals führt ebenso zu Verbindungsunterbrechungen, sog. Disconnexionen des primären Sinnesareals von seinen Bezugsfeldern im Neocortex, wie die Unterbrechung der Assoziationsbahn per se (62). Ist die Läsion allerdings auf die Assoziationsbahn beschränkt, so bleiben die subcorticalen Projektionen (z.B. aus dem Thalamus) und alle intercorticalen Verbindungen des Assoziationsfeldes erhalten. Die Annahme einer vollkommenen Entsprechung beider Schädigungsformen mit Bezug auf ihre klinische Auswirkung wäre also nicht zutreffend.

---

* Lit. 36.

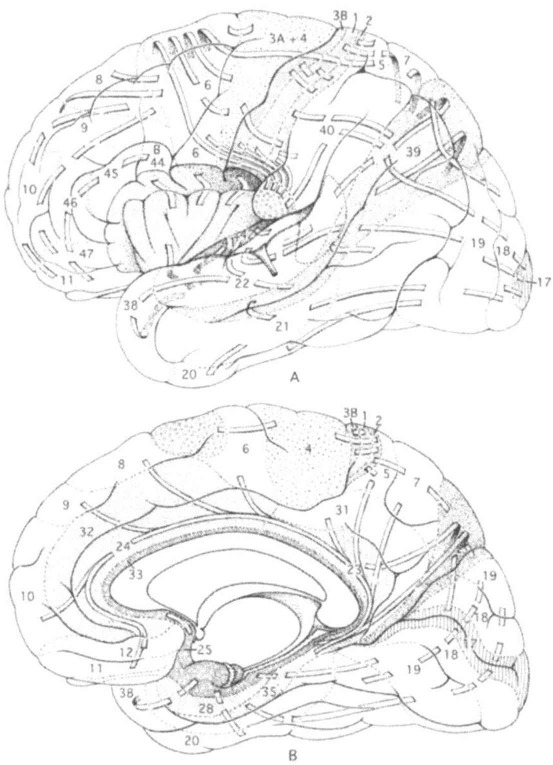

Abb. 55. Kurze Assoziationsbahnen des Cortex cerebri. Die Nummerierung entspricht
den Brodmann-Arealen (aus 36)

Aufbauprinzip des Assoziationssystems

- Die Primären Sinnesfelder erhalten Input von Sensorischen Thalamuskernen.
- Kurze Assoziationsfasern verbinden diese primären Sinnesfelder mit dem
  Modalitätsspezifischen Parasensorischen Assoziationscortex.
- Der Modalitätsspezifische Parasensorische Assoziationscortex ist verbunden mit dem umgebenden Multimodalen Assoziationscortex.

Lange Assoziationssysteme verbinden den modalitätsspezifischen parasensorischen und den multimodalen Assoziationscortex in Occipital-Temporal- und Parietallappen mit dem prämotorischen und präfrontalen Cortex des Frontallappens.

Kurze Assoziationssysteme verbinden Präfrontalen Cortex, Prämotorischen Cortex und primären Motorcortex.
Die meisten assoziativen Verbindungen sind doppelläufig.

- Schädigungen der Primärareale und der parasensorischen Assoziationsfelder führen zu Wahrnehmungs- und Auffassungsstörungen.

■ Schädigungen des multimodalen Assoziationscortex der Assoziations- oder Commissurenbahnen führen zu Disconnexionssyndromen.

Die Elementarsysteme und ihre Topographie

Kurze Assoziationssysteme

■ Intracorticale Baillager-Streifen
■ Subcorticale Meynert'sche U-Fasern

Sie bilden Verknüpfungen zwischen orbitofrontalem Cortex, präfrontalem und prämotorischem Cortex. Verbindungen zum Primären Motorcortex (M1) kommen nur aus Area 6, einschließlich der supplementärmotorischen Area (SMA) und aus Area 2.

Lange Assoziationssysteme

Der **Fasciculus Occipito-Frontalis Superior** liegt medial der Capsula interna, periventrikulär.

Er verbindet den parietalen Assoziationscortex mit präfrontalem und prämotorischem Cortex. So werden heteromodale Integrationsdaten von Sinneswahrnehmungen in Planungsvorgänge einbezogen.

Seine periventrikuläre Lage exponiert dieses Leitungsbündel gegenüber typisch gelegenen Entmarkungsherden bei Multipler Sklerose und den diffusen Markschäden bei Leukoaraiose im Rahmen von arteriellem Hochdruck oder Diabetes mellitus.

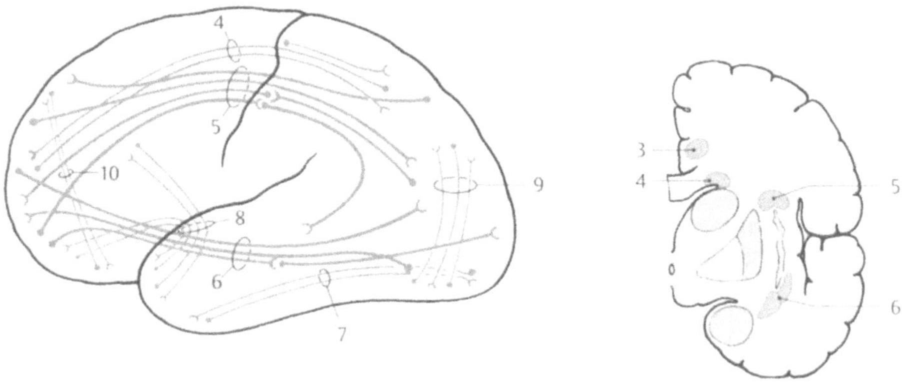

Abb. 56. Lange Assoziationssysteme: Cingulum, 2. Fasciculus Occipito-Frontalis Sup., 3. Fasciculus Longitudinalis Sup. 4. Fasciculus Occipito-Frontalis Inf. 5. Fasciculus Longitudinalis Inf., 6. Fasciculus Uncinatus, 7. Fasciculus Occipitalis Ventralis, 8. Fasciculus Orbito-Frontalis. Nach W. Kahle, fortgeführt von M. Frotscher Taschenatlas der Anatomie, Band 3: Nervensystem und Sinnesorgane, Thieme 2002, 8., korrigierte Auflage

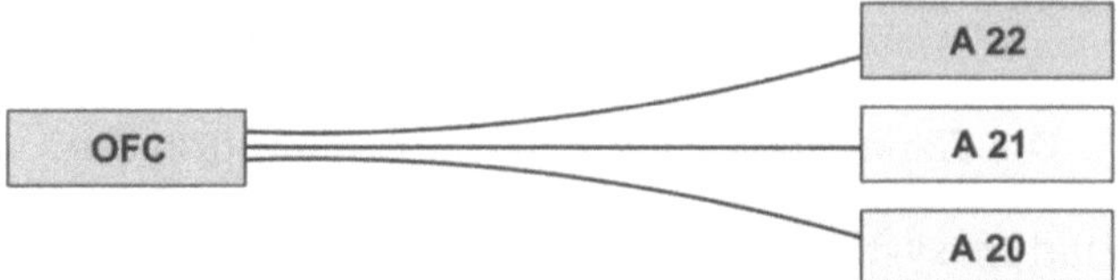

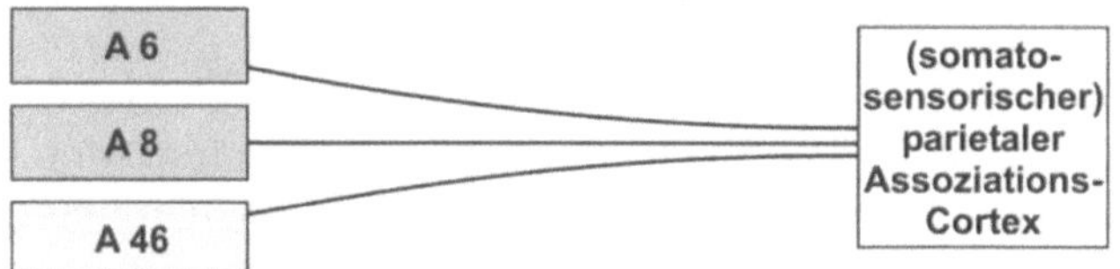

Abb. 57. Originalabbildung R. Paur

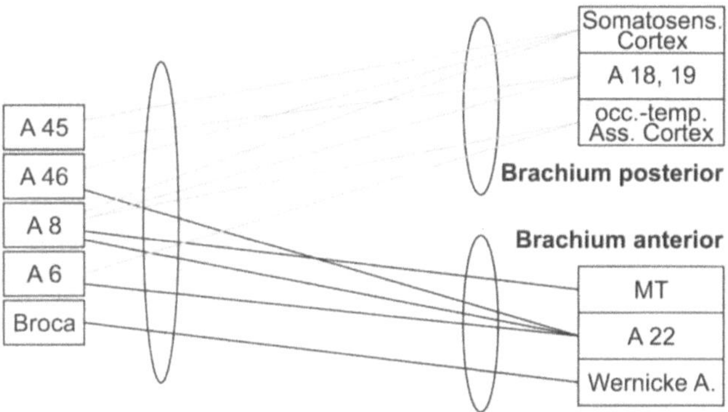

Abb. 58. Originalabbildung R. Paur

Der Fasciculus Occipito-Frontalis Inferior liegt nahe dem Amygdalakomplex.
Er verbindet den akustischen Assoziationscortex (Area 22), visuellen Assoziationscortex (Area 20 und 21) und den intrasulcalen, multimodalen Assoziations-
streifen mit dem präfrontalen Cortex. Damit werden objektbezogene Integrationsdaten für Planungsvorgänge verfügbar gemacht, und Objekterkennungen
durch heteromodale Datenverknüpfung erleichtert. Der Fasciculus Occipito-
Frontalis Inferior liegt gleichfalls im Störfeld von Mediainfarkten und wird
durch größere MS-Plaque um das Seitenventrikel-Unterhorn erfasst.

Der **Fasciculus Longitudinalis Superior** liegt lateral der Capsula interna, am
oberen Inselrand. Er ist gegliedert in ein Brachium anterius und ein Brachium
posterius.

Das **Brachium anterius** verbindet den akustischen Assoziationscortex (cau-
dale Area 22) mit dem prämotorischen Cortex, das mittlere temporale Visual-

feld mit Area 8 und wahrscheinlich das Wernicke-Areal mit dem Broca-Areal, die beide zum sog. „eloquenten Cortex" gehören.

So werden integrierte akustische Informationen einschließlich sprachlicher Wahrnehmung und sprachlicher Speicherdaten in motorische Planungen und motorische Sprachausfolge einbezogen und Objekteigenschaften wie Form und Farbe zum Leitimpuls für horizontale konjugierte Kommandobewegungen der Augen.

In die Vorbereitungsschritte dieser okulomotorischen Zuwendungsaktionen wird auch der Datenzufluss aus dem Barchium posterius eingegliedert.

Das **Brachium posterius** verbindet zwischen occipito-temporalem Assoziationscortex und prämotorischem/präfrontalem Cortex sowie Area 18 und 19 und der Area 8. Damit werden Objektmerkmale in Planungsvorgänge einschließlich Motorik einbezogen und beeinflussen konjugierte Augenbewegungen über A 8. Der Fasciculus Longitudinalis Superior liegt im Störfeld von Mediainfarkten – auch solchen, die durch Verschluss jenseits der lentikulostriären Arteriengruppe verursacht sind und daher den Linsenkern nicht einschließen.

Der Fasciculus Longitudinalis Inferior verläuft nahe dem Seitenventrikel-Unterhorn im Marklager des Temporallappens. Er bildet einen Verbindungsstrang zwischen den visuellen Assoziationsfeldern in Area 20 und 21 einerseits und denen in Area 18 und 19 andererseits. Hierdurch werden Integrationsdaten für die Objekterkennung in den Datenfluss zum Temporalen Assoziationscortex eingegliedert.

Bei Kontusionsschäden des Gehirns infolge Schädel-Hirn-Trauma werden die Assoziationsbahnen im Temporallappen einschließlich des Fasciculus Uncinatus von mechanischen Gewebezerstörungen, Einblutungen oder Zugkraftwirkungen betroffen.

Faserkontingente sowohl aus dem parietalen, somato-sensorischen (**Fasc. Occipito-Frontalis Sup., Fasc. Longitudinalis Sup., Brachium posterius)** wie auch aus dem temporalen, akustischen Cortex (**Fasciculus longitudinalis Superior, Brachium anterius)** enden als Konvergenzprojektion im dorsalen Anteil von Area 8 und 46.

Visuelle und somato-sensorische Projektionen konvergieren weiter ventral auf Area 45 und 46 (Fasc. Occipitofrontalis Sup., Fasc. Longitudinalis Sup. Brachium posterius).

Der **Fasciculus Uncinatus** verbindet zwischen Temporalpol und orbitofrontalem Cortex. Er gewährleistet den Datenfluss zur emotionalen „Gewichtung" von primären Sinnesreizen bzw. deren heteromodalen und episodisch konfigurierten Integrationssummen. Dieser Datenfluss vollzieht sich besonders zwischen dem Amygdalakomplex und dem orbitofrontalen Cortex.

Das **Cingulum** liegt unterhalb des Cortex cinguli und setzt sich nach Umgreifung des Balkensplenium in den G. parahippocampalis fort.

Fasciculus longitudinalis inferior

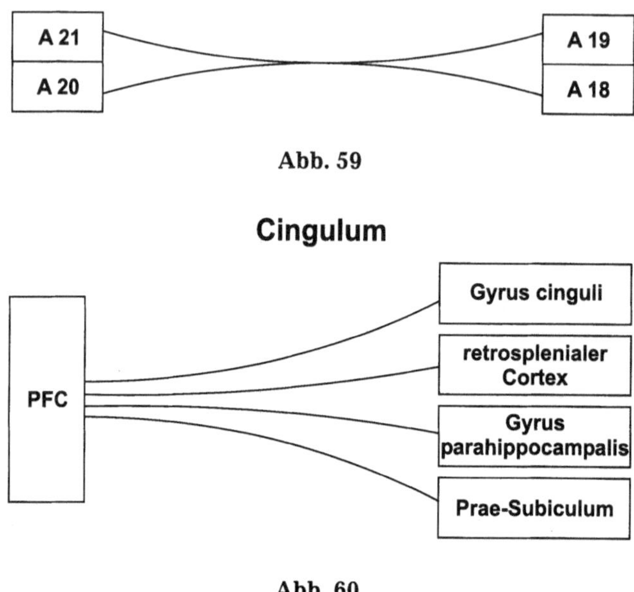

Abb. 59

Cingulum

Abb. 60

Das Cingulum verbindet zwischen präfrontalem Cortex und limbischem bzw. para-limbischem Assoziationscortex einschließlich Gyrus cinguli, retrosplenialem Cortex, Gyrus parahippocampalis und Prä-Subikulum. Einen zweiten Verbindungsstrang zwischen diesen Strukturen bilden der Fasciculus occipitofrontalis superior.

Das Cinculum wird im Zuge von Anterior-Infarkten geschädigt.

Warum sich mit diesen trockenen und komplizierten neuroanatomischen Gegebenheiten auseinandersetzen?

Sie sollen es nur mit Rücksicht auf das Verständnis klinischer Störungen, das sich aus dem Dargestellten ableitet. Die „Haupt-Ballungszone" für den Durchlauf der Assoziationsbahnen ist jener Bereich des Marklagers der Großhirnhemisphäre, welcher das Ventrikelsystem umgibt. Und diese Zone ist der Schauplatz häufiger Krankheitsprozesse, wie oben schon gesagt. Ich möchte sie wegen ihrer großen klinisch-neurologischen Bedeutung nochmals wiederholen: Multiple Sklerose, die sog. Subcorticale Vaskuläre Encephalopathie bei Bluthochdruck und Diabetes, welche unter der Bezeichnung Leukoaraiose eine charakteristische diffuse Markfaserschädigung erzeugt, die posttraumatische Encephalopathie mit den charakteristischen Zerreißungsschäden an Markfaserbündeln in der Wirkungsrichtung der Beschleunigungskräfte und der Hydrocephalus Internus, wo durch gestörten Liquorabfluß dessen Einsickern in das ventrikelumgebende „Marklager" erfolgt und so auch die Assoziationsbahnen chronische Schäden erleiden können.

Wollen wir also die funktionellen Auswirkungen regelrechter Volkskrankheiten (arterieller Bluthochdruck und Diabetes mellitus) verstehen, dann ist die Auseinandersetzung mit der „höheren" funktionellen Neuroanatomie unerlässlich, aber sie wird belohnt durch die Aufschlüsse, die daraus für viele Funktionsstörungen an solchen Patienten zu gewinnen sind, darunter auch jene, die sich bei Zeichnen und Malen zu erkennen geben.

Kapitel IX

Lateralisation und Dominanz*

Eine besondere Form der Funktionsspezialisierung von Hirnregionen ist deren
Konzentrierung in einer Gehirnhälfte, auch Lateralisation genannt. Am stärksten ausgeprägt ist sie für Parietalhirnfunktionen wie Sprache, Rechnen, Schreiben, Lesen und Raumorientierung, sodass eine typische parietale Läsion ein re-
gelrechtes „Signatursyndrom" verursacht, und dies besonders auf der linken
Seite beim Rechtshänder.

Damit ist das Stichwort gefallen: Geläufigstes Indiz der menschlichen Groß-
hirnhemisphären- Spezialisierung ist die dominante Händigkeit. Sie hat im
Kollektivbewusstsein durch die Jahrhunderte ihre Spuren hinterlassen, und
aus heutiger, liberaler Perspektive versteht man die ehemals vehementen Versuche, Linkshändern das Schreiben mit der „schönen Hand" einzuhämmern
und die „Linksschreiberei" „auszutreiben", nicht mehr auf Anhieb. Dennoch
waren diese Bestrebungen in meiner Schulzeit noch von kreuzritterhafter
Glaubensleidenschaft und Strenge getragen und die Begründungen der Lehrer
meistens ein Rückzugsgefecht auf die Verwischungsgefahren durch die linke
Hand, wenn es um die Füllfeder ging. Also nicht sehr überzeugend.

Woher also stammt dieses Unbehagen gegenüber Linkshändigkeit beim
Schreiben, als handelte es sich um etwas Unanständiges? Linkshändigkeit war
im Mittelalter äußerer Ausdruck einer widernatürlichen, „abnormen" Veranla-
gung. Sie verrate eine Neigung zu Homosexualität, Prostitution und Kriminalität und galt noch bis ins 20. Jh. als physische wie psychische Deprivation, die
der Therapie bedürfe (Alfred Adler 1870–1937).

Rechtshänder sind allgemein weit in der Mehrheit, und die Mehrheit entscheidet auch in solchen Belangen, was richtig ist und was nicht. Viele illu-
strative Beispiele aus der Geschichte der Linkshändigkeit gibt Rik Smits in
seinem Buch „Linkshänder" (61), und ich möchte Ihnen hier einige davon
möglichst vollständig zitieren. Bildende Künstler sind häufig Linkshänder,
befinden sich also oft in der 10%-Minderheit quer durch die Bevölkerungen
verschiedenster Länder und Kulturen. Beispiele sind Albrecht Dürer, M.C.
Escher, Hans Holbein, Paul Klee, Leonardo da Vinci und Sebastiano del Piom-
bo. Michelangelo Buonarotti aber auch Raoul Dufy waren „Beidhänder". Insgesamt ist Linkshändigkeit bei Männem häufiger als bei Frauen, und die stets
zitierten Listen linkshändiger Berühmtheiten aus Geschichte und Politik, Wis-

---

* Lit. 11, 39, 40, 61, 62.

senschaft, Dichtung, Musik, Sport und Kriminalität reichen von Alexander dem Großen über Friedrich Nietzsche und Goethe bis Beethoven, Jimmy Connors und Billy the Kid.

Während jemand, der mit der linker Hand isst, in Europa höchstens ein wenig befremdet, besonders wenn er nie ganz sicher ist, wie das Besteck „richtig" aufgelegt gehört, ist ein Linksesser im Islam völlig undenkbar.

In Japan verbargen Frauen das „Gebrechen" vor ihren Ehemännern, da Linkshändigkeit ein Grund sein konnte, verstoßen zu werden. Auch kürzlich erhobene Umfragen unter japanischen Schulkindern ergeben weiterhin nur 2% Linkshänder, und das entspricht etwa den Prozentangaben bei uns zu Zeiten der wohlmeinenden Linkshänderverfolgung in jeder Volksschule. Seit Lockerung dieses Tabus stieg der Prozentsatz der Linkshänder auf ziemlich konstante 10%, ein Anteil, der überall dort etwa gleich hoch liegt, wo eine größere Toleranz gegenüber der Linkshändigkeit erreicht worden ist – ein Kollektivdruck auf die Statistik gewissermaßen.

In Afrika ist Linkshändigkeit – zum Teil sicher durch Einfluss des Islam – stark tabuisiert. Am Niger gibt es Stämme, bei denen die Frauen beim Kochen nur die Rechte benutzen dürfen, sofern es sich um einhändige Verrichtungen handelt. Die Ovambo in Namibia zeigen nie mit der Linken auf etwas und betrachten einen Gruß mit der Linken als Beleidigung. Die WaChaggas schließen linkshändige Männer von Jagd und Kriegsführung aus.

Im traditionellen Weltbild der Chinesen sind mit dem Yin-Yang-Prinzip ganze Symbolreihen assoziiert. Zu Yang gehört Männlichkeit, Autorität, Luft, Atem, Licht und Sonne. Yin steht unter anderem für Weiblichkeit, Unterordnung, Blut und Erde. Nachdem sich die Chinesen in Richtung Süden orientieren, ist hier Yang, also das männliche Prinzip, mit der linken, Yin mit der rechten Seite verbunden. Die Edlen empfingen ihre Vasallen auf einem Podium, das Gesicht nach Süden gerichtet. Damit betonen sie ihre Verbundenheit mit der Sonne, mit dem Führertum und mit Yang. Die Seite des Sonnenaufgangs, der Osten, liegt dann links von ihnen, so dass auch der Osten und links zu Yang gehören. Ein praktischer Ausdruck dieser Linksorientierung ist auch die Bemannung eines Streitwagens der chinesischen Armee: Der Wagenlenker steht rechts vom Kommandanten und an der rechten Flanke als dritter Mann ein Pikenier.

Synchronisierte militärische Kooperationsverbände sind auf Einheitlichkeit der Waffenführung ausgelegt. Sie ist Voraussetzung für eine homogene und lückenlose Manndeckung. Daher sind insbesondere infanteristische Reihenregimenter (Prototypisch das preußische Linienregiment des 18. Jh.) nach strikter gleichförmiger Rechtshändigkeit orientiert. In einem Bürgerkrieg zwischen Benjamin und anderen Stämmen – gemäß biblischem Bericht – operierte eine Eliteeinheit von Benjaminiten, die aus 700 linkshändigen Schleuderern bestand. Wenn schon linkshändig, dann zumindest uniform.

Kirchprozessionen, Reihenfolgen in Gesellschafts- und Kartenspielen, aber auch beim Rundreichen des Portweins gehen im Uhrzeigersinn, und das entspricht dem Lauf der Sonne auf der nördlichen Halbkugel. Wir folgen hier also heidnischen Ritualen, und die ahmen die Bahn der Sonne um die Erde nach. Windmühlen und Flugzeugpropeller drehen sich nach links – aus der Sicht des Betrachters. Bezogen werden sie hingegen auf die Position des Müllers und des Piloten, und somit folgen auch sie dem Uhrzeigersinn.

Die Verlaufrichtung von Rennbahnen aller Art von rechts nach links orientiert sich hingegen am Zuschauer und führt aus dessen Sicht wieder von links nach rechts.

Links wurde von alters her auch überall mit Weiblichkeit assoziiert, rechts mit Männlichkeit. Damit im Zusammenhang steht der Glaube des griechischen Philosophen Anaxagoras, dass der Samen des linken Hoden Mädchen, der des rechten Jungen zeugt. Dies hatte bis ins Mittelalter zur Folge, dass Männer ihren linken Hoden abbanden, um männlichen Nachwuchs zu erhalten. In der religiösen Kunst sind linkshändige Heilige oder Apostel undenkbar, geschweige linkshändige Mitglieder der heiligen Familie. Wer Gott so nahe ist, kann die teuflische linke Hand nicht bevorzugt verwenden. Kinder geben die schöne Hand, also die Rechte, der Ehrengast sitzt zur Rechten des Gastgebers.

Während also die meisten Menschen eine rechtsdominante Händigkeit zeigen und eine 10%-Minderheit alles mit der Linken macht, gibt es auch Menschen, die mit der einen fast genauso geschickt sind wie mit der anderen. Somit kann nach Ermüdung der Vorzugshand ohne weiters auf die andere übergegangen werden. Das erleichtert Arbeiten an schwer zugängigen Stellen in allen Niveauabstufungen. Michelangelo verdankte dieser Fähigkeit seinen Ruf der Beidhändigkeit. Die auch schweren körperlichen Anstrengungen beim Ausmalen der sixtinischen Decke in einem beispiellosen Alleingang ließen sich im gegebenen Zeitrahmen wahrscheinlich nur dank dieser Befähigung bewältigen. Dennoch zeigen Handzeichnungen von Michelangelo praktisch durchwegs die typische Schraffurrichtung eines Rechtshänders (Abb. 62) und stehen damit im klaren Gegensatz zu den gegen gerichteten Schraffurlinien auf den Zeichenblättern Leonardo da Vincis (Abb. 61).

Bei ungeübten Schreibern und Kindern im frühen Volksschulalter geraten nicht selten Buchstaben in Spiegelschrift dazwischen. Das passiert übrigens auch häufig in sehr groß geschriebenen Texten wie auf der Tafel mit dem Angebot der Woche, etwa an den Verkaufsständen der Höhenstraße am Stadtrand von Wien, wo Pilze, Himbeeren, Kartoffeln und Spargel angeboten werden. Die Gegensatzpaare links und rechts werden also beim Schreiben häufig zum Problem von Schulkindern oder Ungeübten. Vorn und hinten bzw. oben und unten hingegen sind kaum je schwierig auseinander zu halten.

Eines der besten Beispiele für unsere Neigung, Abbildungen eine Richtung zu geben, ist die statistische Grafik. Die darauf eingezeichneten Kurven betrachten wir unwillkürlich so, als würden sie links beginnen und rechts enden. Kurven, deren rechter Endpunkt höher liegt als der linke, empfinden wir als steigend, wenn aber der rechte Endpunkt niedriger liegt als der linke, dann meinen wir, die Kurve falle.

In Filmen bewegen sich startende Autos, abfahrende Schiffe oder aufsteigende Flugzeuge fast ausnahmslos von links nach rechts. Bewegen sie sich in die umgekehrte Richtung, dann kommen sie für gewöhnlich an. Experimente haben gezeigt, dass wir Bilder allgemein von links beginnend betrachten.

Starke Symbolwirkung haben auf Gemälden auch steigende und fallende Diagonalen. Die Steigende setzt links unten ein, die Fallende links oben. Morde werden auf Gemälden meist in der fallenden Diagonale verübt, der tödliche Stich oder Schlag trifft das Opfer von links oben. Auch das Opfer selbst liegt meist in der fallenden Diagonale oder flieht nach rechts unten. Dass auf der fal-

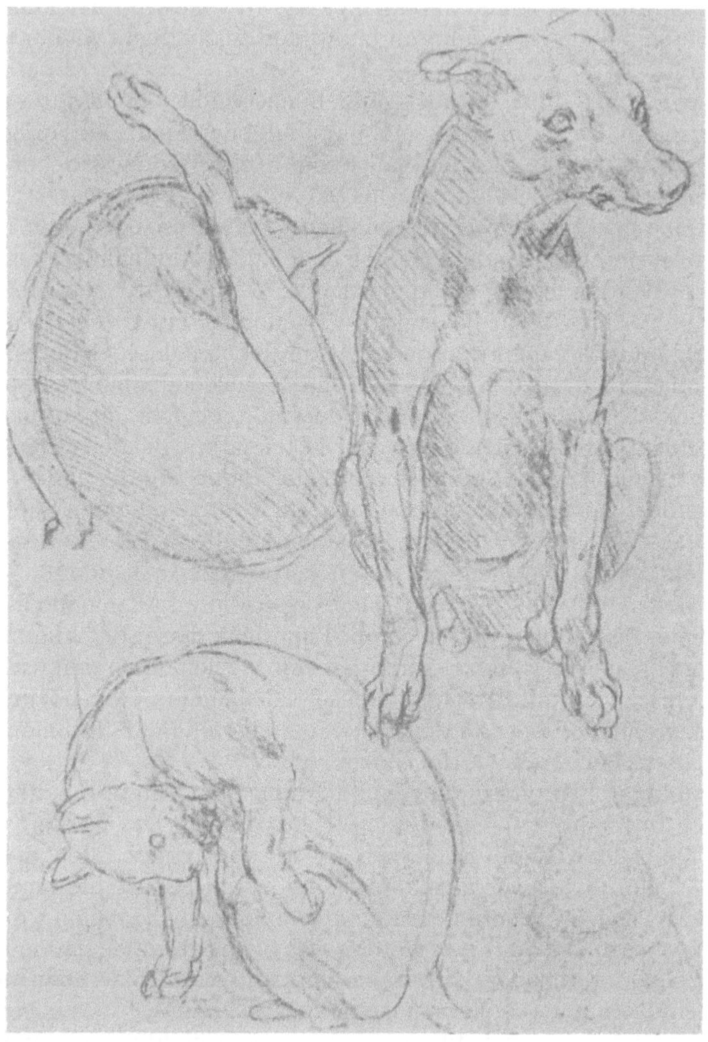

Abb. 61. Hunde, Leonardo da Vinci, Britisches Museum, London

lenden Diagonale Schläge und Stiche ausgeteilt werden ist nicht besonders überraschend: Erstens ist es solchen Bewegungen eigen, dass sie von oben nach unten verlaufen. Zweitens neigen Opfer zum Hinfallen. Aber auch die Vorliebe fürs Zuschlagen oder Zustechen von links nach rechts ist verständlich, denn diese Richtung ist die „natürliche". Die Mordwaffe bekommt dadurch einen zusätzlichen Schwung. Das Gleiche gilt für Fluchtbewegungen nach rechts. Wer flieht, muss schnell sein. Die Suggestion der Geschwindigkeit entsteht aber kaum, wenn man den Fliehenden widersinnig gegen die selbstverständliche Bewegungsrichtung laufen lässt. Darstellungen der Vertreibung aus dem Paradies haben den Rache-Engel meist irgendwo links oben

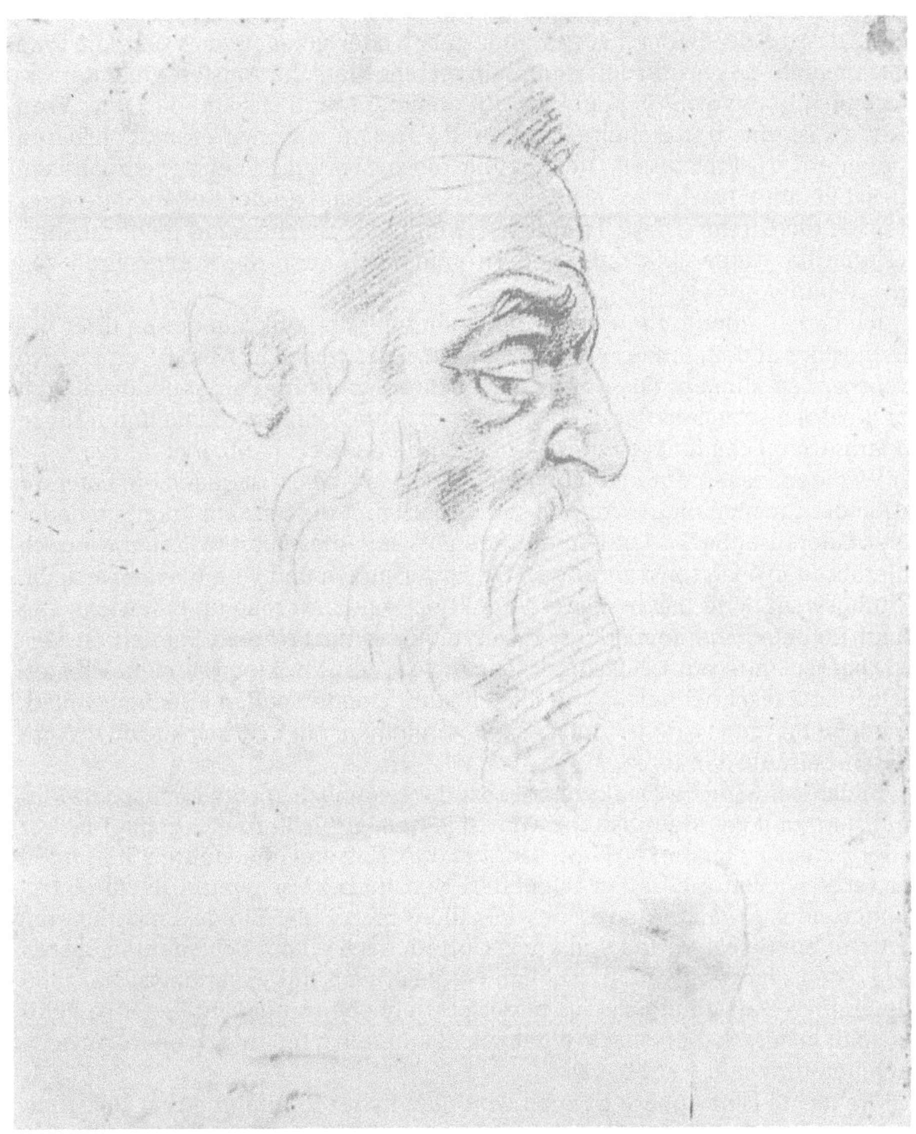

Abb. 62. Typische Schraffurrichtung bei Rechtshändigkeit.
Kopf eines alten Mannes, Michelangelo, Uffiziengalerie, Florenz

in der Ecke schweben, während Adam und Eva den Garten Eden nach rechts unten verlassen. Frauenakte in der fallenden Diagonale vermitteln häufiger provokative Einladung, das Spiel mit dem Risiko, das potentielle Unheil der Versuchung. In der steigenden Horizontale schlafen sie öfter den Schlaf der Gerechten und meinen sich unbeobachtet.

Auf Doppelportraits von Mann und Frau bis zum 18. Jahrhundert gilt die Norm, dass beide einander zugewandt stehen oder sitzen, und es zeigt die Frau fast immer ihr linkes und der Mann sein rechtes Profil. Im Amsterdamer Reichsmuseum gibt es vor 1700 kein Bild, auf dem der Mann zur Linken seiner Frau steht. Es ist eine traditionelle Haltung, die besagt, dass wir es mit „ehrbaren Eheleuten" zu tun haben. Vorsetzung dieser Tradition bei der kirchlichen Eheschließung: Nach der Trauung verlässt die Braut an der linken Seite ihres Mannes die Kirche. Diese Tradition beeinflusste anscheinend nicht nur tiefgreifend das Doppelportrait, sondern allmählich auch die Komposition von Einzelbildnissen (61).

Ich habe darauf hingewiesen, dass man typische Linkshänder an ihrer Begleitgestik mit dem linken Arm erkennt, und verweise auf Abb. 61 und 62 wo sie erkennen können, dass Linkshänder ihre Schraffuren entgegengesetzt zu der Richtung setzen, in der Rechtshänder dies tun. Und das gilt nicht nur für so außergewöhnliche Linkshänder wie Leonardo da Vinci (Abb. 61).

Weniger ausgeprägt und individuell auch variabel ist dagegen die Lateralisation der Emotionalität. Worin besteht überhaupt die Sinnhaftigkeit „emotionaler Lateralisation"? Man könnte sagen, es sind dieselben Kriterien, wonach Lateralisation auch sonst vorteilhaft ist. Es verkürzen und vereinfachen sich die Leitungswege, und das bedeutet Reduktion von Hirngröße und Gewicht. Die damit aufgegebene somatotopische Symmetrie im Prozessorbereich ist verzichtbar, solange ein beidseitiger Zugang zu den Effektorsystemen erhalten bleibt. Gute Nachrichten also für alle, die durch enge Spalten kriechen wollen, ohne andauernd mit dem Kopf stecken zu bleiben, oder rücksichtsvoll an ihre Halswirbelsäule denken.

Bildhaft-räumliche Denkprozesse sind gewöhnlich rechts hemisphäral lateralisiert, und die Identifikation von Objekten, Gesichtern etc. gelingt besser in der zugeordneten linken Gesichtsfeldhälfte. Entsprechend führen Störungen der rechten Hemisphäre bei bildenden Künstlern zu schweren Beeinträchtigungen oder Veränderungen des künstlerischen Stils. Einige Zeichnungen, darunter ein Selbstportrait von Lovis Corinth nach einem Schlaganfall, lassen die Folgen eines schweren visuellen Neglect nach links erkennen, während alle übrigen Darstellungsdetails ungestört geblieben sind. Und Federico Fellinis räumlicher Neglect nach einem Schlaganfall ging in die neurologische Fachliteratur ein (63) (Abb. 63).

Die rechte Hemisphäre ist auch dominant in der Erkennung und Verarbeitung von Gesichtsausdrücken. Im allgemeinen können Menschen mindestens sechs verschiedene Gemütszustände mit Leichtigkeit anderen durch ihre Mimik mitteilen bzw. an anderen wahrnehmen: Glück, Traurigkeit, Überraschung, Angst, Eckel und Wut. Es wird vorzugsweise von der linken Gesichtshälfte bestimmt, welche Regung wir einem Gesicht ablesen. Im Gegensatz dazu wird das einfache „objektive" Erkennen von Gesichtern meist durch die rechte Gesichtshälfte gewährleistet. Experimente zeigen, dass Menschen das Foto der rechten Gesichtshälfte einer Person, ergänzt durch deren Spiegelbild, ähnlicher finden als eine Photomontage der linken Gesichtshälfte. Argumente zur Erklärung enthalten die Vorstellung, dass die linke Gesichtshälfte von der rechten, gleichsam „emotionalen" Gehirnhälfte gesteuert wird. Obwohl Emotionen nicht ausschließlich die Domäne der rechten Hirnhälfte sind, spricht dies

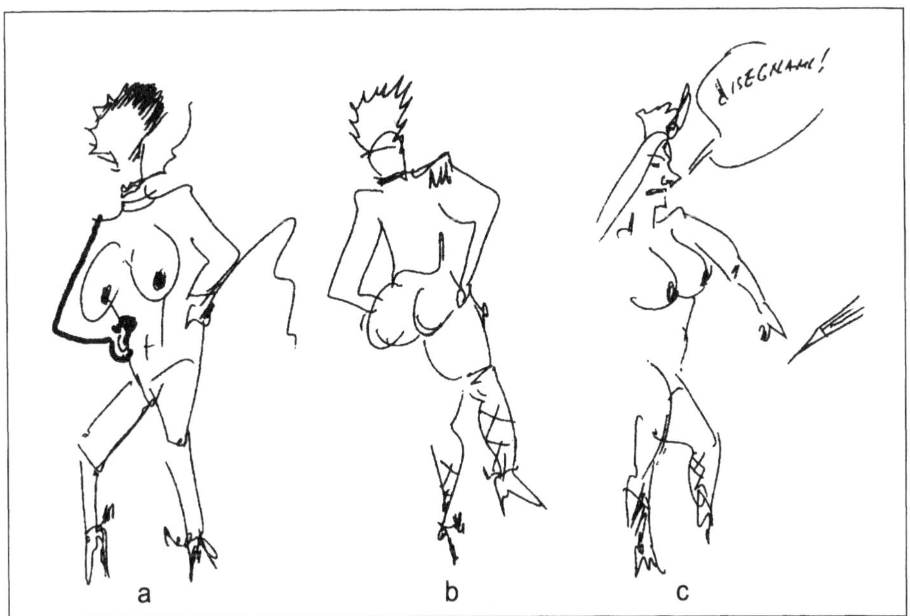

a   b   c

Abb. 63. Fig. 5 aus Cortex, 34 (2) April 1998: Cantagallo A., Della Sala S.: Preserved insight in an artist with extrapersonal spatial neglect, permission granted by Prof. Della Sala: Fellinis Zeichnungen aus dem Gedächtnis (25 Tage nach einem rechts-parietalen Infarkt). Drei Positionen einer weiblichen Figur aus drei verschiedenen Perspektiven auf drei gesonderten Blättern. Jeweils fehlen Details der Zeichnung in der linken Bildhälfte. Auf Blatt a bemerkt der Patient die Vernachlässigung und ergänzt den rechten Arm mit Rotstift in sehr schematischer Form

und anderes dafür, dass sie „emotionaler ausgerichtet" ist als die linke Hirnhälfte. Die linke Gesichtshälfte könnte aus diesem Grund expressiver sein als die rechte. Das würde implizieren, dass die rechte Gesichtshälfte weniger veränderlich ist, und damit wird sie zum einfachen Erkennen geeignet. Sie sieht sich selber, ungeachtet aller fluktuierenden Umstände, ähnlicher als die andere Seite, die sich stark der jeweiligen Stimmung der Person anpasst (61). Negative Emotionen folgen offenbar vorzüglich einer Systemaktivierung der rechten Hemisphäre, positive Emotionen werden der linken Hemisphäre zugeordnet. Bei linkshirniger Läsion sind daher öfters – aber im klinischen Alltag keinesfalls regelmäßig – Depressionen zu beobachten.

Durch bildnerische Expression kann das Versagen der Sprache einen Teil seiner Dramatik verlieren, wenn die „eloquenten" Rindenfelder in die Läsion mit einbezogen waren.

Kapitel X

Ein Blick ins dynamische Hirnmodell bildnerischen Gestaltens – Zwischenbilanz der bisherigen Ausführungen

Das „Konzert" archaischer und „neuer" oder spezifisch menschlicher Hirnfunktionen im Ablauf zu belauschen fordert einen willkürlich gesetzten Ausgangspunkt, einen „künstlichen Anfang" gewissermaßen, denn wir haben hier ein mehrfach paralleles Kontinuum aus Irritation, Reaktivierung und Reaktion in Kreisform.

Bildliches Gestalten ist eine „phylogenetische Neuerwerbung" des Menschengehirns und in der Ontogenese eine Form zu lernen, wie unsere Umwelt beschaffen ist, was ihre Merkmale bedeuten. Es ist eine emotional motivierte Lust, darzustellen, abzubilden und so mitteilbar zu machen, was uns biologisch und individuell wichtig ist. Keine Elitefunktion Einzelner, sondern ein Repertoire unserer Kindheitsentwicklung, das uns grundsätzlich ein Leben lang erhalten bleibt.

Wertet man das generelle Vorhandensein einer Hirnleistung bei allen Menschen als Maß für die biologische Relevanz dieser Leistung, dann gehört Zeichnen und Malen an die Spitze der Prioritäten – auch wenn dies in Gesundheit und Krankheit nicht durch Statistik und Skalen erfasst wird und daher außerhalb strenger Wissenschaftlichkeit liegt.

Der erste Schritt zum bildlichen Gestalten ist die Gestaltwahrnehmung, denn wenn ich mit einem Bild etwas ausdrücken will, dann muss Gegenständliches als Vorbild dafür irgendwann in mir „Eindruck gemacht" haben. Diesen Eindruck möchte ich durch die Abbildung an andere weitergeben, also beispielsweise in Bildform einprägsam machen, und das benötigt Planung. Aber zurück zum Start: was passiert mit dem visuellen Dateneingang? Der parietale Assoziationscortex integriert modalitätsspezifische Sinnesinformationen aus den sensorischen Primärfeldern, also Visuelles mit gleichzeitig einwirkenden Berührungen, Düften, Akustischem etc. zum multimodalen „Online-Datenfluss" mit Richtung auf den Stirn- und Schläfenlappen. Dieser Datenfluss repräsentiert den „Aktualanteil" unserer Realität, und der visuelle Beitrag hat allgemein die höchste Wertigkeit. Die parietale Integration gibt jedem Objekt aber auch gleichsam seinen Platz im Raum („Where-Pathway"). Leitungsbögen aus intra- und interhemisphärischen Faserbündeln verbinden diesen *posterio-*

ren heteromodalen Cortex mit dem *frontalen heteromodalen* Cortex einerseits und andererseits mit dem temporalen Cortex. Der Leitungsbogen zwischen diesen *parietalen sensorischen Assoziations- und frontalen motorischen Assoziationsfeldern* ist für motorische Planungen unverzichtbar. Und motorische Planungen sind eine Integrationsleistung aus den Basisgrößen Aufmerksamkeit, Emotionalität und den Executivfunktionen. Der zweite Leitungsbogen verbindet den *posterioren heteromodalen Cortex* mit dem *temporalen Cortex* („What-Pathway"), wo die emotionale Gewichtung von Objekten erfolgt und ein „denkwürdiger" Inhalt stabil und gleichsam „transportfest" für den Transfer ins Langzeitgedächtnis gemacht wird. So erhält ein Reiz seine Bedeutung für das Individuum und es wird ein Kontext mit Erfahrung und Optionen möglicher Reaktion hergestellt.

Die Integration der „historisch-emotionalen" Information mit dem aktuellen Datensatz des „realen Augenblicks und seiner Folgemomente" entsteht im frontalen Assoziationscortex und seinem Leitungsbogen über Stammganglien, Thalamus und zurück zum Leitungsursprung. Über Rücklaufverbindungen zum Parietallappen wird aus dem Integrationsergebnis des Aktuellen mit der instinktiven bzw. individuellen Erfahrung der laufende Dateneingang, also der reale Augenblick und seine Folgemomente, gefiltert und kontrastverschärft. Er wird nach biologischer Priorität gewichtet, projektiv ergänzt und damit zuletzt deutbar, „deutlich". Das setzt Wachheit, Aufmerksamkeit und Konzentration voraus. Diese Funktionen werden durch kollaterale Aktivierung diffuser offener Projektionssysteme (ARAS, dopaminerge, serotonerge, noradrenerge und cholinerge Hirnstammkerne) in Gang gesetzt. Sie sind Voraussetzung für die Aufrechterhaltung „höherer" Leistungen. Der spielerische Lern- und Ausdrucksvorgang des Zeichnens und Malens ist in seiner Kürzelhaftigkeit und Rückkoppelung auf die gegenständliche Realität der Sprache benachbart, und zwar nicht nur inhaltlich, sondern auch leistungstopographisch und phylogenetisch, wenn auch mit gegensinniger hemisphärischer Lateralisation zur Sprache.

Die gestalterische „Reaktion" setzt sich zusammen aus einer pyramidalmotorischen Willkürhandlung „vor" einer extrapyramidalen „Hintergrundmotorik", einer Aktivierung und Anpassung aller erforderlichen Körperfunktionen via Hirnstammstrukturen bzw. hypothalamo-hypophysäre Achse und planungsstrategischen Schritten wie formale Abstraktion und Farbgebung.

Abstraktion und Handlungsplanung sind abhängig vom präfrontalen Cortex und seinen rückgeschlossenen Leitungsbögen über Stammganglien und Thalamus. Diese Bögen sind parallelgeführt mit jenen, die ihren Ursprung orbitofrontal, frontoconvex und im Gyrus cinguli haben, sodass hier eine Zusammenstimmung paralleler cognitiver, emotionaler und motorischer Programme in ein harmonisches Gesamtverhalten – im gegenständlichen Fall Zeichnen oder Malen – erfolgt.

Teil IV

Das kranke Gehirn
und seine bildnerischen Möglichkeiten

Kapitel I

Der Parietallappen –
Ein exotischer Garten von „Signatursyndromen"
und Disconnexionsphänomenen*

Aus den bisher skizzierten Zusammenhängen ist klar, dass unser visuelles Gehirn in engster Verbindung zum Parietallappen steht und dass hier Funktionen ablaufen, die den Bedeutungsgehalt einer visuellen Information durch Verknüpfung mit anderen Sinnesinformationen erleichtern oder überhaupt erst ermöglichen. Ferner hat sich gezeigt, dass der Parietallappen (vorwiegend der Rechte) jede Objektwahrnehmung in einen Raumkontext stellt und damit die Voraussetzung für eine Interaktion zwischen uns und diesem Objekt schafft. Ein verdienstvoller Leistungsträger im Konzert des bildlich Kreativen, könnte man sagen, und dabei ein noch sehr jugendliches Mitglied im Orchester. Die Entwicklungsstufe die der Parietallappen beim Menschen erreicht, ist kein einfach gradueller Komplexitätszuwachs gegenüber höheren Primaten, sondern wird bestimmt durch die Neueinführung des Lobulus parietalis inferior (enthält den G. angularis und G. supramarginalis, entspricht weitgehend Area 39 und 40 nach Brodmann). Diese phylogenetisch neue Region gehört – wie die frontalen Assoziationsareale – zu jenen Rindenfeldern, wo Markreife, Dendritensprossung und zytoarchitektonische Entwicklung erst sehr spät abgeschlossen sind. Die Afferenzen des Lobulus parietalis inferior kommen in der Hauptsache aus den anliegenden Assoziationsfeldern. Er ist somit ein sekundäres Assoziationsareal, „ein Assoziationsareal der Assoziationsareale" gleichsam.

Kreuzverbindungen zwischen primären, nicht-limbischen sensorischen Modalitäten werden beim Menschen mit der Einführung der Gyrus-angularis-Region sehr umfangreich. Die subtilen Verarbeitungen, die unser visuelles Gehirn vornimmt, und besonders auch die Fähigkeit, zu zeichnen und zu malen, aber auch die Sprache setzen diese multimodalen Kreuzverbindungen voraus.

Lassen wir jetzt die Vielfalt von Störungsbildern nach Parietallappenschädigung auf uns wirken – ganz unverkrampft! Nicht alle haben unmittelbares Potential für die Umsetzung in eine „kreativtherapeutische" Maßnahme, und bitte missverstehen Sie das Folgende nicht als Zumutung, sich alles peinlichst

---

*   Lit. 62.

genau merken zu müssen. Ich möchte ihnen nur etwas von der faszinierenden Vielfalt vermitteln, die einen auch nach vielen Jahren im Umgang mit neurologischen Patienten erstaunt und die entsteht, wenn einzelne Tasten auf der Klaviatur unserer Parietalhirnleistung nicht klingen. Ob man den Defekt bemerkt oder nicht, hängt oft vom eigenen „Gehör" und von der Partitur ab, die den Einsatz der defekten Taste vorschreibt oder nicht. Eine sorgfältige und mit klarer Funktionsorientierung vorgenommene Untersuchung ist eine solche Partitur. Ich habe Fallbeschreibungen in die Darstellung eingebunden, weil die Wahrnehmungen des Patienten einen besseren Eindruck vom Spannungsfeld vermitteln, welches sich zwischen der objektiven Neurologischen Analyse und der subjektiven Sicht des Betroffenen entwickelt, und vieles von den komplizierten Grundlagen wird besser einprägsam, wenn man ein Beispiel „vor Augen" hat. Ich hoffe, dass auf diese Art eine zutreffende Vorstellung von den Parietalhirnleistungen vermittelt wird, die in Gesundheit und Krankheit so sehr mit der Fähigkeit zu bildlichem Gestalten in Beziehung stehen.

Palinopsie[*]

Zu Begriff, Phänomenologie und Anatomie: Man meint mit Palinopsie das Fortbestehen eines visuellen Eindrucks oder sein spontanes Wiederauftreten nach Sistieren des äußeren Reizes. Dies kommt vor bei Läsionen der hinteren Hemisphärenabschnitte – meist flüchtig, und häufig unmittelbar nach Hirninfarkten. Palinopsien könnte man auch als optische Halluzinationen auffassen, weil der Patient sieht, was der Untersucher nicht sieht. Solche Halluzinationen gibt es auch bei Patienten, die unter sensorischen epileptischen Anfällen leiden, oder bei jenen Hemianopsien, wo die reguläre corticale Verarbeitung der optischen Information im „visuellen Assoziationscortex" gestört wird.

Ein klinisches Beispiel dafür also, dass unser Gehirn erwartet, vervollständigt und zum Teil unkontrolliert Neues entwickelt, wenn der Informationseingang stark gestört ist. Ein ins Extrem gesteigertes Beispiel für diese Tendenz zur „Eigenproduktion" bei Inputmangel war die Geschichte von Christian, der an einem Kraniopharyngiom operiert worden war. Nachdem der parietale Assoziationscortex aber nicht nur Bilder verarbeitet, sondern sie z. B. auch mit sensorischen und akustischen Informationen zusammenführt, betreffen solche „Release-Halluzinationen" auch nicht-visuelle Reize wie das Hören oder Fühlen (Palinacusis und Palinaesthesie).

Ein Beispiel: Christine S. war 45 Jahre alt, bisher gesund gewesen und lebte nach der Devise: „Ich will alles, und ich will es jetzt!". In ihrer Clique war Kokain üblich, und die potentiellen Risken für Herz- und Gehirndurchblutung waren ihr unbekannt. Dann erlitt sie einen Schlaganfall mit einem Rindeninfarkt im rechten Parietallappen, der ihre Raumorientierung beeinträchtigte und für einige Wochen eine Vernachlässigung der linken Körperhälfte (halbseitiger Neglect) nach sich zog.

---

[*]   Lit. 64.

Unmittelbar in Anschluss an den Rindeninfarkt traten kurzfristig jene „eigenartigen" Bilder auf, und dies wiederholte sich innerhalb von Stunden. Die Bilder waren auf der linken Seite lokalisiert, und dort bestand auch eine anhaltende Gesichtsfeldeinschränkung – genauer gesagt in den unteren Quadranten nach links. Sie war dabei stets völlig wach und orientiert, konnte sogar meinen Aufforderungen folgen, wenn „ihre Bilder" während einer klinischen Untersuchung auftraten. Es waren keine einfachen Nachbilder von etwas unverzüglich zuvor Gesehenem, denn im Gegensatz zu Nachbildern fehlte hier das Durchlaufen verschiedener Farben im Verschwinden, die Vergrößerung der Bilder, wenn gegen eine entfernte Oberfläche gesehen, oder Farbigkeit komplementär zum Hintergrund. Eine charakteristische Ablaufssequenz wie im Fall von Charlotte M. (Teil III, Kapitel IV) mit ihren grünen Männchen, die wir als epileptisches Phänomen kennengelernt haben, bestand hier typischerweise nicht.

Schmerzasymbolie, ein Abriss der Verbindung zwischen Sinneskanälen und den Emotionen

Zu Begriff, Phänomenologie und Anatomie: Charakteristisch tritt eine Schmerzasymbolie auf bei Läsionen im Gyrus supramarginalis des dominanten, also beim Rechtshänder gewöhnlich des linken Parietallappens. Daher ist sie auch typisch assoziiert mit Rechen-, Schreib- und Lesestörung, woraus vielfach eine starke Motivation zu bildlichem Ausdruck folgt, denn für Bilder in Auffassung und Darstellung ist die emotionale Verbindung ja weiterhin vorhanden. Wie soll man sich diese komplizierten Gegebenheiten anschaulich machen?

Der Gyrus supramarginalis entspricht der corticalen Endstrecke der afferenten Schmerzbahn = sekundäre sensorische Area (SII). Wäre diese sekundäre sensorische Area (SII) vom limbischen System abgeschnitten, so würde ein Patient zwar Empfindungsqualitäten und darunter auch Schmerz erkennen und unterscheiden, aber keine adäquaten emotionellen Reaktionen zeigen, welche ja erst durch weitere Verarbeitung im limbischen System entstehen. Die hierfür erforderliche Bahnverbindung liegt wahrscheinlich nahe zum Inselcortex. Daraus folgt: Auch bei Aussparung der SII ist Schmerzasymbolie möglich, soferne das parietale Operculum und die Insel zerstört sind, weil dann die Bahnverbindung zum limbischen System unterbrochen ist und der Datenfluss von SII zum Erliegen kommt. Diese Gegebenheit bringt ein wichtiges Charakteristikum von Disconnexionssyndromen zum Ausdruck: Die Symptomatik beim Ausfall eines Assoziationsrindenfeldes ist sehr ähnlich jener, die nach Unterbrechung der zuständigen Assoziationsbahn entsteht, denn dort wie da wird der Datenfluss vor Eingang ins limbische System unterbrochen.

Die häufig mit Schmerzasymbolie verbundene emotionale Indifferenz gegenüber lauten Stimmen und Geräuschen ist wahrscheinlich bedingt durch die enge Nachbarschaft der Bahnen von SII und der sec. auditorischen Area am Weg zum limbischen System, weshalb beide von einer Läsion gemeinsam erfasst werden können.

Ein Beispiel: Robert W. litt durch viele Jahre an erhöhtem Blutdruck. Er war Wirtschaftsjurist, ehrgeizig und Raucher. Als Partner in einer Großkanzlei hatte er vor allem Verträge für Konzerne auszuarbeiten, die Niederlassungen gründen wollten. Das bedeutete Arbeit unter permanentem Zeitdruck, Tagesflüge, gnadenloses Gesellschaftsleben und taktische Bridge-Abende mit Partnern der Kanzlei – viel Geld auf Zeit und den irrealen Traum vom Leben auf dem Lande aus den Rücklagen der „starken Jahre". Eines Morgens erwachte er mit einer Sprachstörung, konnte nicht schreiben noch rechnen und bemerkte kurz darauf noch etwas Seltsames: Obwohl er alle taktilen Empfindungen, also Berührungen an der Hautoberfläche und auch Schmerz wahrnehmen konnte, war eine Verbrühung mit heißem Wasser an der rechen Hand für ihn eine völlig „unpersönliche" Angelegenheit. Die Verbrühung erzeugte nicht die dabei üblichen Emotionsäußerungen und er fühlte keine Motivation zu schimpfen und seine eigene Ungeschicklichkeit beim Einlassen des heißen Badewassers anzuklagen. Es fehlte also mit einem Mal die emotionale Reaktion auf Schmerz, es fehlten Wut und Zorn – aber nicht nur das. Früher war sein Blutdruck nachweislich gestiegen, wenn Klienten in die Kanzlei kamen und sich über Zeitverzögerungen in der Vertragsetzung beklagten, was vielfach mit bedrängenden Gebärden verlief. Als besonders lobbedürftiger und auch depressionsgeneigter Mensch war er von solchen Auftritten irritiert und beängstigt. Jetzt fehlte diese Reaktion. Andere Patienten mit Schmerzasymbolie verneinen ausdrücklich die affektbesetzte Empfindung von Schmerz, reagieren aber andererseits adäquat auf verbale Drohungen. Indifferenz gegenüber lauten Geräuschen und Stimmen ist möglich, wie auch bei Robert W. Der Ausdruck von Schmerz auf bildlichen Darstellungen ist jedoch erkennbar und kann emotional nachvollzogen werden. Dieses interessante Phänomen wurde erstmals berichtet von Schilder und Stengel 1928 in Wien.

Reine Alexie für Buchstaben, Worte oder Musiknoten und eine Hemianopsie nach rechts – Ein Beispiel für Preisrätsel, wie sie nur der Parietallappen stellt

Zu Begriff, Phänomenologie und Anatomie: Reine Wortblindheit ohne Schreibstörung (Agraphie) ist die Folge einer Disconnexion der intakten rechten Sehrinde vom linken Gyrus angularis durch Balkenbeteiligung bei Patienten, deren linke Sehrinde bereits zerstört ist. Die anhaltende Fähigkeit zu schreiben führt zur Folgerung, das visuelle „Wort-Zentrum" im Gyrus angularis sei intakt. Die Fähigkeit, taktil zu lesen, deutet darauf hin, dass der Tract zum Gyrus angularis via somatosensorisches System intakt ist. Um den Schreibvorgang visuell zu überwachen, ist das erhaltene linke Gesichtsfeld, die Kontrollbewegungen der Augen durch Orientierungsreaktionen und die erhaltenen Verbindungen vom visuellen Cortex der rechten Seite zum frontalen Augenfeld (Area 8) ausreichend.

Der Gyrus angularis ist also auch ein visuelles Worterinnerungsmodul. Er transformiert geschriebene in gesprochene Sprache und umgekehrt. Ein Modul also für die Durchführung kreuzmodaler visual-auditorischer Assoziationen in beiden Richtungen und zur Speicherung der Übersetzungsregeln von geschriebener und gesprochener Sprache. Die visuelle Auffassung von Bildern und der bildliche Ausdruck sind dabei erhalten, denn die hemianopische Sehstörung zur rechten Seite infolge Zerstörung der linken Sehrinde wird durch vermehrte kompenstorische Rechtswendung des Kopfes oder durch vermehrte und verstärkte konjugierte Blickwendung nach rechts ausgeglichen.

Ein Beispiel: Walter N. war 40 Jahre alt, in körperlicher Hochform und Karateamateur. Bei einem Trainingskampf erlitt er einen Schlag auf die linke Seite des Halses, dem er versucht hatte, mit einer brüsken Seitwärtsdrehung der Halswirbelsäule auszuweichen. In den nächsten Tagen entwickelte sich ein ziehender Schmerz im Nacken und am Hals, immer linksseitig, und nach etwa 14 Tagen erlitt er einen Schlaganfall durch eine Ablösung der inneren Wandschichte der linken Vertebralarterie, die entlang der Halswirbelsäule zum Gehirn aufsteigt und dessen hintere Anteile versorgt.

Ein Einriss der inneren Gefäßwand war offenbar die Folge der starken ruckartigen Zugkraftwirkung jener Ausweichbewegung, und später hatte sich der Blutstrom durch Einwühlung unterhalb der Einrissstelle einen neuen Weg gebahnt. Dadurch wurde die Gefäßlichtung verschlossen. Die Folge war ein Infarkt des Hinterhauptlappens links einschließlich dem hintersten Anteil des Balkens, genannt Splenium. Ein Gesichtsfeldausfall nach rechts war anhaltend, konnte aber durch Kopfdrehungen in diese Richtung immer besser ausgeglichen werden. Ein anderes Phänomen war aber merkwürdig. Walter konnte fehlerlos und flüssig schreiben, sowohl nach Diktat als auch spontan „nach innerem Konzept", aber schon innerhalb kurzer Zeit gelang es ihm nicht mehr, zu lesen, was er eben erst geschrieben hatte und ebenso gelang ihm nicht die Übertragung von Gedrucktem in Handschrift.

Obwohl er nicht visuell lesen kann, gelingt dies durch Nachzeichnen der Umrisse von Buchstaben mit der Hand, und er erkennt Buchstaben, wenn der Untersucher seine Hand „schreibend" durch die Luft führt. Obwohl Walter nicht lesen kann, bleibt die Fähigkeit, höchst komplexe Objekte, wie etwa die Abbildungen wissenschaftlicher Geräte in einem Katalog, zu erkennen, ungestört. Ebenso ungestört ist folglich die Auseinandersetzung mit bildlichen Inhalten und die Dechiffrierung ihrer Symbolinhalte (Erstmals berichtet von Dejérine 1892).

Weitere Teilstörungen bei Alexie ohne Agraphie

Zu Begriff, Phänomenologie und Anatomie: Störungen bei lautem Lesen und Verstehen geschriebener Worte können auftreten, obwohl Erkennen, Benennen und Abbilden von Objekten erhalten sind. Hier liegt der Ansatz zu einer Zeichen- und Maltherapie. Objekte werden dargestellt und mit Wortbildungen in Beziehung gesetzt. Etwa durch Collage, um den assoziativen Nexus zu verstärken.

Objekte haben reiche Assoziationen in mehreren Modalitäten, z.B. erkennt man eine Feige oder Pflaume durch Form, Farbe, Konsistenz, Geruch und Geschmack. Die stimulierende Wirkung solcher Assoziationen aktiviert intakte Stränge der örtlichen Assoziationssysteme. Das Lernen von Zahlen bleibt häufig erhalten und ist wieder – wie in der Kindheit – an somatosensible Assoziation gebunden (Zählen an den Fingern). Im Gegensatz dazu ist Lesen bereits früh eine strikt visuo-auditorische Aufgabe.

Schwierigkeiten in der Farbbenennung sind charakteristisch. Aber Farben haben eben keine weiteren Qualitäten wie eine Feige oder Pflaume, sie haben nur ihren Namen, und damit besteht die intermodale Verbindung zunächst nur aus einem einzigen Knoten. Sie haben aber ihre Bedeutung und ihr „Gewicht" in jedem Bild, werden damit immer wieder in den Focus der Aufmerksamkeit gebracht, und das steigert die Motivation zur Auseinandersetzung mit der Aufgabe ihrer Benennung bei jeder gestalterischen Aufgabe.

Agnosie, ein Zustand, wo uns die Erkenntnis abhanden kommt[*]

Zu Begriff, Phänomenologie und Anatomie: Agnosien sind Erkennungsstörungen *ohne* Sinnesstörung. Das bedeutet: Die elementare Sensation ist intakt oder höchstens gering gestört und eine einfache Bezeichnungs/Benennungsstörung bleibt auszuschließen. Die agnostische Störung ist umschrieben. Es gibt sie als Teildefizit, z.B. als visuelle Agnosie, und sogar als isolierte Farbagnosie. Der Patient ist sich seiner Erkennungsstörung bewusst. Besteht aber eine Unfähigkeit, die eigene Agnosie zu erkennen, so spricht man von Anosognosie.

Autisten leiden im psychischen und im sozialen Bereich unter Anosognosie. Die Regionen, die im Gehirn Präsenz und Aktivität anderer Personen vermitteln, arbeiten hier nicht normal und es fehlt die Einsicht in dieses Defizit.

Es gibt neben dem Vollbild des Autismus ganz leichte Formen und alle Übergänge. Beispielsweise können Verhaltensweisen anderer nicht oder nur unvollständig und unverhältnismäßig langsam gedeutet werden. Unsere allgemein sehr rasche Auffassung von Bedeutungen fremden Gesamtverhaltens fehlt hier also. Teils sind umschriebene „affektive Agnosien" vorhanden, die es unmöglich machen, Emotionen anderer anhand von Verhalten, Gesichtsausdruck und Psychomotorik zu erkennen.

Erkennen ist ein Synchronabruf übereinstimmender multimodaler Erinnerungen, welche uns die Empfindung der Vertrautheit mit einem Objekt aktueller Konfrontation geben. Erkennen umfasst die Gesamtheit aller damit verknüpften Assoziationen, es wird signalisiert durch adäquates Reagieren.

Die Verfügbarkeit adäquater multimodaler Erinnerungen bildet die Basis solchen Reagierens. Dies gilt sowohl für verbales als auch für nicht-verbales Material.

Man könnte es so ausdrücken: Wir zeigen, dass wir erkennen, indem wir adäquat reagieren. In dem Ausmaß wie eine adäquate Reaktion erfolgt, erkennen wir.

Ein Beispiel: Laura C. leidet unter einer visuellen Agnosie infolge eines ausgedehnten Tumors der linken hinteren Großhirnhälfte. Zeigt man ihr einen Gegenstand, etwa eine Kaffeetasse, so bezeichnet sie diese ebenso rat- wie wahl-

---

[*]   Lit. 62.

los. Schlägt man ihr die richtige Bezeichnung für dieses Ding aus Porzellan vor, so ist sie weder erleichtert, noch zeigt sie sonst Reaktionen, die erkennen lassen, dass ihr diese Information in der Auffassung der Tasse dienlich gewesen wäre. Der Visuell-Agnostische kann den Gebrauch des Gegenstandes nicht vorzeigen, ihn aber korrekt verwenden, wenn er ihn in der Hand hält. Laura beschreibt ihre Wahrnehmungsprobleme oft in dramatischer Form und leidet darunter, dass alle Dinge „fremd" aussehen, oder darunter, dass sie Schwierigkeiten habe, sie „klar" zu sehen.

Ihre Zimmernachbarin Lina S. leidet unter einer Amnestischen Aphasie. Sie sitzt ratlos vor der Kaffeetasse, wenn sie nach deren Namen gefragt wurde, erkennt aber unter mehreren vorgeschlagenen Bezeichnungen die Richtige und ist darnach erleichtert. Das Problem könnte lauten: „Ich weiß was es ist, kann aber seinen Namen nicht finden". Dies bestätigt sich durch Linas Sicherheit, womit die Funktion jedes Gegenstandes vorgezeigt werden kann. Die Beschaffenheit von Objekten empfindet sie als normal. Es fehlt jedes Fremdheitsgefühl.

Laura C. kann infolge ihrer Agnosie die Handhabung eines Gegenstandes nicht pantomimisch vorzeigen, Lina S. kann das ohne Probleme, und beide können den Gegenstand regelrecht verwenden, wenn er in ihrer Hand liegt. Ein Apraktiker, also ein Mensch mit Störungen der Handhabung eines Werkzeugs oder alltäglichen Gegenstandes infolge eines motorischen Planungsdefizits, kann weder vorzeigen noch handhaben.

Prosopagnosie, eine Teilleistungsstörung bei Läsionen im Gyrus fusiformis am basalen Temporal-Occipitallappenübergang[*]

Zu Begriff, Phänomenologie und Anatomie: Patienten mit Prosopagnosie erkennen ein Gesicht als Gesicht und bezeichnen es als solches. Auch können sie dessen einzelne Teile erkennen und richtig beschreiben. Dagegen sind sie unfähig, die Vertrautheit eines Gesichts zu empfinden, sie wissen nicht, „wem das Gesicht gehört". Anders ausgedrückt: Die Erkennung der generischen Klasse des Stimulus bereitet keine Schwierigkeiten, aber die Erkennung eines individuellen Vertreters der generischen Klasse, dessen Identität früher gelernt wurde, ist verloren.

Prosopagnostiker können das Empfinden von Vertrautheit eines Gesichtes wieder herstellen wenn sie zusätzlich nicht-visuelle Informationen erhalten (z.B. Stimme, Berührung, charakteristischer Duft).

Prosopagnosie ist häufig assoziiert mit Farberkennungsstörung (Achromatopsie) oder mit Alexie *ohne* Agraphie und immer assoziiert mit einseitigen oder beidseitigen Gesichtsfelddefekten. Selten besteht eine Assoziation mit Balint-Syndrom (Simultanagnosie, „oculäre Apraxie" und optische Ataxie) – Sie erinnern sich an Maria K., Teil III, Kapitel IV – oder mit einem Neglectsyndrom, jeweils in Abhängigkeit von der Läsionsausdehnung.

---

[*] Lit. 64.

Die größere Läsion der typisch beidseitigen Schädigung liegt häufiger links. Immer ist das zentrale visuelle System betroffen. Die Läsionen erfassen den unteren visuellen Assoziationscortex und seine vorwärts ziehenden Verbindungen in der occipitotemporalen Übergangszone (What-Pathway). Dies erklärt, warum häufiger obere Quadrantendefekte mit einer Prosopagnosie assoziiert sind – die Meyer'sche Schleife der Sehstrahlung, welche die visuellen Informationen aus den oberen Gesichtsfeldquadranten der Gegenseite zur unteren Lippe der Calcarina leitet, wird bei Läsionen im Temporallappen oder an der basalen Übergangszone zum Occipitallappen selektiv betroffen.

Prosopagnosie ist nicht immer beschränkt auf menschliche Gesichter. Übergeordnetes Leitcharakteristikum ist das Unvermögen, einen visuellen Stimulus durch Rekonstruktion in seinen spezifischen „historischen Kontext" zu setzen. Die Wertigkeit des Stimulus wird durch die emotionale Gewichtung vorgegeben und ist Führungsdeterminante für seine individuelle Priorität und seinen assoziativen Kontext.

Das Kennenlernen eines Gesichts erfordert die Schaffung seines visuellen Musters und eines funktionellen Zusammenhangs zwischen diesem Muster und anderen simultanen Informationen in den Sinnesfeldern beider Hemisphären.

Die Speicherung solcher visueller Muster erfolgt im inferomesialen visuellen Assoziationscortex (Gyrus fusiformis und lingualis = V4) *beider* Hemisphären.

Sie wird mit einem „Code" für zukünftige Aktivierung inhaltlich zusammenhängender Informationen versehen, die in zahlreichen Rindenfeldern an verschiedenen Stellen abgespeichert sind.

Dies könnte folgendermaßen ablaufen: Schrittweise Verarbeitungssequenz Area 17 (V1) nach V2 und zum Temporalcortex (V4). Von hier Projektion zum Hippocampus und weiter innerhalb des limbischen Systems. Schließlich Projektion auf die Assoziationsareale aller vier Grosshirnlappen.

Farbagnosie und Objektagnosie

Läsionen in der mittleren Temporalwindung erzeugen Störungen der Farberkennung mehr als der Objekterkennung. Eine perirhinale Läsion (Area 35, Area 36) stört dagegen selektiv die Objekterkennung und lässt die Farberkennung unbeeinflusst. Wie bereits im Teil III, Kapitel IV über visuelle Verarbeitung aufgeführt, sind Störungen der Objekterkennung nicht im gleichen Ausmaß „homogen" wie Farbagnosien.

Bildnerische Aufgabenstellungen bei Agnosien

Farbagnosie: Flächenfüllung einer neutralen Schablone mit Farben entsprechend Vorlage. Farbgebung entsprechend Sprachcode. Farbgebungen einer neutralen Schablone ohne Vorlage entsprechend der aus der Erfahrung bekannten Naturfarbe der Objekte.

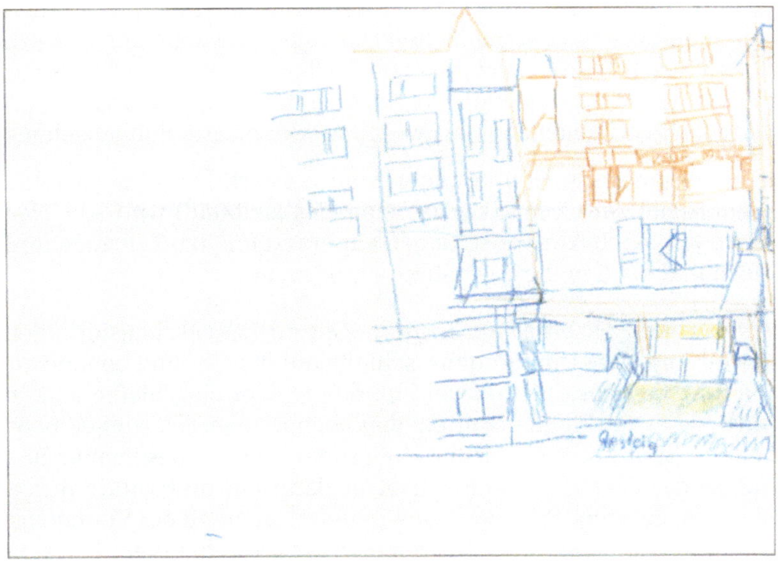

Abb. 64. Neglect nach links

Objektagnosie, Prosopagnosie: Erkennung und Abbildung von Objekten im Raumkontext. Collagen unter Einbezug von Gesichtern und Gegenständen, die dem Patienten vertraut und bedeutungsspezifisch sind.

Affektive Agnosie: Herstellung mimischer Karikaturen eines freundlichen, lachenden, traurigen und weinenden Gesichts.

Assoziative und aperzeptive Agnosie: Komplettierung unvollständiger Objektvorlagen. Nachzeichnen symmetrischer und asymmetrischer Körper. Ergänzung fragmentierter Bildvorlagen.

Räumlicher (spatialer) Neglect[*]

Zu Begriff, Phänomenologie und Anatomie: Ein räumlicher Neglect ist typisch bei Läsionen des rechten Parietallappens, mit Einschluss des Lobulus Parietalis Inferior bei Rechtshändigkeit. Aber auch bei links-parietalen Läsionen ist ein Neglect zur Gegenseite – wenn auch seltener – möglich. Räumlicher Neglect bewirkt eine virtuelle Verschiebung von Geschriebenem oder Gezeichnetem hin zum ipsiläsionellen Halbfeld, also jener Gesichtsfeldhälfte, die mit der Seite der Hirnläsion übereinstimmt. Der rechte Parietallappen verarbeitet die Informationseingänge aller Sinnesorgane zu einer einheitlichen egozentrischen Raumrepräsentation. Bei Neglectpatienten erfolgt die Koordinatentransformation systematisch fehlerhaft.

---

[*]   Lit. 15.

Eine halbseitige Neglectstörung für visuelle Wahrnehmung im Raum ist zumeist „auf einen Blick" in den bildlichen Darstellungen von Patienten erkennbar. Das betroffene Halbfeld – zumeist eben die linke Seite – ist nicht oder unvollständig in die Bildkomposition einbezogen, oder die Bildgestaltung verliert sich zur Neglectseite in ornamentale, perseverative oder bizarre Füllungselemente.

Räumlich organisierte Erinnerungen sind zerstört. Die Gesichtsfeldhälfte auf der Gegenseite zur Läsion (kontraläsionelles Halbfeld) wird zunächst weder durch Augen- noch Armbewegungen exploriert und bei Zeichnen und Malen erst nach und nach in die Gestaltung einbezogen.

Ein Beispiel: Georg H. litt schon längere Zeit an Durchschlafstörungen, erwachte jeweils um zwei Uhr morgens, schaute auf die Uhr und begann zu grübeln, ohne für die nächsten ein, zwei Stunden wieder einschlafen zu können. Dabei schwitzte er stark und erwartete den kommenden Tag – objektiv grundlos, wie er sich selber immer wieder eingestand – mit unbestimmter Beklemmung und Sorge. Gegen Morgen schlief er dann ein und wurde durch den Wecker aus dem tiefsten Schlaf gerissen – gerädert während der Vormittagsstunden – tagein, tagaus. Wahrscheinlich eine Depression, hatte ein befreundeter Arzt gemeint, und deshalb wollte Georg nächstens zum Neurologen. Aber er sollte neurologische Hilfe aus einem akuten Anlass benötigen: Während er wieder einmal ums Weiterschlafen kämpfte, wollte Georg um 3:00 morgens wie häufig um diese Zeit ins Badezimmer und stieß dabei mit Schulter und Stirn gegen den linken Türstock des Schlafzimmers. Seine Frau erwachte von dem lauten Knall und konnte nicht mehr verhindern, dass Georg zum zweiten Mal gegen den Türstock stieß. So als würde er sich seiner linken Körperhälfte nicht bewusst sein. An unserer Abteilung wurde ein Infarkt rechts im Parietallappen, dem angrenzenden Temporallappen und bis in den Übergang zum Occipitallappen diagnostiziert. Ursache der schmerzhaften Auseinandersetzungen mit dem Schlafzimmer-Türstock war ein ausgeprägter visueller Neglect nach links in Kombination mit partieller hemianopischer Gesichtfeldeinschränkung. Georg war bereits in den ersten Tagen nach dem Schlaganfall motiviert zu zeichnen, und so entstand diese Häuserfront – nach seiner eigenen damaligen Einschätzung korrekt und vollständig ausgeführt (Abb. 64).

Aufgabenstellung: „Zeichnen sie den Weg zu ihrer Wohnung von der einen Richtung, dann von der Gegenrichtung kommend." Dabei wird, in Abhängigkeit von der gedachten Betrachterrichtung, die eine oder andere Straßenseite – jeweils auf der Gegenseite zur Läsion – vernachlässigt. Neglectpatienten fixieren symmetrische Zeichnungen im kontraläsionellen Halbfeld nicht.

Das folgende Beispiel (Abb. 65) eines visuellen Neglect nach links bei rechtsparietalem Infarkt hat eine Entstehungszeit von drei Wochen. Zunächst blieb die linke Bildhälfte völlig leer, erst nach und nach wurde der Konnex zu den bereits ausgeführten Teilen der rechten Bildhälfte gefunden, und zwar sowohl stilistisch als auch inhaltlich. Aber die Bäume hatten bis zuletzt nur Äste nach der rechten Seite. Obwohl es allgemein im Verlauf einer Neglectstörung an symmetrischen Objekten besser gelingt – gleichsam aufgrund des abstrakt erfassten Gestaltprinzips –, richtige Ergänzungen im Neglectfeld vorzunehmen, war dies hier nicht der Fall.

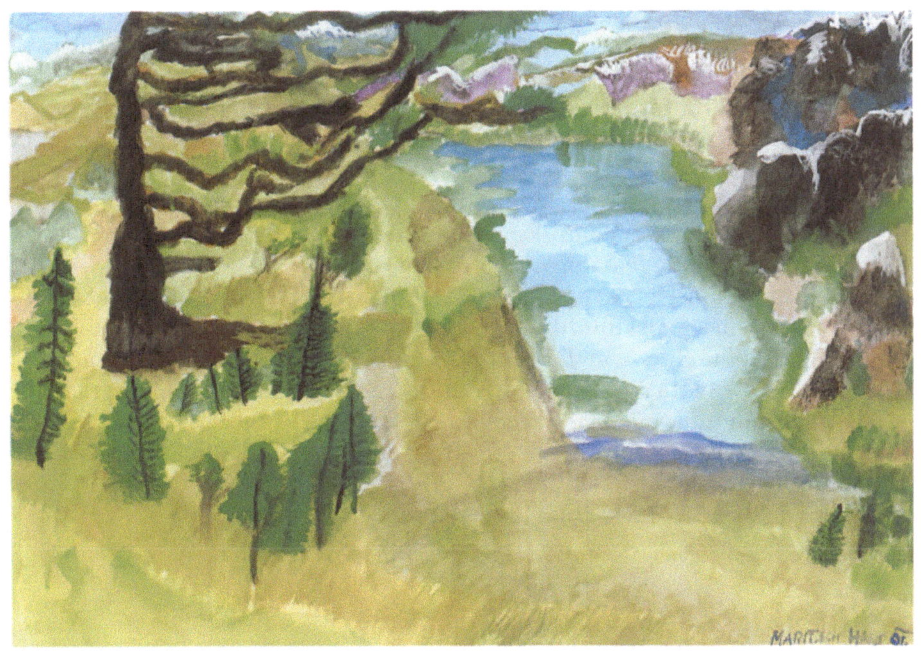

Abb. 65

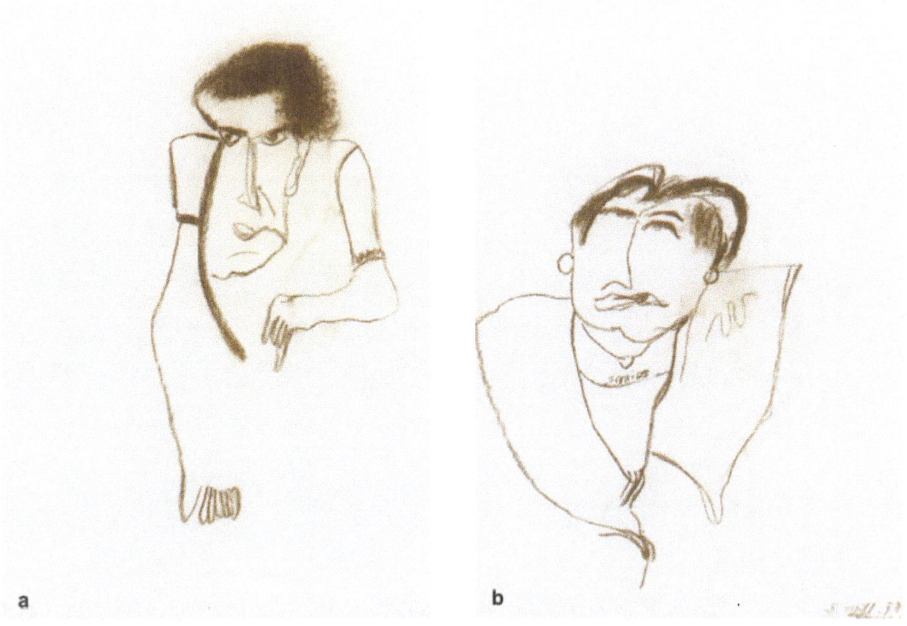

a   b

Abb. 66a und b

Bei Betrachtung asymmetrischer Objekte, die aus der normal erfassten Hälfte alleine nicht identifizierbar sind, werden zunehmend auch die kontraläsionellen Halbfelder fixiert. Entsprechende therapeutische Objektvorgaben mit asymmetrischer Form fördern diesen Vorgang. Eine Aufgabenfolge ist daher das Nachzeichnen von asymmetrischen versus symmetrischen Figuren und Objekten.

Das Selbstportrait ist eine Bildaufgabe mit subtiler Asymmetrie. Bei ausgeprägtem Neglect wird die kontraläsionelle Gesichtshälfte ausgelassen oder es erfolgen kontextfremde, oft stereotype Füllungen.

Zu Beginn seiner Neglectstörung nach links zeichnete dieser Patient sich selbst, und augenfällig ist die zunehmende Konzeptauflösung der Darstellung links im Bild. Der rechte Arm des Portraitierten ist ein atavistischer Fremdkörper mit einer Perseverationsreihe von Fingern. Die gleichseitige Gesichtskontur ist unvollständig (Abb. 66a). Wochen später, als das Portrait seiner Gattin ohne merkliche Asymmetrien in der Bildkonzeption entstand (Abb. 66b), kommentierte der Patient sein initiales Problem mit den Worten: „Hier sehe ich ja aus wie der Glöckner von Notre Dame."

Kapitel II

Netzwerkstörungen ohne spezifische Lokalisation

Apraxie, eine gestörte Leistungskooperation zwischen Occipital-, Parietal- und Frontallappen[*]

Praxie bezeichnet eine heterogene Klasse von menschlichen Bewegungen, welche unter anderem auf den „neuen" biomechanischen Gegebenheiten unserer Hand gründet und eine erweiterte Kontrolle über externe Objekte ermöglicht.

Durch Absicht und Übung erhalten diese Bewegungen bildhaften Charakter, indem die erlernte Bewegungssequenz einer manuellen Handlung – unabhängig von den Kommunikationsabsichten des Handelnden – auch zum „geistigen Zeichen", zur Geste, zum Symbol dieser Handlung wird.

Apraxie bedeutet Verlust solcher gelernten Bewegungen, Störung des komplexen, integrierten motorischen Verhaltens. Sie kann mit oder ohne Aphasie auftreten. Ihr Charakteristikum: die Unfähigkeit zu zweckmäßigem Handeln, obgleich keine grundlegenden motorischen Mängel vorliegen (Schwäche, Akinese, abnorme Körperhaltung oder abnormer Tonus), keine sensiblen Störungen, kein beeinträchtigtes Verständnis für die geforderte Aufgabe, keine Gedächtnisstörung. Apraxien können sich auf bestimmte Teilfertigkeiten beschränken, man spricht dann von „fertigkeitsspezifischer Apraxie".

Aphasische Patienten zeigen häufig begleitende Apraxien, das heißt, sie haben Schwierigkeiten bei der Planung von Bewegungen des Gesichts, des Rumpfes oder der Gliedmassen, die sonst automatisch erfolgten (darunter auch Bleistift spitzen, Pinsel in die Farbe tauchen, die Spitze mit der feuchten Farbe formen, Pinsel auswaschen etc.). Eine Patientin nach linkshemisphäralem Infarkt mit Aphasie und zunächst auch begleitender Apraxie hat nach Wiederherstellung ihrer Werkzeugfähigkeiten sich selber in Gestalt eines Frosches ironisiert, der zwar einen großen Mund hat, aber nur ungeformte Laute zum Ausdruck bringen kann (Abb. 67).

Läsionen der hinteren Parietalregion erzeugen häufig Teilstörungen der Praxie: Visuell gelenkte Zugreifbewegungen sind bei solchen Patienten ungenau und, gewöhnlich nach der Seite der Läsion, zielabweichend. Die Bewegung

---

[*] Lit. 11, 14, 60.

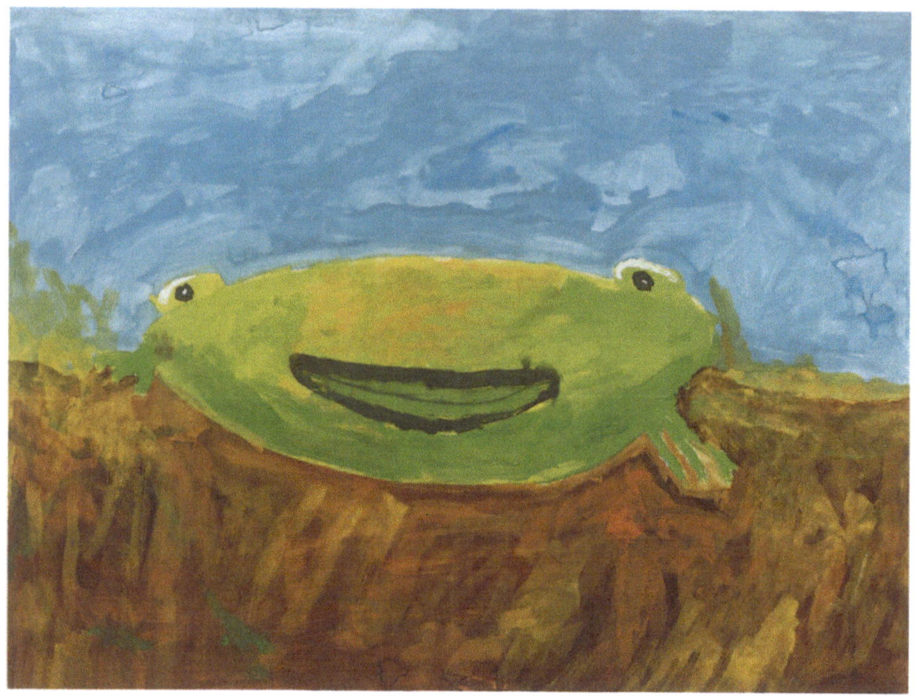

Abb. 67

läuft verlangsamt, Fehlplazierung der Finger bei visuell geführten Zugreifbewegungen ist charakteristisch. Somatosensorische Kontrolle der Hand und vi-
suospatiale Funktion sind normal.

Hypothese: Läsionen dieser parietalen Areale erzeugen eine Leitungsunterbrechung zwischen visuellen und „lagesinnlichen" (= proprioceptiven) Informationen auf einer Funktionsebene, wo zielorientierte Steuerbewegungen vorbereitet werden. Die Disconnexion bewirkt, dass proprioceptive Eingänge
nicht mehr durch visuelle Eingänge kalibriert werden. Das heißt: Arm- und Objektpositionen im Raum werden nicht mehr aufeinander abgestimmt, weil diese
bimodale Integration unterbleibt.

   Das motorische System muss demnach von seinem optimalen integrierten
Feedforward/Fedback-Modus (kontinuierliche Verfolgung der Armposition
durch optische *und* propriozeptive On-line-Kontrolle) umgestellt werden auf
den Ersatzmodus der ausschließlich peripheren propriozeptiven Afferenzkon-
trolle (Feedback-Modus).

Ideatorische Apraxie

Patienten mit Läsionen des supplementärmotorischen, mitunter auch des prämotorischen oder des – vorzugsweise linksseitigen – parietalen Cortex, aber

auch solche mit Unterbrechungen der Assoziationssysteme zwischen diesen Arealen können eine sog. ideatorische Apraxie erleiden. Die Betroffenen sind nicht mehr imstande, vorgezeigte Bewegungen zu imitieren oder gemäß verbaler Aufforderung durchzuführen.

Der Vorlauf sprachlich animierter Feinbewegungen funktioniert vermutlich so: Akustische Reize erreichen die Heschl-Windungen und werden von hier in die Wernicke Area zur Dechiffrierung weitergeleitet. Die Wernicke Area steht via Fasciculus arcuatus in Verbindung mit den prämotorischen Feldern. Dieser motorische Assoziationscortex steht in Verbindung mit dem Motorcortex der linken Seite. Wird man aufgefordert, eine „Handlung" mit der rechten Hand auszuführen, so wird diese Bahnsequenz benutzt.

Soll nach sprachlicher Aufforderung die linke Hand benutzt werden, wird vom linken mot. Assoziationscortex via vorderen Balken zum rechten motorischen Assoziationscortex und von hier zum rechten primären Motorcortex verbunden.

Ein Beispiel: Gerhard R. war 45 Jahre alt, Krankenpfleger, immer gesund und sein Lebensstil nach allen Kriterien der Gesundheitsvorsorge makellos „vernünftig". Er hatte weder Übergewicht, noch gab es Blutdruckprobleme, noch Alkohol-, noch Nikotinabusus. „Aus heiterem Himmel" also erlitt Gerhard einen Verschluss der linken Halsschlagader mit großem Infarkt der linken Großhirnhälfte. Dieser Infarkt erfasste die Gyri prä- und postzentralis, temporalis superior, die Heschl'schen Querwindungen und den Gyrus angularis.

Das entsprach klinisch einer Aphasie mit schweren Wortfindungsstörungen, aber auch einer Unfähigkeit zur motorischen Sprachbildung. Es bestand ebenfalls eine mittelgradige Halbseitenlähmung rechts mit Betonung an Gesicht und Arm, unter besonderer Beeinträchtigung der feinen Fingerfunktionen, und eine ebenso verteilte Sensibilitätsstörung. Während die Sprachstörung hartnäckig bestehen blieb, besserten sich die motorischen Funktionen an Gesicht, Arm und Hand der rechten Seite nach und nach, und die Sensibilitätsstörung verschwand völlig. Nun zeigte sich etwas Bestürzendes: Während es Gerhard beispielsweise mühelos gelang, „Kraftfunktionen" in Gang zu setzen, wie etwa das Strecken oder Beugen des Ellenbogens gegen Widerstand oder auch die Finger des Untersuchers kraftvoll mit der rechten Hand zu drücken, war er unfähig, diese Grundfunktionen in einen komplizierteren Bewegungsablauf einzubinden, etwa zu den Funktionsabläufen, die man braucht, um sich die Zähne zu putzen, sich zu rasieren oder ein Hemd zuzuknöpfen. Es half nicht, wenn man ihm eine verbale Anleitung gab, obwohl das Sprachverständnis sich langsam besserte, noch konnte er Bewegungen imitieren, wenn sie ihm pantomimisch vorgezeigt wurden. Ebenso schwierig war es zu Beginn, einen Pinsel zu handhaben, und oft saß er weinend vor dem Malkasten mit den Wasserfarben der Kindheit. Die depressive Verstimmung in dieser frühen Phase seiner Rehabilitation machte zunächst jeden Versuch der Ergotherapeutin und der Physiotherapeuten zunichte, und die Serie der Erschütterungen im Leben dieses bisher optimistischen und geselligen Menschen schien kein Ende zu nehmen. Nach einer antidepressiven Behandlung „zog der Kampfgeist bei ihm ein", wie unsere Stationsschwester es ausgedrückt hat. Er setzte sich vor seine Malutensilien, wusste, was es werden sollte, hatte also offenbar eine Gestal-

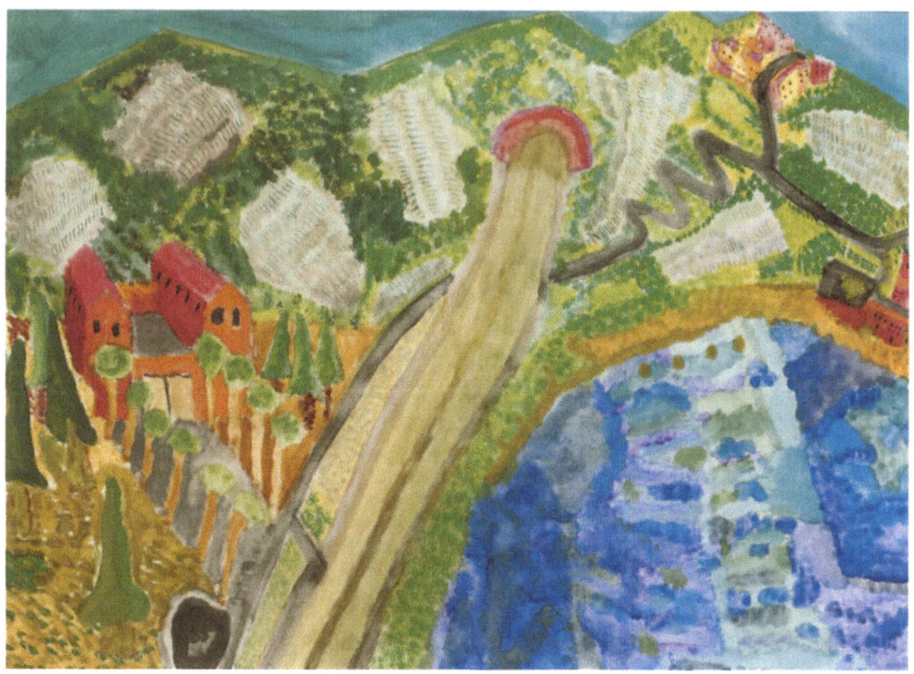

Abb. 68

tungsidee, und Woche für Woche konnte er die dafür nötigen Handlungsse-
quenzen besser aktivieren, bis zuletzt dieses Bild entstand, in dem jedoch eine
eigentümliche Raumverarbeitungsstörung zum Ausdruck kommt (Abb. 68), wie
auch in der Arbeit einer jüngeren Frau nach multiplen linkshirnigen subcorticalen Läsionen mit Bezug zum hinteren Balken (Abb. 69). Gerhard kann mittlerweile wieder sprechen und bestätigt damit Norman Geschwinds optimisti-
sche Sicht der Aphasie als einer jener Störungen, bei denen die Würfel über
bleibend oder *nicht bleibend* nicht innerhalb von wenigen Monaten gefallen
sind:

*„Most neurologists are gloomy about the prognosis of severe adult aphasia after
a few weeks, and pessimism is reinforced by a lack of prolonged follow-up in
most cases.*

*I have, however, seen patients severely aphasic for over a year who then
made excellent recoveries, one patient even returning to work as a salesman,
and another as a psychiatrist.*

*Furthermore there are patients who continue to improve over many years,
e.g. a patient whose aphasia, still quite evident 6 years after onset, cleared up
substantially by 18 years. "*

Das war eine entscheidende Wende gegenüber dem Dogma der Aussichtslo-
sigkeit aus dem Munde eines so überragenden Neurobiologen und Neurohisto-
logen wie Santiago Ramon y Cajal:

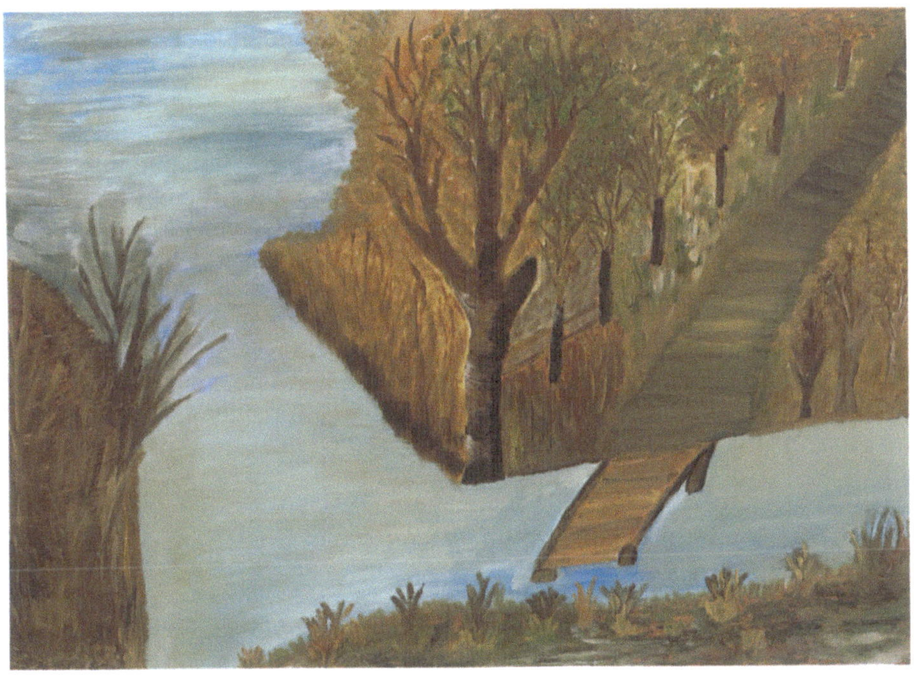

Abb. 69

„Once development is completed, the sources of growth and regeneration of axons and dendrites are irrevocably lost.

In the adult brain, nervous pathways are fixed and immutable; everything may die, nothing may be regenerated."

Gestalterische Aufgaben bei Apraxie verbessern den Umgang mit Werkzeugen und die Ausführung zusammengesetzter Bewegungsabläufe.

Ataxie, eine Funktionsstörung mit vielen Lokalisationen, und andere motorische Beeinträchtigungen

Ataxie ist kein Einzelsymptom, sondern *„die Summe verschiedener Störungen in der Regulierung der Bewegungsmechanismen, wodurch dieselben in ihrer Zusammensetzung (Koordination) leiden und dadurch das vorgesteckte Ziel nicht erreichen (Marburg)"*.

Das Schriftbild wird zittrig, irregulär, hypermetrisch = Cerebelläre Megalographie. Diese Summe von Störungen der Bewegungskoordination tritt auf bei Läsionen von Kleinhirn, Frontal- oder Parietallappen, Thalamus, Capsula interna und Brücke. Aber auch Schäden an den peripheren sensiblen Afferenzen, den sensiblen Rückenmarksbahnen bzw. den Spino-cerebellären Bahnen können Ataxie erzeugen.

Das bedeutet, den motorischen Koordinationsfunktionen liegt ein weit ausgespanntes Regelkreissystem zugrunde. In die Planung einer Willkür-Bewegung sind alle Großhirnlappen einbezogen, bevor die Ausfolge des motorischen Steuersignalsatzes über Area 4 und die Pyramidenbahn erfolgt. Wir haben diese Abläufe bereits dargestellt (Teil III, Kapitel VII).

Der Bewegungsplan wird also parallel zur Ausgabe des Steuerimpulssatzes über die cortico-ponto-cerebelläre Projektion gekreuzt ins Kleinhirn geleitet und mit den Rücklaufdaten aus Muskel-, Sehnen- und Gelenksrezeptoren der Körperperipherie abgeglichen. Treten in diesem Soll-Ist-Vergleich Diskrepanzen auf, so wird ein Korrekturimpuls an die fronto-motorische Planungsebene gesandt. Wesentlich ist dabei das zeitgerechte Eintreffen der Rückkoppelungsdaten. Ist die Datenrücklaufsgeschwindigkeit herabgesetzt, so beginnt der Regelkreis „zu schwingen", das heißt, die Korrekturdaten sind zu spät eingelangt und der Regelfehler wird immer größer – klinisch gesprochen ist hiermit eine ataktische Störung entstanden (60).

Kleinhirnsymptome im bildnerischen Gestalten

Pathologische Stützreaktionen: Wird die Hand nach handrückenwärts gestreckt (dorsalextendiert) oder auch nur die Finger, so erfolgt eine Streckung des Armes. Eine Beugung wird dann im Ellenbogengelenk oder in der Schulter nicht möglich sein. Es gibt aber auch eine negative Stützreaktion, bei der die Streckerdehnung der Finger bzw. der Hand eine Beugerkontraktion auslöst, während die Streckmuskeln gehemmt werden.

Signe de la préhension (André Thomas, Jumentier): Versucht der Patient, einen Stift oder Pinsel, ein Wasserglas oder eine Zeichenunterlage zu ergreifen, so erfolgt eine übermäßig weite Öffnung der Hand und beim Schließen eine ebenso krampfhafte Überschussbewegung.

Hertwig-Magendie'sche Schielstellung: Das Auge welches der Seite der Kleinhirnläsion entspricht, steht abwärts und einwärts, das kontralaterale Auge auswärts und etwas aufwärts. Diese Fehlstellung ist leicht kompensierbar, sodass keine Doppelbilder entstehen (Skew deviation).

Sehstörungen (Goldstein): Man zeichnet eine vertikale Linie auf eine Tafel, setzt in die Mitte dieser Linie den Fixationspunkt und findet bei linksseitiger Läsion ein Abknicken des oberen Anteils der Linie nach links. Auch Verzerrungen und Verschiebungen erfolgen gewöhnlich in der Richtung der Abweichtendenz. Und zwar herdgleichseitig bei Kleinhirnkranken, herdgegenseitig bei Stirnhirnkranken, wobei die Verzerrung bei Kleinhirnkranken mit dem herdgleichen Auge, bei Stirnhirnkranken mit dem herdentgegengesetzten Auge beobachtet wird.

Adiadochokinese (Babinski): Störung von antagonistischen Bewegungen, die in rascher Aufeinanderfolge ausgeführt werden, wie Beugen und Strecken der Finger, Pro-und Supination der Hand etc.

Asthenie = Adynamie: Die „Kleinhirnparese" tritt immer herdgleichseitig, schlaff und ev. mit Hyporeflexie auf. Sie entspricht einer höhergradigen Tonusstörung oder Kraftlosigkeit.

Hyperkinesien: Hierzu zählen Tremor, choreiforme und athetoide Bewegungen. Ein typischer Intentionstremor ist grob arrythmisch mit Zunahme bei Zielannäherung, Anstrengung oder Erregung.

Wenn die innere Bremse angezogen ist und jede Bewegung zum Kraftakt gegen den eigenen Widerstand wird

Bei einer Schädigung der Substantia nigra kommt es zu einem hypokinetisch-hypertonen Syndrom. Es besteht aus rigider, wächserner Tonuserhöhung der Muskulatur, einer Akinese (Bewegungsarmut), die sich u.a. in Form einer Hypomimie, also einer mimischen Verarmung ausprägt, und einem Ruhetremor. Das ist die klassische Störungskonstellation des Morbus Parkinson. Jede Bewegung verarmt in Verlangsamung und Minderung ihres Umfangs und ihrer Spontaneität. Aber auch Aufmerksamkeit, Emotionalität und Planungsflexibilität sind vermindert, weil die dopaminerge Versorgung auch des Frontallappens gestört sein kann (Projektion von der ventralen tegmentalen Area des Mittelhirns) (13, 66).

Oft und besonders in frühen Stadien der Erkrankung ist ein Therapieeffekt so unverzüglich und durchschlagend, dass man einen anderen Menschen vor Augen zu haben meint. Die Mimik ist wieder spontan und Bewegungen laufen harmonisch und mit normalem Umfang. Eine Läsion des Nucleus caudatus und/oder des Putamens hat eine hyperkinetisch-hypotone Störung zur Folge. Man zählt hierzu die Chorea, die Athetose, die Torsionsdystonie und den Torticollis spasmodicus.

Okulomotorische Funktionsabweichungen

Sakkadenstörungen

Das *Sakkadensystem* im weiteren Sinn besteht aus frontalen und parietalen Rindenfeldern und dem Colliculus superior. Es vermittelt oszillierende Augenbewegungen zwischen Objekten verschiedener Position und Richtung.

Im Gegensatz dazu vermittelt das *Vergenzsystem* die Anpassung an unterschiedliche Objektdistanzen zum Betrachter. Beide Systeme kooperieren integrativ. Vergenzsignale werden über die mesencephale retikuläre Formation vermittelt. Es scheint, dass frontale und parietale Augenbewegungen zur räumlich-zeitlichen Translation als einer Ersatzleistung auch ohne Colliculus superior fähig sind. Sog. „express saccades" sind aber von einem intakten Colliculus superior und seinen corticalen Afferenzen abhängig. Bei einseitiger Läsion des Colliculus superior treten die kontralateralen Sakkaden verzögert und im Umfang vermindert auf. Daraus folgt eine instabile Fixation.

Optische Ataxie

Bezeichnet Zielverfehlungen bei Greifbewegungen mit beiden Armen und Händen im kontraläsionellen Halbfeld, typischerweise nach Läsionen im Lobulus parietalis superior.

Aufgabenstellung:

- Farbfüllungen von Vorlagen (z.B. Mandala) mit beiden Händen abwechselnd.
- Kopieren oder Ausmalen von Ornamenten.
- Spiegelbildliches Kopieren von Linienornamenten.

Hemianopsie

Läsionen der Meyer'schen Schleife im Durchlauf durch den Temporallappen bewirken homonyme obere Quadrantenanopsien, Läsionen des Parietallappens homonyme untere Quadrantenanopsien (36).

Solche Gesichtsfelddefekte zeigen immer unregelmäßige Begrenzung und sind nie streng horizontal bzw. vertikal begrenzt.

Aufgaben bei Hemianopsie: Abzeichnen oder Kopieren symmetrischer versus asymmetrischer Gegenstände, um kompensatorische Augen- und Kopfbewegungen zur Seite des gestörten Gesichtsfeldes zu aktivieren. Dies geschieht, weil bei asymmetrischen Gegenständen nicht aus der Erfahrung ergänzt werden kann.

Kapitel III

Emotionale und kognitive Störungen

Depression[*]

Zu Begriff, Phänomenologie und Anatomie: Depressionen sind häufig bei organischen Hirnerkrankungen. Hohe Inzidenz haben beispielsweise der M. Parkinson sowie linkshirnige Frontallappen- und Caudatuskopf-Läsionen (67). Aber auch internistische Erkrankungen und besonders chronische Entzündungen sind oft von Depressionen begleitet oder gefolgt (68).

Wie bereits bei den anatomisch-funktionellen Analysen ausgeführt, sind Depressionen – mindestens zum Teil – Ausdruck von Funktionsstörungen im serotonergen und noradrenergen Hirnstammsystem und deren diffuser Projektion auf Cortex und Thalamus. Serotonin(5-HT)mangel erzeugt Fehlverarbeitung emotionaler Reize mit Affektverflachung und inadequaten emotionalen Antworten auf Umgebungsvorgänge, einer Unfähigkeit zu Lustgefühlen und sinnlichem Glück (Anhaedonie). Noradrenalin(NE)mangel bewirkt eine Abnahme der Aufmerksamkeit gegenüber sensorischen Signalen. Eine akute depressive Reaktion geht einher mit ausgeprägter Minderempfindung von Sinnesreizen. Dies bewirkt aber auch eine abnorme Verarbeitung sensorischer Reize mit psychomotorischer Verarmung, Regression, gesteigerter Schlafneigung und reduziertem Appetit.

Ein befreundeter Maler, der über die Kraft und Wirkung von Farben regelmäßig ins Schwärmen kommt und wunderbar leuchtkräftige Bilder malt, hatte wieder einmal begonnen, seine Geliebte im starken Licht eines Sommertages zu malen. Aber er kam nicht dazu, das Bild zu vollenden, denn sie verließ ihn ohne Erklärung, dafür aber unverzüglich zwischen zwei Sitzungen. Die akute depressive Reaktion, die nun folgte, äußerte sich bei ihm so, dass er die Farben nicht mehr unmittelbar erleben konnte. Er hatte plötzlich das Gefühl, als wären sie chiffriert, und er setzte sie wie Zeichen ihrer selbst, ohne ihre Wirkung zu empfinden wie immer bisher.

Menschen mit 5-HT-Mangel und/oder NE-Mangel haben ein höheres Risiko für Fehl-Interpretationen sensorischer oder Verhaltens-Aktivität, integrieren diese Impulse schlecht in die individuelle Erfahrung und entwickeln so einen gestörten Sinn für ihre Umgebung. Häufig äußert sich dies in verstärkter Empfindlichkeit oder der Mutmaßung, von anderen zurückgewiesen oder nicht beachtet zu werden. Häufig auch in der leblos-netten Art und wasserdichten

---

[*] Lit. 22, 25, 39, 42, 45, 46.

Höflichkeit, die einen stets neutralen, nach allen Richtungen distanziert-toleranten Standpunkt signalisiert. Man hat Verständnis für alles, solange dadurch gewährleistet bleibt, dass man sich nicht exponieren und damit womöglich auf einen Kampf einlassen muss.

Sowohl NE als 5-HT stehen in Beziehung zum Synthesezyklus von Melatonin, dessen Sekretion stark beeinflusst wird durch die „biologische Uhr" des Gehirns und durch Licht (Wenig Licht – viel Melatonin, viel Licht – wenig Melatonin). Abnorme biologische Rhythmen können daher verantwortlich sein für die Störung der NE und 5-HT-Synthese.

Ich konnte an Patienten mit leichterer depressiver Verstimmung bei regelmäßigem Zeichnen und Malen im Freien deutliche Besserungen beobachten. Andererseits meiden Depressive das Licht, um sich in dunkle Räume zurück zu ziehen, sich vor der Sonne zu „verkriechen", und oft verlieren sie den Tag-Nacht-Rhythmus. Es sind Zustände wo das Aufstehen am Morgen nicht gelingt, der Tag mit einer beträchtlichen Verzögerung und oft erst in den Nachmittagsstunden beginnt. Der Abend wird dann etwas leichter und die Nacht bis in die Morgenstunden durchwacht – einsam natürlich, denn der Rest der Welt schläft. Eine traditionell in unserer Lebensempirie festgeschriebene neurobiologische Wahrheit ist die Assoziation zwischen Depression und „Düsternis", „finsterem" Gemüt und der negativen emotionalen Wertigkeit von Schwarz, Grau, Braun und dunklem Blau gegenüber der positiven emotionalen Tönung von hellen kräftigen Farben wie Rot, Gelb und Grün.

Im Norden, wo Licht über viele Monate des Jahres nur matt die Gestaltenwelt beleuchtet, kommt das Empfinden für Farbwirkungen und die Liebe zur Farbgebung zum Erliegen. Aber nicht nur das. Der Mangel an Licht- und Schatten-Effekten begünstigt offensichtlich auch Unsicherheiten in der Kalkulation von Raumkörpern und Proportionen. Diese Empfindung hatte ich zuletzt in Bezug auf die Stadtarchitektur bei einem herbstlichen Aufenthalt in einer nordeuropäischen Großstadt.

Nicht immer bedeutet Depression aber monotone Erstarrung und leblose Freundlichkeit, Durchschlafstörung und Stuhlprobleme. Die Befindlichkeit manches Depressiven wird bestimmt von Angst und Panikzuständen. Sie treten auf ohne jede biologische Notwendigkeit und erzeugen einen ununterbrochenen Zustand von Alarmbereitschaft.

Angst ist im physiologischen Zustand ein integriertes Reaktionsprogramm in Beantwortung einer als gefährlich erkannten Situation. Für diese Erkenntnis bedarf es cortikalen Verarbeitens und eines entsprechenden Gedächtnisspeichers. Es folgen verstärkte Aufmerksamkeit und Wachheit, Perceptionsschärfe als Ausdruck erhöhter sensorischer Situationsanpassung. Die Aktivierung motorischer Systeme zur Expression von Angst im Gesicht, für die Auslösung von Angst, Zittern oder Fluchtverhalten, Aktivierung des autonomen Systems zur Steigerung von Blutdruck, Atemfrequenz und Seiteneffekten, wie Herzpalpitationen, Übelkeit, Schwindel, Tremor und Verlust der Libido. Der zentrale Motor und Verteiler für dieses komplexe Funktionsmuster ist der Amygdala-Komplex. Elektrische Stimulation des Zentralkerns bei Tier und Mensch erzeugt Angstreaktionen. Die meisten angstlösenden Substanzen eliminieren Angstsymptome nach Infusion in die Amygdala ebenso wie die chirurgische

Abtragung dieses Kernkomplexes. Wichtigste Voraussetzung für das Verständnis der Angstentstehung ist die zentrale Rolle der Amygdala in der Generation von konditioniertem, also eingelerntem Angstverhalten. Bestimmte Kerne (lateraler und amygdalo-striataler Komplex) bilden gleichsam das Angstgedächtnis, während andere Anteile (der Nucleus centralis) über seine Verbindungen das Angstprogramm ausfolgt. Personen mit Panikstörungen haben eine erhöhte neuronale Aktivität im rechten Temporallappen und Amygdalakomplex. In das „Angstprogramm" sind jedoch auch Locus coeruleus und Raphae-System involviert. Durch Freisetzung von Noradrenalin in Thalamus und Cortex entsteht die gesteigerte Wachheit und sensorische Aufmerksamkeit. Die Aktivierung des sympathischen Systems über Amygdala-Projektionen zum Hypothalamus und die darauffolgende Interaktion von Noradrenalin und Adrenalin mit ß-adrenergen Rezeptoren in der Peripherie gewährleistet die vegetativen Programmkomponenten. Serotonerge Projektionen aus dem Raphae-System steigern die Aktivität der Amygdala und mediieren Verhaltensänderungen, die mit dem Angstzustand assoziiert sind über ihre Projektionen zum Frontallappen und zum Hippocampus. Daneben steigern Raphae-Projektionen die Aktivität des Locus coeruleus.

Wie kreativ depressive Menschen sein können, wie schwer sie sich aber diese Kreativität abringen müssen, zeigt die folgende Geschichte in charakteristischer Weise:

Michael S. begann sein Studium der Psychologie mit Interesse und Einsatz. Er wohnte in einer kleinen Wiener Altbauwohnung, die mit einem alten Ölofen beheizt wurde und in der alte Möbel standen. Alles war „vergangenheitlich" in dieser Wohnung, und Michael liebte es, in seinem Leben Reminiszenzen aus dem 19. Jh. aufzustellen, weil er sich in der Gegenwart immer unwohl und nicht konkurrenzfähig fühlte. Im Herbst des ersten Semesters verbrachte er viel Zeit in Vorlesungen und Seminaren, bald aber war er mitten in den überfüllten Hörsälen und Seminarräumen einsam und blieb tagelang allein in seiner Wohnung. Dabei verlor er bald das Gefühl für Tag und Nacht, las bis drei Uhr morgens und erwachte gegen Mittag. Mit irgendwelchen Entschuldigungen meldete er sich von laufenden Seminaren ab und begann nun, in vollständiger Isolation fieberhaft zu zeichnen und zu malen. War jemand unverbindlich freundlich zu ihm, so meinte er stets, einen Freund fürs Leben gefunden zu haben, und war es eine Frau, so schrieb er endlose Liebesbriefe, schickte sie aber nur selten ab und glaubte voller Euphorie an *die* große Wende in seinem Leben, bis er dann nach bangen Wochen tief enttäuscht aufhörte, Antwort zu erhoffen. Wenn der Ölofen im Frühjahr erlosch – was er auch Winters oft tat, weil Michael nicht den Antrieb fand, von der nächsten Tankstelle Heizöl zu holen –, wenn es also Frühling wurde, so empfand er das nicht als Auftakt zum heiteren, leichteren Leben der warmen Jahreszeit, sondern erlebte die Frühlingsfarben als kraftlos und matt, verkroch sich vor der Sonne, und es bedeutete eine gewisse äußere Übereinstimmung mit seinem inneren Zustand, wenn der Frühling verregnet und mit späten Schneeschauern verlief. Einen harmlosen Talgdrüsenabszess an seinem Hodensack hielt er für Syphilis trotz notgedrungener sexueller Abstinenz, und anstatt für Klarheit einen Arzt aufzu-

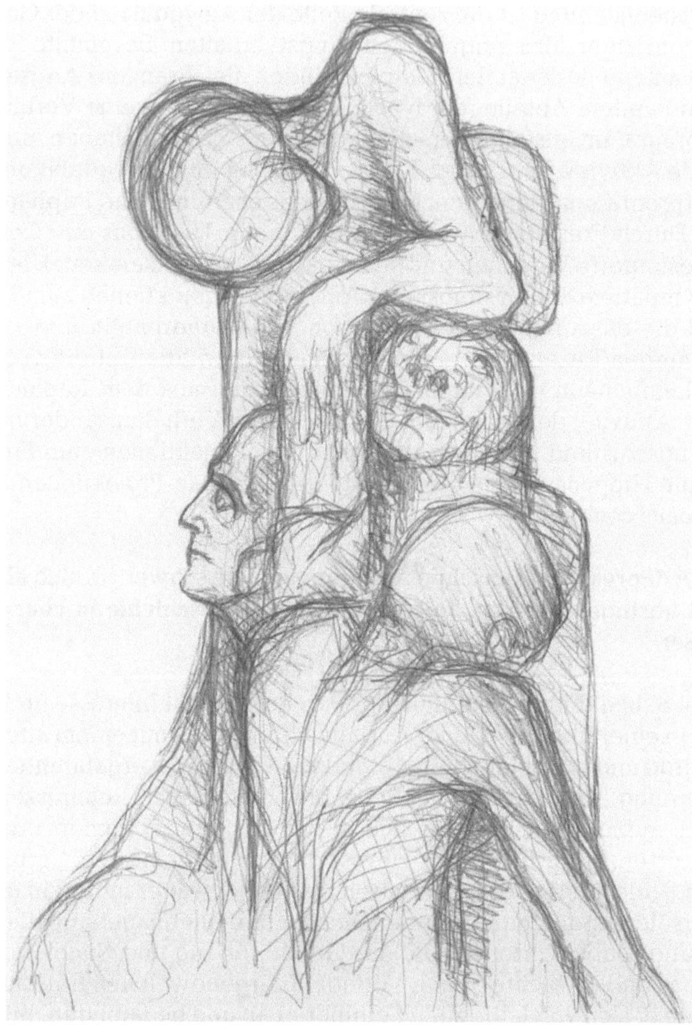

Abb. 70

suchen, nahm er als gegeben, dass er bald sterben würde, und hörte in den langen Nächten bis in den Morgen Schuberts Winterreise und las den Dr. Faustus von Thomas Mann. Michael kam in seinem Studium nicht vorwärts. Langsam wurde der Abstand zwischen der Welt der anderen mit Partys und Krapfenwaldbad, Rax, Attersee und Edenbar und seiner eigenen 60m^2-Welt immer größer, und jeder gescheiterte Versuch, morgens aufzustehen und wieder die Vorlesungen zu besuchen, endete mit Alkohol und dem häufiger werdenden Gedanken, noch ein paar Bilder zu malen und dann „sich selber abzuschaffen". Nach einem solchen Abschaffungsversuch kam er in unsere Notaufnahme und war von da ab mein Patient. Nach einer zweimonatigen Therapie und einem

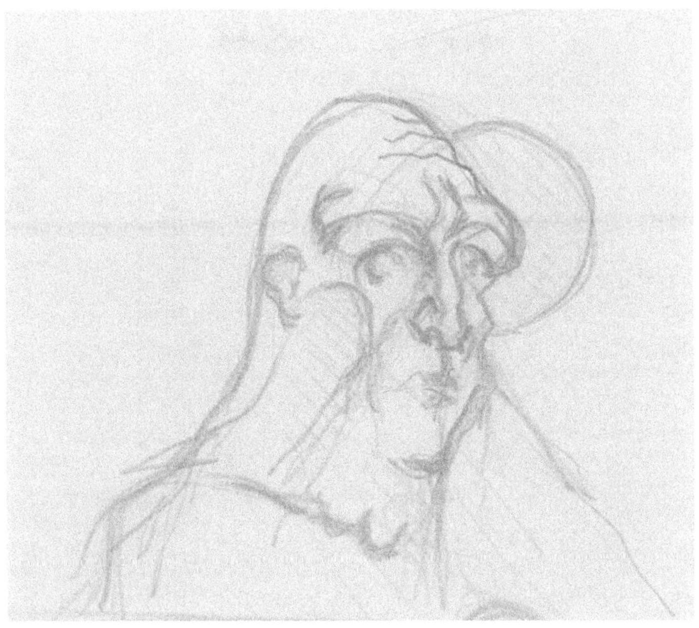

Abb. 71

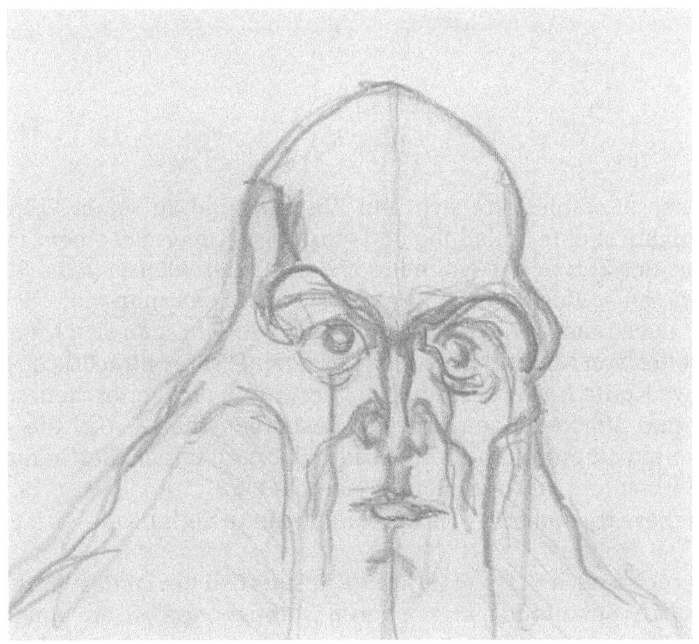

Abb. 72

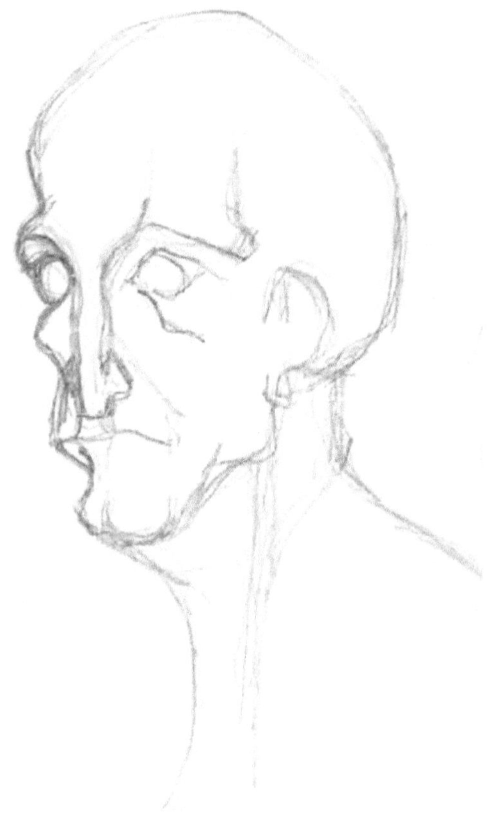

Abb. 73

Studiumswechsel stabilisierte sich sein Zustand, und zu seiner Promotion in Medizin schickte er eine Einladung und ein großes Kuvert mit einem Teil seiner Arbeiten aus der Zeit in der Wohnung mit dem alten Ölofen (Abb. 70–73). Es war einer meiner glücklichsten Momente als Arzt, wo man viele Schlachten schlägt und auch immer wieder verliert – egal wie sehr man sich Mühe gibt.

Die Arbeiten von Michael S. zeigen, dass Depression beträchtliche gestalterisch-kreative Kräfte freisetzen kann. Ist der Antrieb nicht erloschen, so kreisen Gedanken und Vorstellungen um ein Gestaltungsthema, das die negative Grundstimmung oft ergreifend zum Ausdruck bringt und vielleicht die einzige Ausdrucksform bildet, die dem Betroffenen bleibt.

Oft sind diese thematischen Gestaltungen lange Serien von Varianten über ein Thema.

Ein eindrucksvolles Beispiel aus der Kunstgeschichte ist das Werk von Edvard Munch, der bekanntlich an schweren Depressionen litt. An einigen unserer Patienten konnten wir ein beharrliches thematisches Kreisen ihrer ergreifenden Skizzen und Zeichnungen beobachten, und vielfach drückt sich der veränderte Realitätssinn des Depressiven in wahnhaften Bildsetzungen einer

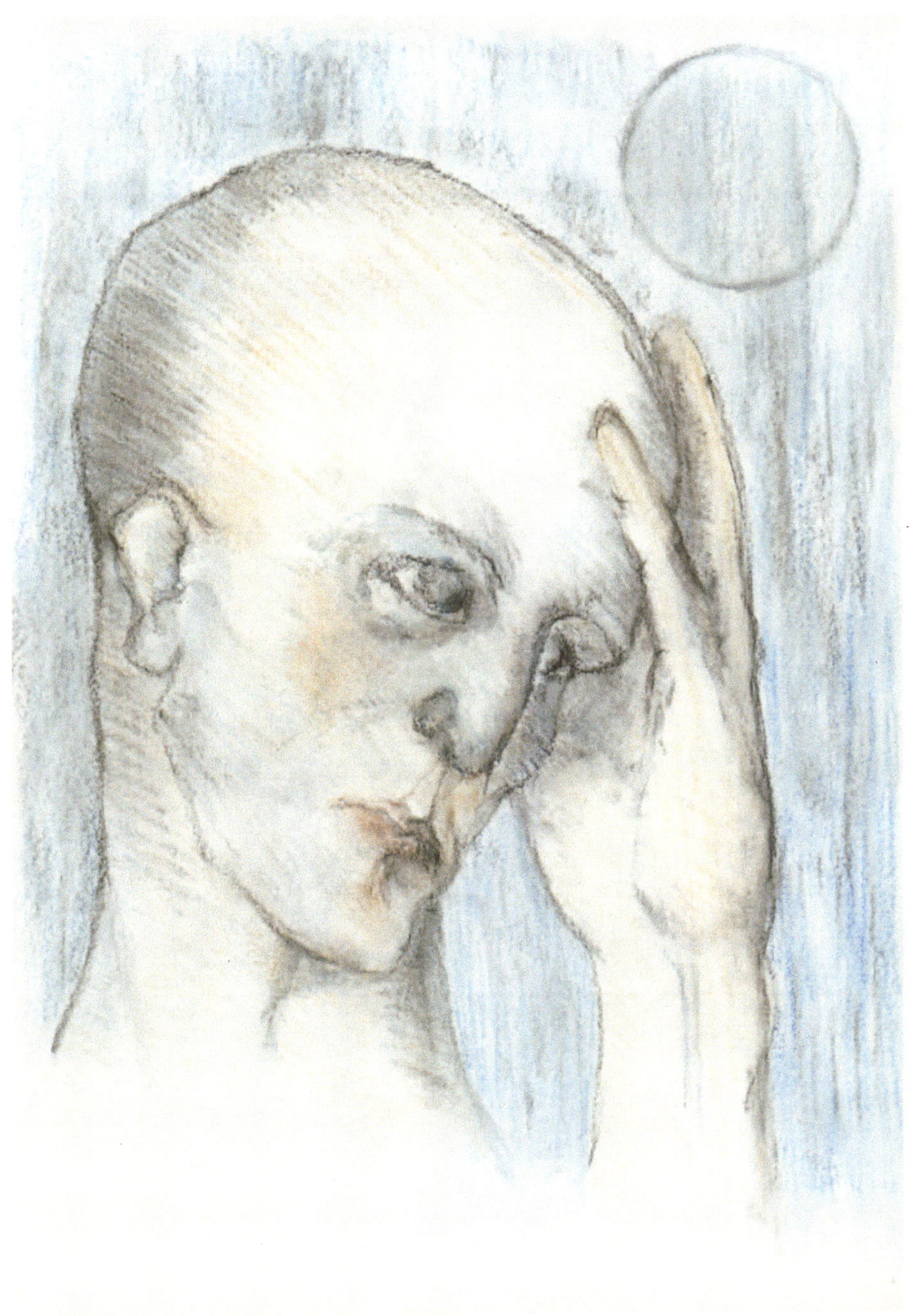

Abb. 74

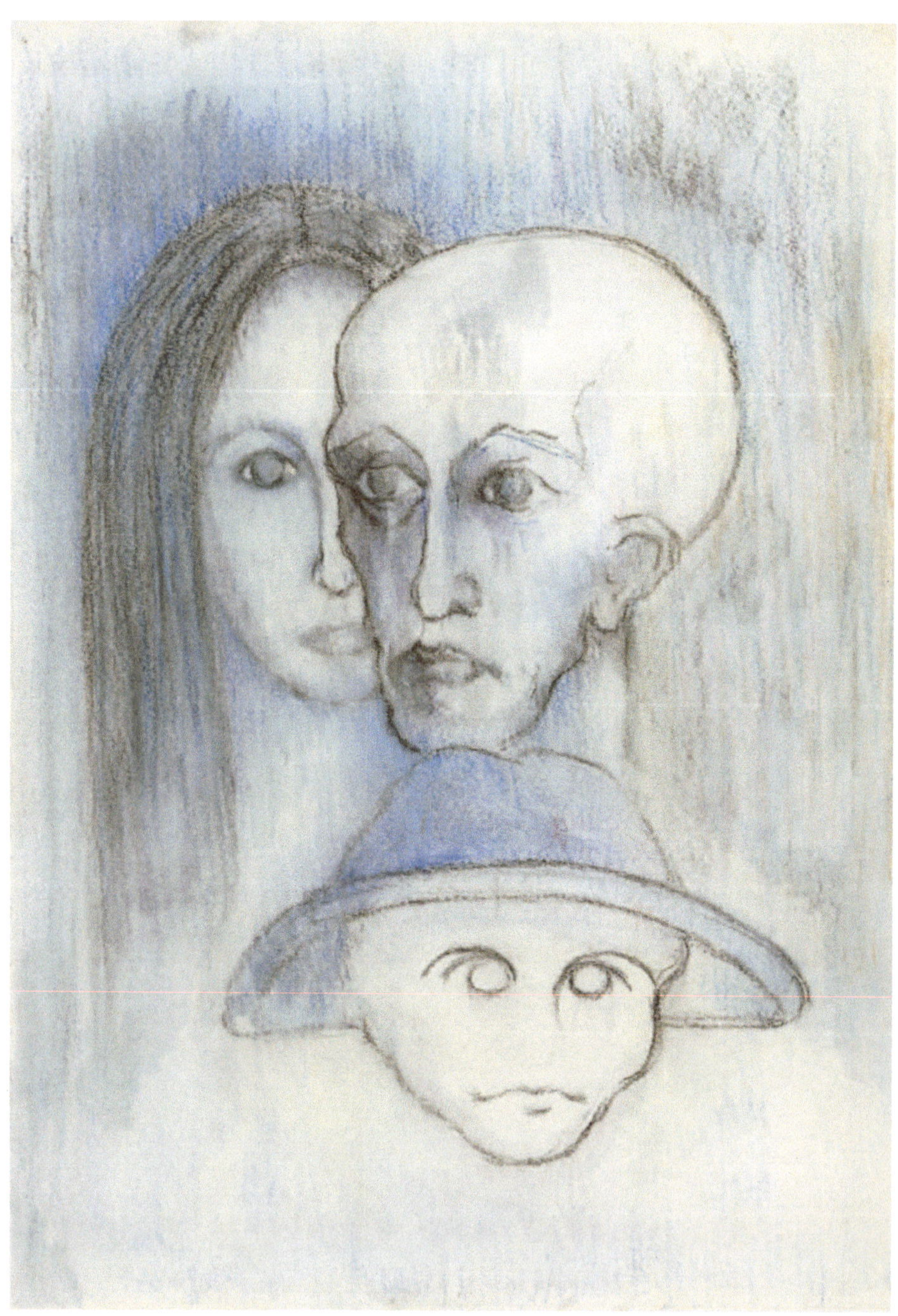

Abb. 75

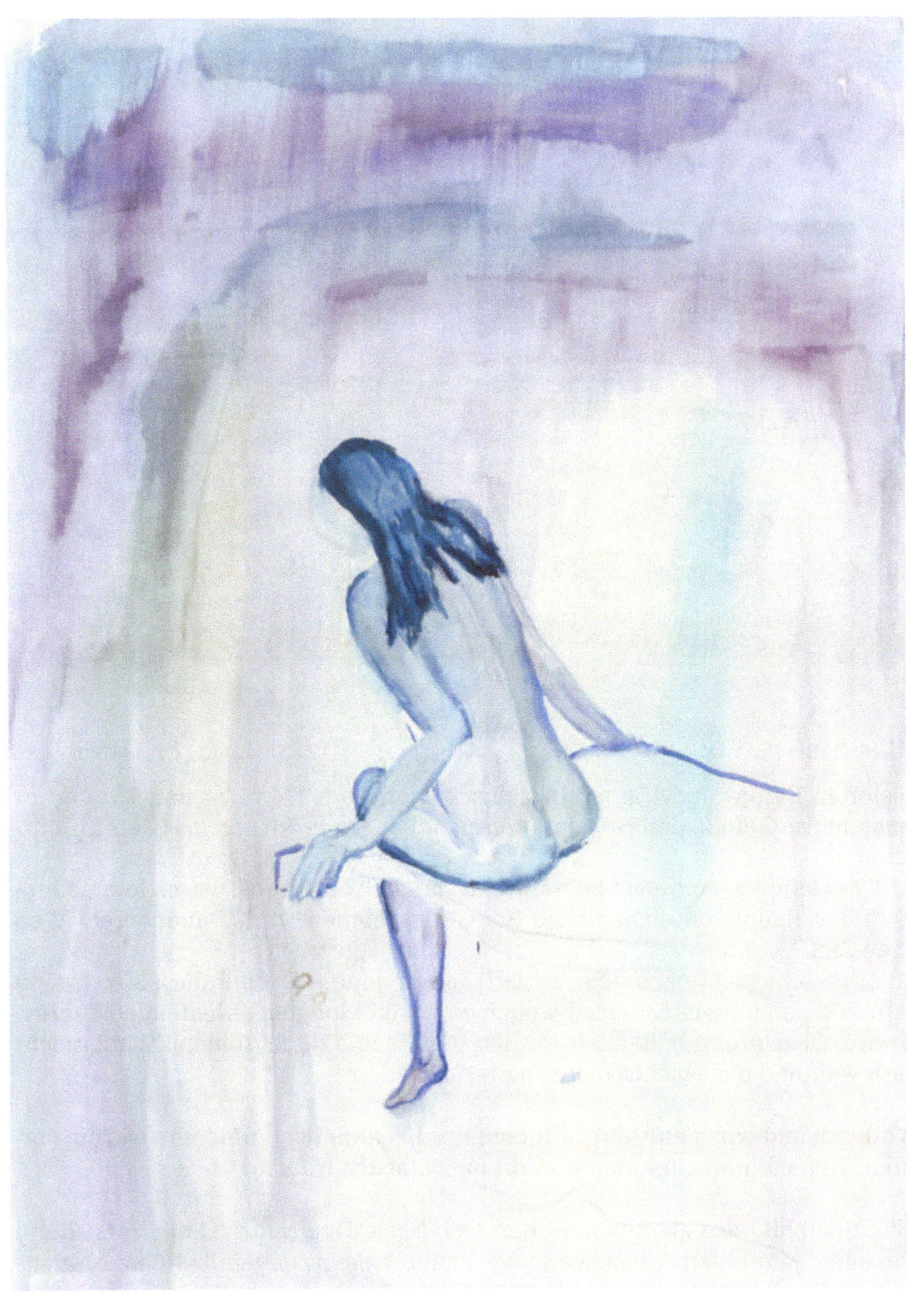

Abb. 76

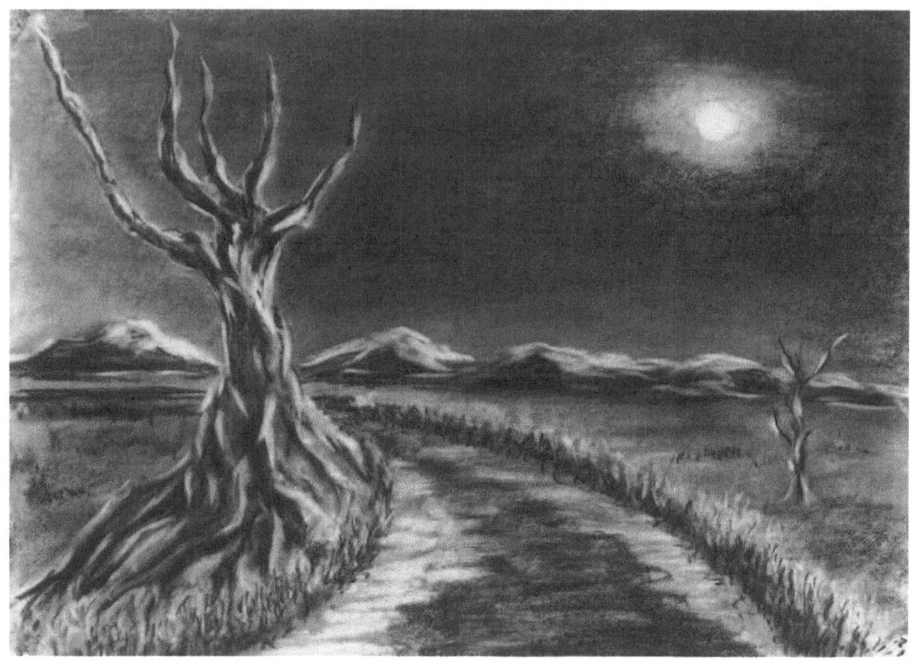

Abb. 77

gestörten Eigen- und Umgebungseinschätzung aus (Abb. 74 und 75) und es entsteht das Gefühl, den Halt verloren zu haben (Abb. 76) und ins Leere zu stürzen.

Das Gefühl der eigenen Leblosigkeit spricht Abb. 77 aus, wo ein toter, abgestorbener Baum von einer kalten Sonne beschienen wird. Daneben ein Weg ohne Ziel.

„Die Sehnsucht nach dem Schlaf" hat ein junger Patient diese Zeichnung (Abb. 78) genannt, nachdem er wegen einer seit Monaten anhaltenden depressiven Schlafstörung behandelt werden musste und dabei seinen Zimmernachbarn während des Nachtschlafes portraitierte.

Wodurch und wozu entsteht „allgemeines Krankheitsgefühl" und warum machen Allgemeinerkrankungen so oft unerklärlich traurig?

Eine Spätblüte des abendländischen Leib-Seele-Dualismus ist die Vorstellung von einer getrennten Arbeitsweise des Immunsystems gegenüber dem Nervensystem. Im Hirnmodell der klassischen Neurologie hatte die Seele buchstäblich keinen Platz. Durch „chemoarchitektonische" Konzepte – vorwiegend im letzten Drittel des 20. Jh. – wurde der Weg geebnet für Kommunikationsmodelle zwischen Immunsystem, Nervensystem und endokrinem System (13). Stand vorher die Leib-Seele-Kommunikation außerhalb jeder seriösen neurobiologischen Auffassung und war bestenfalls ein Denkabenteuer der neurologischen Gründerzeit, so wurde mit den neuen Interaktionsmodellen die „Psychosoma-

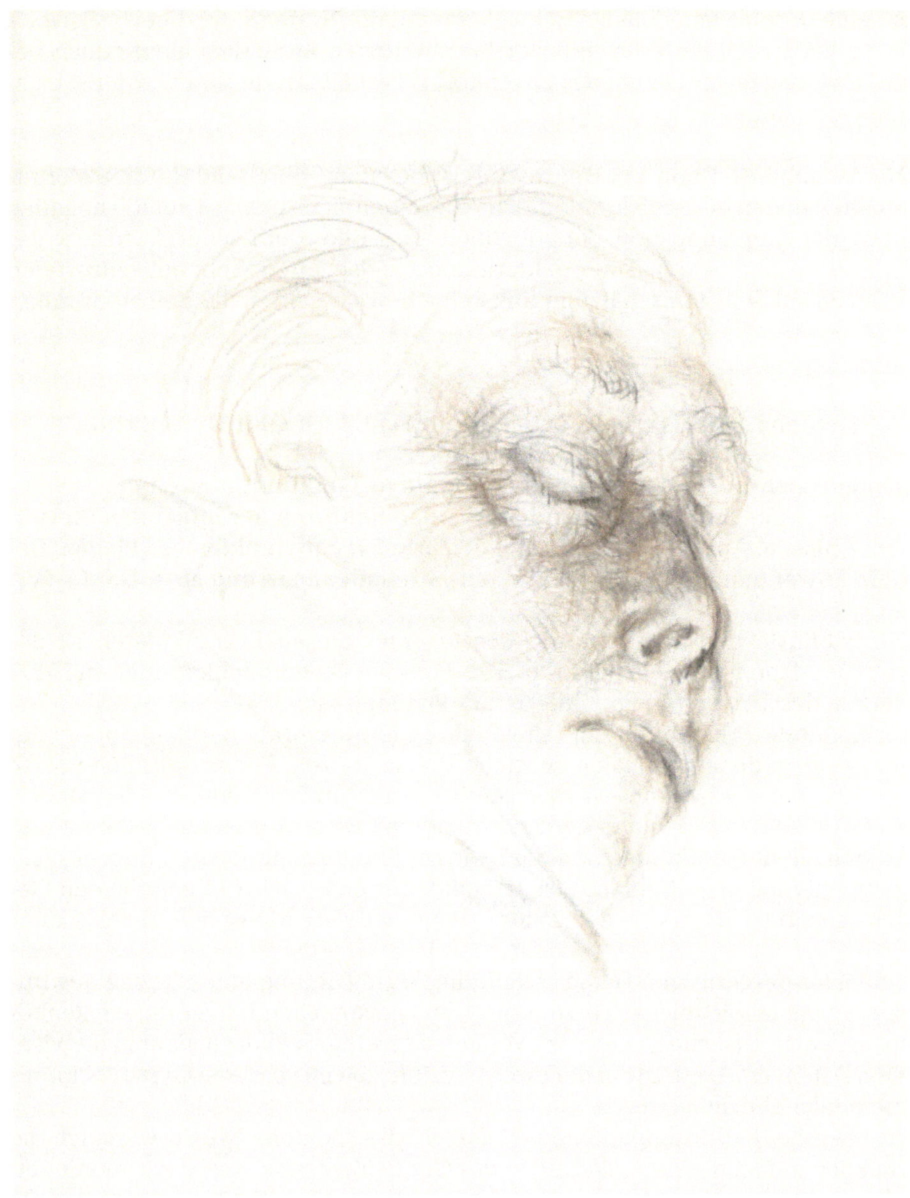

Abb. 78

tik" schulmedizinisch legitimiert und der Cartesiansche „Dualismusartefakt" in seiner ganzen Tragweite augenfällig.

Unter den vielfältigen interessanten Perspektiven, die sich aus diesem erweiterten Neurologiekonzept ableiten lassen, ist auch die Beziehung zwischen Allgemeinerkrankungen und Gehirnfunktion in ein völlig neues Licht gerückt. Der sog. Raphe-Hippocampale serotonerge Funktionskomplex, eine wichtige Komponente unseres emotionalen Schwellenregulator-Systems, wird beispielsweise im Rahmen peripher-entzündlicher Erkrankungen besonders empfindlich beeinflusst, und unser Gefühl des „Krankseins" erhält aus dieser Funktionsbeziehung eine neue Bedeutung (68).

Die Aufgabenstellung bei Depression ist bestimmt durch die Kardinalstörungen im Rahmen dieser Erkrankung. Sie beziehen sich zunächst auf die negative Skala der Stimmung und Befindlichkeit. Das Bild kann somit Ausdruck der Emotionen sein, wie in Traumbildern und Landschaften. Sehr aufschlussreich in Bezug auf Selbsteinschätzung und Selbstbewusstsein ist das Selbstportrait.

Demenz als Ausdruck corticaler und subcorticaler Dysfunktion[*]

Demenz steht für eine progressive kognitive Funktionsminderung. Sie besteht aus Gedächtnisstörung und einer oder mehreren der folgenden Störungen: Aphasie, Apraxie, Agnosie und gestörte Executivfunktionen (Planen, flexible Zuwendung der Aufmerksamkeit, Strategieanpassung etc.) (DSM – IV).

Die häufigste und auch eindrücklichste unter diesen Erkrankungen ist der Morbus Alzheimer. Es kommt dabei zu Funktionsbeeinträchtigungen in Netzwerken des Temporal-, Parietal- und Frontallappens.

Bilaterale Schädigung der Amygdala in fortgeschrittenen Stadien erzeugt ein Defizit in der emotionalen Gewichtung von Reizen. Ebenso vermindert sich die Fähigkeit, zwischen Gesichtsausdrücken zu unterscheiden, also individuelle Mimik zu deuten, und in der Sprachmelodie wird Aggressivität, Furcht und Ärger nicht mehr erkannt. Eine daran anknüpfende Aufgabe für bildliches Gestalten könnte daher lauten: Was bedeutet dieses Gesicht? Bilden Sie den Gesichtsausdruck dieses in der Zeitung abgebildeten Menschen als Karikatur nach.

Bei fortgeschrittener Demenz läuft die Dechiffrierung eines Gesichtausdruckes oft mit beträchtlicher Verzögerung, und entsprechend ist die eigene Reaktion verspätet. Ursache ist der stark verlangsamte Informationsumlauf in der visuellen Datenverarbeitung auf der Prozessorstufe, die im vorderen Gyrus fusiformis amygdalanahe gelegen ist.

Auch bei Parkinsonpatienten ist sowohl die spontane Mimik wie auch die Reaktion auf mimische Äußerungen des Gegenüber stark verzögert, vermindert oder überhaupt fehlend. Das erweckt oder verstärkt den Eindruck einer emotionalen Verflachung und demenziellen Entwicklung. Nach erfolgreicher Pharmakotherapie ist aber die Wiederherstellung einer adäquaten Psychomotorik oft eindrucksvoll. Daraus folgt: Im Gegensatz zur fortgeschrittenen Alzheimer-Demenz ist hier zwar die visuelle Datenverarbeitung intakt, aber der Effektorkanal, die emotionale Expression des Gesichtsausdrucks läuft verzögert ab (23,

---

[*]   Lit. 66, 68–75.

24). Es ist hier vielleicht angebracht, zu bemerken, dass die Neurodegeneration nicht immer auf die Substantia nigra und einige andere Kernstrukturen beschränkt bleiben muss, wie das für den M. Parkinson zutrifft. Es gibt Patienten, die solche Degenerationen unter anderem auch in der Hirnrinde aufweisen und deren Erkrankung dann als Lewy-body-Demenz bezeichnet wird.

Bei Funktionsminderung des orbitofrontalen Cortex im Rahmen der Frontalhirnatrophien bei M. Alzheimer und anderen Demenzformen leidet die Fähigkeit zu rascher Änderung der Stimulus-Verstärkerassoziation mit sozial inadäquatem und enthemmtem Verhalten.

Gedächtnisstörungen stehen in ursächlicher Beziehung zu Acetylcholin- und Noradrenalin-Mangel im Cortex. Arbeitsgedächtnis oder Kurzzeitgedächtnis sind eine Leistung des Hippocampus. Schädigung des Hippocampus erzeugt Störungen der Objekt-Ort-Erinnerung, wo nicht nur gesehene Objekte wiedererkannt werden, sondern auch die räumliche Position des Objekts.

Eine sinnvolle bildlich konstruktive Aufgabe für einen Demenzpatienten ist beispielsweise das Nachzeichnen eines Weges, den er soeben gegangen ist, oder unverzügliches Nachzeichnen von spontanen Vorgaben.

Executive Leistungen des Frontallappens und seiner Verbindungen, besonders zu Stammganglien und Thalamus, kommen durch verschiedene degenerative Gehirnerkrankungen zum Erliegen. Das entsprechende klinische Zustandbild ist das sog. „Dysexecutive Syndrom".

Man versteht darunter ein Unvermögen, Handlungen über mehrere Etappen auf ein übergeordnetes Ziel hin zu planen, die Aufmerksamkeit auf hierfür relevante Informationen zu fokussieren und Unwichtiges auszublenden (58, 59).

Verhaltensstörungen als Ausdruck insuffizienter Executivfunktionen sind mit einiger Verzögerung ins allgemeine Bewusstsein klinischer Neurologen getreten, unter anderem deshalb, weil sie oft erst dann bemerkbar werden, wenn der Betroffene keine äußeren Verhaltenskorrektive vorfindet und eigeninitiativ handeln und entscheiden, planen und gestalten soll. All diese Leistungen werden von ihm in jener Welt nicht gefordert, in der wir ihn gewöhnlich zu sehen bekommen: in einer hoch organisierten, mit strikten Zeitabläufen und Aufgaben strukturierten Spitalswelt.

Executivfunktionen erfordern retrospektive und prospektive Gedächtnisleistungen und schließen Planungsprozesse ein, denen eine gewisse funktionelle Lateralisation zugrunde liegt. Rechts dorsolaterale präfrontale Läsionen stören besonders die Planungskomponente, Schädigungen des Gyrus cinguli und der umgebenden weißen Substanz beeinträchtigen retrospektive und prospektive Gedächtnisleistungen, und Läsionen des linken medialen präfrontalen Cortex begünstigen das Auftreten regelwidrigen Verhaltens.

Stellt man solchen Patienten eine gestalterische Aufgabe, die viel Spielraum in Auffassung und Darstellung des Gegenstandes offen lässt, so entsteht Ratlosigkeit und planloses, rasch versandendes Probieren. Werden dagegen klar strukturierte Aufgaben verlangt, wie etwa das mechanische Kopieren von einfachen Figuren oder Gegenständen, so gelingt dies meist ganz gut, wenn auch ohne jeden individuellen „kreativen" Schwung.

Die „subcorticale" Demenz, besonders im Rahmen von Erkrankungen des Thalamus, der Stammganglien oder des frontalen Marklagers, beeinträchtigt Vigilanz, Aufmerksamkeit, Motivation und Stimmung, also die zeitliche Aktivierung und Abstimmung von corticalen Verarbeitungen. Ursache ist die Unterbrechung der funktionellen Verbindungen zwischen subcorticalen Anteilen der oben ausgeführten Leitungsbögen bzw. der diffusen aufsteigenden Projektionen.

Ein **Beispiel** für die schicksalhafte Entwicklung einer Alzheimer-Demenz sehen Sie hier:

Miroslav I. war pensionierter Architekt und ausgezeichneter Schachspieler. Er suchte meine Praxis auf, weil ihn folgender Sachverhalt beunruhigte: „Wissen Sie, ich spiele seit meiner Jugend gerne und regelmäßig Schach, und jetzt bemerke ich seit kurzem, dass ich keine zehn Züge mehr im Voraus planen kann. Ich verliere dauernd die richtige Reihenfolge der strategischen Bewegungen, und es wird eher schlechter." Miroslav war ein hoch intelligent wirkender Mann, rasch in Auffassung und präzise in seinen Formulierungen. Ich gab zu bedenken, dass ich es für meinen Teil ganz ausgeschlossen fände, zehn Züge beim Schach im Voraus zu kalkulieren obwohl ich mein Gedächtnis bisher immer recht verlässlich, ja vielleicht sogar überdurchschnittlich fand. Miroslav sagte mit einem feinen Lächeln: „Mag sein, dass Sie das nie konnten, aber ich konnte es, und jetzt nicht mehr." Wir kamen überein, die Sache einer objektivierenden neurologischen und neuropsychologischen Analyse zu unterziehen. Alle Testergebnisse waren unauffällig, und ich fügte damals hinzu: „erwartungsgemäß". Ein halbes Jahr später kam Miroslaw erneut in meine Praxis, diesmal in Begleitung seiner Gattin. Sie bestätigte, dass er im Alltag Dinge vergaß, die sich vor einer Stunde oder am Vortag zugetragen hatten, und ebenso behielt er den Kulturteil der Tageszeitung nicht in gewohnt bündiger Evidenz. Die neuerlich durchgeführten Tests für Gedächtnis, Konzentration und räumliche Auffassung deuteten jetzt auf einen Abbauprozess, einen beginnenden M. Alzheimer mit großer Wahrscheinlichkeit. Das Schachspiel hatte Miroslav inzwischen aufgegeben.

Drei Jahre später, als dieses Bild (Abb. 79) entstand, fand er an unserer Krankenabteilung das Zimmer nicht, in dem er durch Wochen zur Behandlung eines Bandscheibenleidens aufgenommen war, bis wir ein Blatt Papier mit seinem Namen an der Tür anbrachen. Monate später waren auch solche Orientierungshilfen bereits ohne Erfolg. Das Bild war übrigens der Versuch, einen Blumenstock naturgetreu darzustellen, was Miroslav auch für gelungen hielt. Wir alle hatten damals die Empfindung, dass seine Arbeit wesentlich interessanter war als der dafür posierende zerzauste Blumenstock.

Zusammenfassend bedeuten dysexekutive Syndrome Defizite in Problemanalyse, Extraktion relevanter Merkmale, Produktion lösungsrelevanter Ideen, sie sind also Störungen unseres Denkens und Erfindens in allen Erscheinungsformen einschließlich Zeichnen und Malen. Daraus folgen Perseveration, Ungenauigkeit der Planung, ein Haften an irrelevanten Details, Regelverstöße, Konzeptmangel und Schwierigkeiten beim Entwickeln von Alternativen zum jeweiligen handlungsbestimmenden Konzept. Die Patienten lernen folglich

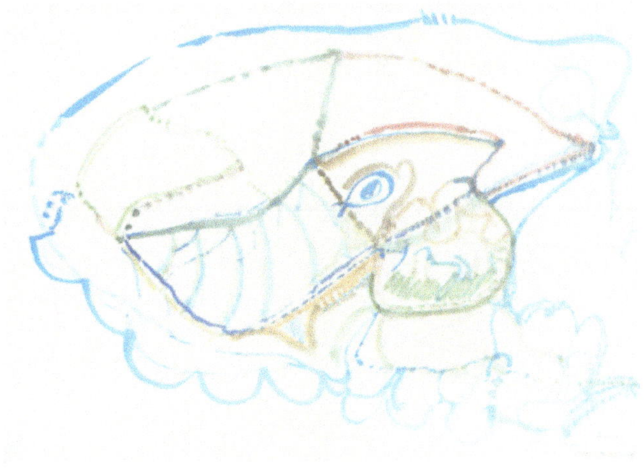

Abb. 79. „Miroslav's Blumentopf"

nicht aus Fehlern, haben ein beeinträchtigtes Abstraktionsvermögen, handeln vorschnell und geben rasch auf. Beim Versuch, zu zeichnen oder zu malen, entsteht ohne Zielvorgabe von außen sehr bald Ratlosigkeit, Resignation oder dysphorische Verweigerung.

Victoria L. wurde an einem großen Frontalhirntumor operiert. Jetzt kann sie „das Auftauchen" irrelevanter Informationen nicht hemmen und gerät so in Schwierigkeiten bei problemlösendem Denken und Planen. Sie wirkt interesselos, gleichgültig, sorglos, und ihre Handlungen sind schwach motiviert. Teilschritte zur Erreichung eines übergeordneten Ziels werden von ihr schwer als solche erkannt und in richtige Abfolge gebracht, neue Projekte kaum in Angriff genommen oder es entstehen ungenaue, substanz- und beziehungslose Planfragmente ohne Alternativen. Zeichnen oder Malen wurde jeweils nach kurzem, lustlosem Versuch abgebrochen.

Wenn sie nach gelegentlichen epileptischen Anfällen ins Krankenhaus kommt, scheint ihre Selbstorganisation in Ordnung. Sie fügt sich problemlos in den Stationsalltag. Dagegen wird das Defizit in Situationen ohne feste Struktur sofort sichtbar. Der Mangel an Organisation und Planung des Verhaltens über einen längeren Zeitraum äußert sich in periodischer Verwahrlosung, tagelanger antriebsloser Untätigkeit, es fehlt also das ordnende und schlüssig planende Prinzip in ihrem Leben.

Aufgaben bei dysexecutivem Syndrom sind in besonderem Maß vom Gespür des Therapeuten für die Leistungs- und Motivationsgrenzen des Patienten abhängig. Alles ist hier ein Versuch auf der Basis von aufrechterhaltenem gutem Einvernehmen. Vorschläge wären beispielsweise eine Skizze des Weges zum Arbeitsplatz, nach Hause, zum Einkaufen. Das Zeichnen von Uhr, Fieberthermometer, Tachometer etc., das Anfertigen einer Bildgeschichte, eines Comic. Wie eng die Begleitung durch den Therapeuten sein muss bzw. wie frei sie sein darf, lässt sich nicht verallgemeinern.

Eine freie, ermunternde Gegenstandsauswahl gibt zunächst Einblick in das jeweilige Gestaltungsniveau. Dabei entstehen vielfach Parallelitäten zu den kindlichen Entwicklungsstadien mit Regressionstendenzen bis zurück ins sinnunterlegte Kritzeln.

Kapitel IV

Das gestaltungstherapeutische Repertoire und seine Anwendungen in der Neurologie

Die Collage

Vergegenwärtigen wir uns die Definition von Max Ernst, wonach die Collage *„Alchemie der visuellen Vorstellung sei, das Wunder der gänzlichen Umgestaltung von Wesen und Gegenständen mit oder ohne Veränderung ihres physischen oder anatomischen Aussehens"* (56).

Hier wird das Werkzeugdenken und der konkrete Gebrauch von Werkzeugen wie Schere, Klebstoff und die entsprechenden manuellen Ergänzungsleistungen gefordert. Ebenso die Interpretation von Posen, Gesten, Mimik, anderen Gesichts- oder Gegenstandsmerkmalen als Voraussetzung für deren Eingliederung in einen neuen bedeutungsvollen Kontext. Dieser Kontext kann auch durch eine angepasste Themenstellung vorgegeben werden oder aus dem spielerischen Umgang mit den Elementen der Gestaltung entstehen.

Collagen sind eine nützliche Aufgabe bei Werkzeugapraxien und zur Verbesserung von Planungsstrategien. Es liegen ihr komplexere Organisationen und Handhabungen des Gestaltungsmaterials zugrunde als dem vergleichsweise viel spontaneren und umsetzungsdirekten Zeichnen und Malen.

Das Selbstportrait

Eine Auseinandersetzung mit dem eigenen Gesicht, in der Absicht, es abzubilden, stellt hohe Anforderungen an Ausdauer und Aufmerksamkeit, Beobachtungspräzision im gesamten Gesichtsfeld, wodurch lateralisierte Vernachlässigungen leicht erkennbar werden (Abb. 66a).

Verständnis für die symbolhafte Aussagekraft der Mimik und emotional stark besetzter, biologischer Marker wie „Adlernase", großes Kinn, kleiner spitzer Mund, der „Blick" in allen seinen Varianten und deren Anwendung auf die Eigensicht als subtiler Marker für Selbstwertgefühl und Selbstbetrachtung. Hier besteht eine sehr direkte und von „Kunstverstand" wenig abhängige Anknüpfung an die romantische Methode der Außenprojektion.

Für viele Menschen bedeutet es eine völlig neue Art, sich im Spiegel zu betrachten, besonders wenn das Spiegelbild krankheitsbedingt plötzlich nicht dem jahrzehntelang geformten „Wunschbild" entspricht.

Die Wiedergabe von asymmetrischen Objekten – und ein Gesicht enthält
viele Asymmetrien – induziert die Exploration eines neglectbetroffenen Halb-
feldes und ist daher als Trainingsaufgabe für die gleichmäßige visuelle Abtastung des gesamten Gesichtsfeldes geeignet.

Vervollständigung inkompletter Vorlagen

Wahrnehmung besteht nicht einfach aus einer „neutralen" Analyse von Reizen, sondern die Reizwahrnehmung wird durch Konzepte oder Wahrnehmungserwartungen gelenkt und gebahnt. Je nach seiner Erwartungshaltung
wird der Betrachter also unterschiedlich wahrnehmen, wie jeder aus der interindividuell variierenden Interpretation ziehender Wolken am Himmel weiß. Er
ruft Ergänzendes aus seiner Erinnerung auf und versucht immer, das Gesehene
mit Gewusstem und Erlebtem in Übereinstimmung zu bringen und aus beiden
Elementen etwas Zusammengehöriges zu knüpfen.

Bildergänzungsaufgaben können in angepassten Abstufungen nach Schwie-
rigkeit angeboten werden. Dabei wird die stimulierende Funktion von eigenem
Gestalten genutzt. Die anspruchsvollste Herausforderung an das spielerische
„Ergänzen" und die unverzügliche Fixierung, das „Festhalten" von Gesehenem, bildet das „Wolkenzeichnen".

Farbfüllungen, Mandala

Bei mäßiger Anforderung an Konzentration und Aufmerksamkeit eignet sich
diese Aufgabe als Marker für motorische Präzision und Farberkennung. Damit
ist es eine Aufgabe bei Ataxie, milden Werkzeugapraxien und Farbagnosien.

Affektdarstellung

Der Schicksalsschlag einer neurologischen Erkrankung mobilisiert und verstärkt Emotionen. Bei Gehirnerkrankungen sind Depressionen auf hirnorgani-
scher Basis häufig. Freisetzung und Leitung von Affekten ist Therapieziel. Farben können symbolisch für Affekte stehen, und andererseits werden Affekte
durch Farben hervorgerufen oder gefördert. Der Patient bekommt etwa zur
Auswahl WUT (Abb. 80), ANGST (Abb. 81), FREUDE, TRAUER, GLÜCK und
soll eines dieser Gefühle nach freier Wahl der Mittel darstellen.

Aufgabenstellung in Anlehnung
an typische Kinderzeichnungsthemen

Auf den Vorschlag, das eigene Haus mit Garten, das Auto, die Familie oder
Haustiere darzustellen, wird meist mit einer Rekollektion kindheitsbekann-
ter Schemata reagiert. Dies gibt Aufschluss über das Gestaltungsniveau in
Anlehnung an die Etappen der Entwicklung kindlichen Gestaltens, wonach

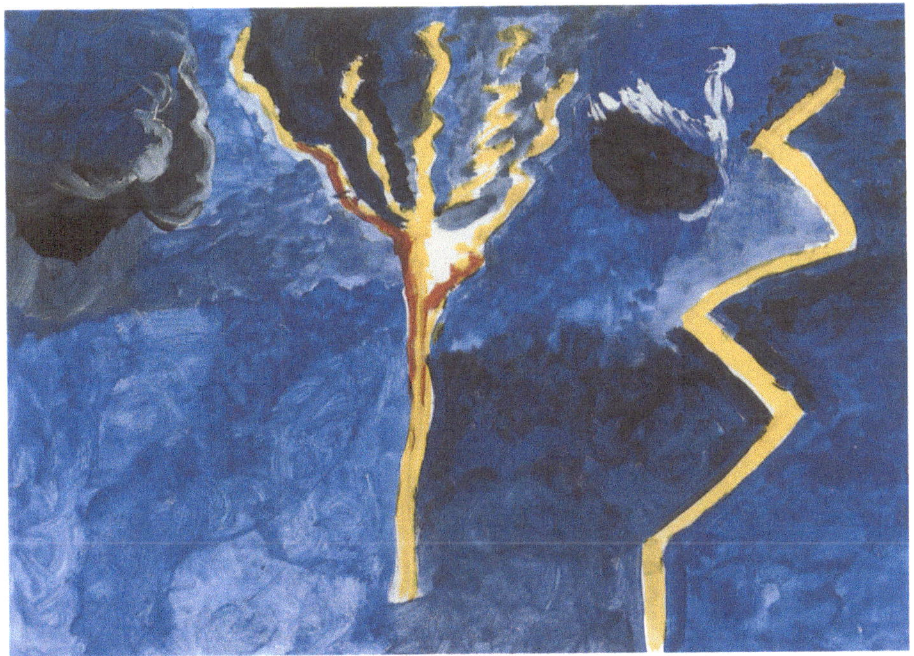

Abb. 80. Wut

bei den meisten Menschen keine weitere Übung oder Anwendung mehr gefolgt ist.

Fortgeschrittene schwere Abbauprozesse führen zu gestalterischer Verarmung bis hinab zur Kritzelphase (siehe Teil II, Kapitel I). Der Patient kritzelt mechanisch auf ein Blatt Papier, bis sich zufällig nach seiner Interpretation Bedeutungen einstellen. Dann werden, z.B. in einer anderen Farbe, die Bedeutungen nachgezeichnet. So können sich beim Entstehen, aber auch bei der Bedeutungserkennung wie in einem projektiven Test Inhalte manifestieren.

Die meditative Stimmung beim Malen und Zeichnen

Wie beim Tagtraum des Katathymen Bilderlebens bestimmt eine „rechtshirnige" Denkweise den Vorgang. Das Zeitgefühl geht verloren, der Maler arbeitet selbstvergessen. Es können dabei Gipfelerlebnisse, Zustände besonderen Glücks erlebt werden.

Kandidaten für ein gestaltungstherapeutisches Programm

- Neglect
- Hemianopsie
- Apraxie

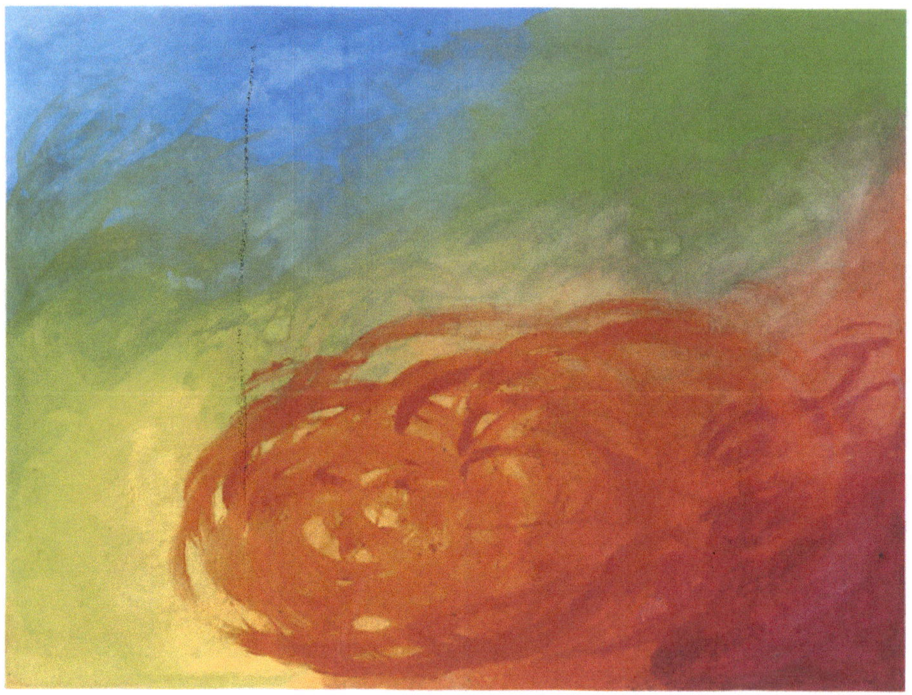

Abb. 81. Angst

- Ataxie
- Aphasie
- Amnesie
- Dysexecutives Syndrom
- Demenzen im Verlauf
- Depression
- Medikamenten- und Drogenabusus
- Schmerzsyndrome (besonders Migraine)
- Epilepsie (Besonders focale Anfälle und Auren)

Diese Aufstellung versteht sich als Vorschlag und lässt sich nach allen Richtungen erweitern. Es geht zunächst immer um die Frage, was mit Zeichnen und Malen im konkreten Fall erreicht werden soll, ob man diagnostische Aufschlüsse oder therapeutische Effekte erwartet. Und es geht immer zunächst um die Überwindung der individuellen Hemmung gegenüber einer neuen Aufgabe oder einer längst verloren geglaubten Fertigkeit und Begabung.

Chancen der Krise – Ein Epilog

Mit Auftreten einer neurologischen Erkrankung entgleiten vielfach gewohnte Selbstbestätigungs- und Verständigungsmöglichkeiten. Es werden – variabel nach Ausmaß und Zusammensetzung – auch Störungen in jenen Systemen erzeugt, die wir zum Zeichnen und Malen brauchen, oder das Störmuster hat gerade diese Systeme geschont und ihre Nutzung ist weiterhin möglich. Dann bleibt eine Ausdrucksmöglichkeit erhalten, wo andere, wie etwa die Sprache, versagen.

Der Patient wird in eine Situation rückversetzt, die in Vielem der kindlichen Umgebungsbewältigung entspricht. Jener der regressiven Hilflosigkeit will das heißen? Vielleicht würde unsere rationale Existenzplattform, auf der sich alle ängstlich zusammendrängen, um nicht über den Rand zu purzeln, es so erscheinen lassen. Ich glaube das nicht und habe in vielen Patientenschicksalen leidenschaftliche und zuletzt gewonnene Kämpfe in Bildern gesehen, wo vorher nur ein weißes Blatt Papier, der Zweifel am eigenen Wert und der Verlust jeglicher Zukunftshoffnung war. Ein Zeichenstift oder Pinsel sind nicht in erster Bestimmung schwacher Trost und Pausenfüller im Leben von Menschen ohne Ziel und Aufgabe, sondern bewährte Instrumente, um eine neue Wahrheit im realen Leben zu finden. Und eine Gehirnerkrankung stellt uns als einzelnes Individuum vor eine neue Realität, der man sich stellen muss, um nicht den Boden unter den Füßen zu verlieren. Dies ist aber auch und war schon so oft die Situation, die viele Künstler zu Künstlern gemacht hat – eine Behinderung, die zur Suche nach einer Nische, einer eigenen und nicht „allgemeinen" Äußerungsform *zwingt*, die zuletzt alles hinter sich lässt und zum Originellsten wird, wozu der Betroffene je fähig war, zum Ausdruck seiner Authentizität.

Die bildlichen Ausdrucksformen von Erwachsenen, die seit ihrer Kindheit nicht mehr gezeichnet und gemalt haben, schließen methodisch und technisch oft an die Gestaltungspraxis der Kindheit an und sind geprägt von der „epochalen Sicht".

Kein Mensch, der in unserem Kulturkreis zeichnet und malt, ist von diesen Betrachtungstraditionen unabhängig, er ist beeinflusst von Synchronisationen der Sicht- und Ausdrucksweise und imitiert sie schlechtestenfalls ohne eigenen Beitrag. Kunsttraditionen vor Augen zu haben entmutigt viele, noch bevor sie den ersten Strich auf ihr Blatt gesetzt haben. Etwa so, wie man meint, sich mit den Wertvorstellungen unserer Umgebung abgestimmt haben zu müssen, bevor man beginnen kann zu leben.

Es geht also darum, die Last einer Betrachtungs- und Gestaltungskonvention zu sehen und einen tastenden Beginn bildnerischen Gestaltens davon frei zu halten oder sich zumindest der hemmenden Wirkung bewusst zu werden. Aber wozu überhaupt sich die Mühe machen mit Zeichnen und Malen, wenn Bilder für uns heute angeblich nichts mehr bedeuten? Warum? Stehen sie in der gegenständlich erzählenden Tradition, so sind sie schwer lesbar, weil wir an bewegte Bilder aus dem Medium Film gewöhnt sind, weil wir Allegorien nicht mehr dechiffrieren können noch wollen, weil Kunstreproduktion etwas „Abgegriffenes" in die Wahrnehmungsempfindung eingeschleust hat. So lautet oft das Schlusswort zum gescheiterten Versuch. Und wir können mit den „neuen" Bildern der Gegenwartskunst nichts anfangen. Die verzichtet angeblich auf die Publikumsgunst, und eine unbekümmerte Betrachtung der Kunst früherer Jahrhunderte ohne Kniefall vor der Kunstgeschichte zeigt von Unbildung.

Der Zugang zu spontaner Gestaltung hat also historisch gewachsene Hemmnisse, und der ganz „unvorbelastete" Zugang ist der so gesehen glücklichste. Er ist am wenigsten gefährdet, sich an Vorlagen zu orientieren und daran zu scheitern. Ich halte ihn für möglich, besonders in unserer Gegenwart, die wie gezeigt keine strengen Zeitnormen an die Versuche des Einzelnen legt, wie dies von Renaissance bis Impressionismus üblich war. Und das belegen die Arbeiten unserer Patienten.

Wenn man aus nächster Nähe gesehen hat, wie die Reaktivierung einer Ausdrucksform, die alle Neugierde und alle Vitalität unserer Kindheit in sich trägt, dem eigenen Leben neue Türen öffnet, weg von den Trampelpfaden und hin zu einem eigenen Weg, dann fragt man nicht mehr, ob sich die Mühe gelohnt hat, ob hier Kunst entstanden ist oder zumindest etwas, das sich nach Skalen und Standards vergleichen lässt. Man fragt nicht mehr, weil man durch das Anschauungsbeispiel überzeugt wird.

Glossar

Limbisches System
Ein entwicklungsgeschichtlich alter Funktionskomplex, der Anteile des Großhirns, des Zwischenhirns und des Hirnstamms einschließt. Es ist zuständig für
eine Reihe von biologischen Reaktionen zur Erhaltung des Lebens und der Gattung. Darunter Gefühle wie Angst, Furcht, Wohlbefinden, Sexualität. Das limbische System ist auch verantwortlich für das Verhalten, welches die genannten Gefühlsregungen gewöhnlich begleitet. Die Schnittstelle hierzu bildet der
Hypothalamus. Das limbische System erfüllt auch Teilfunktionen im Kurzzeitgedächtnis.

Hypothalamus
Teil des Zwischenhirns, wo viele Impulse von Sinneskanälen, dem limbischen
System, aber auch von der Großhirnrinde einlaufen und dort Signalfaktoren
freisetzen. Diese gelangen auf dem Blutweg in andere Organe wie die Sexual-
drüsen, die Schilddrüse, die Nebenniere und induzieren Produktion und Freisetzung von Sexualhormonen, Schilddrüsenhormonen, Stresshormonen etc.

Motorische Aktion
Bewusstseinsgesteuerte oder unwillkürliche Bewegung variabler Komplexität.
Die Voraussetzung davon ist die Haltung oder Hintergrundmotorik.

Großhirn
Der größte Hirnanteil, besteht aus dem Stirnlappen, Scheitellappen, Schläfenlappen und Hinterhauptslappen sowie der Insel. In der Tiefe des G. liegen als
größte Gebilde die Stammganglien (siehe dort) und der Thalamus (siehe dort).

Hirnstamm
Entwicklungsgeschichtlich alte Struktur an der Basis des Großhirns und in
Nachbarschaft der Schädelbasis gelegen. Bildet die Verbindung zwischen
Großhirn und Rückenmark. Enthält unter anderem Teile des limbischen Sys-
tems (siehe dort) und vegetativ/autonome (siehe dort) Strukturen.

Hirnrinde
An der Gehirnoberfläche gelegene, in Schichten gegliederte Arbeitsoberflä-
che, die Sinnesreize empfängt, motorische Antworten ausfolgt und vielfältige
Informationen der Außenwelt und des Körperinneren komplex verbindet. Ent-

hält auch große Areale für den Gedächtnisspeicher, besonders das Langzeitgedächtnis.

Schläfenlappen

Großhirnlappen mit entwicklungsgeschichtlich „modernen" Zurüstungen, die besonders im menschlichen Leistungsspektrum zur Wirkung gelangen. Vermittelt unter anderem die enge Funktionsbeziehung zwischen Handfunktion, Sprache und Aktualgedächtnis. Enthält in seinem vorderen Abschnitt den Mandelkern (siehe unten) und an den inneren unteren Anteilen den Hippocampus (siehe unten).

Stirnlappen

Vorderer Teil des Großhirns. Beim Menschen stark entwickelt mit Funktionen im Rahmen von Planungsstrategien und Umsetzung von sinnvoll empfundenen Prinzipien und Regeln für das eigene Vorgehen und Verhalten. Bei Stirnhirnschäden kommt es oft zu groben Veränderungen der Persönlichkeitsstruktur mit schwindendem Verantwortungsbewusstsein, Enthemmung oder emotionaler Abstumpfung. Verhaltensprinzipien werden dann zwar erfasst und sind auch sprachlich reproduzierbar, werden aber nicht in das eigene Verhalten einbezogen.

Hippocampus = Ammonshorn

Im unteren und inneren Anteil des Schläfenlappens gelegen, Hauptträger des Aktualgedächtnisspeichers, der gegenwärtige Inhalte erfasst und wahrscheinlich für die Langzeitspeicherung „transportfest" macht.

Mandelkern

Teil des limbischen Systems. Gelegen im vorderen Schläfenlappen. Hier werden Sinneseindrücke mit emotionaler Bewertung und Gewichtung versehen und die Verbindung zu planungsstrategischen Stirnlappenfeldern sowie zum Langzeitspeicher in Stirn- und Scheitellappen hergestellt.

Scheitellappen

Beim Menschen stark entwickelt mit Funktionen im Rahmen von Sinnesreizverarbeitung. Die jeweiligen Sinnesmeldungen werden miteinander zu einer integrierten Information verbunden, die als Grundlage für Erinnerung und Aktionsplanung dient.

Stammganglien

Mehrere große Kerngebiete in unmittelbarer Nachbarschaft zum Zwischenhirn, bestehend aus dem Linsenkern und dem Schwanzkern.

Die Stammganglien sind subcortikal gelegene Kerngebiete, die cortikale Afferenzen aus praktisch der gesamten Hirnrinde erhalten und auf den Frontallappen rückprojizieren. Man zählt dazu das Corpus striatum (Nucleus caudatus und Putamen durch die Capsula interna getrennt), den Globus pallidus (internus und externus), den motorischen Thalamus, die Substantia nigra und den Nucleus subthalamicus. Der vordere Anteil des äußeren Linsenkerns und seine Verbindung mit dem Kopf des Schwanzkerns sind bedeutend in der Umsetzung emotionaler Programme auf motorische Entäußerungen in Form von Gestik und Mimik oder typisches Kampf- bzw. Fluchtverhalten.

Hinterhauptlappen

Großhirnanteil, der vorrangig für die Entschlüsselung von optischen Reizen verantwortlich ist. Die Analyse beginnt hier durch die Erkennung von Grundformen wie Linien, Winkel, Hell-Dunkel-Kontraste. In Zusammenarbeit mit dem Scheitellappen wird der Ort des Gesehenen im Raum festgestellt, durch Zusammenarbeit mit dem Schläfenlappen weiter Objektmerkmale wie Farbe, Formdetails etc.

Neurotransmitter

Botenstoff, der von einer Nervenzelle gebildet und an der Synapse (siehe dort) freigesetzt wird, wenn die Nervenzelle einen Aktionsimpuls setzt. Der N. tritt dabei aus der Nervenzelle aus und besetzt Bindungsstellen an der nachgeschalteten Nervenzelle. Diese wird so in einen Erregungszustand versetzt.

Pyramidenbahn

Der Tractus corticospinalis und Tractus corticobulbaris bilden die Pyramidenbahn. Diese zieht durch das Crus posterius der Capsula interna, kreuzt mit einem größeren Kontingent in der Pyramidenkreuzung der Medulla oblongata auf die Gegenseite und bildet im Rückenmark den Tractus corticospinalis lateralis, der entweder direkt an den Motoneuronen oder an Interneuronen des Rückcnmarks endet. Ein kleineres Kontingent kreuzt erst auf Rückenmarksniveau und bildet den Tractus corticospinalis medialis (=ventralis), der bilateral projiziiert. Dies könnte insbesondere für kompensatorische Bewegungen der axialen und proximalen Extremitätenmuskulatur von Bedeutung sein.

Präfrontaler Assoziationscortex

Umfasst die Brodmann-Areale 9–12, 45 und 46. In der Ontogenese jener Hirnteil des Menschen mit der spätesten Markreifung (etwa 5.–6. Lebensjahr).

Prämotorischer Cortex

Umfasst Brodmann-Areale 6 und 8.

Brodmann-Areale

Beziehen sich auf eine Hirnrindenkarte, die 1909 publiziert wurde. Brodmann teilt darin die Hirnrinde in 52 Felder. Die unsystematische Nummerierung erklärt sich aus der Reihenfolge, in welcher Brodmann einzelne Hirnregionen untersuchte. Grundlage der Feldergliederung ist ein 6-schichtiger Rindenbauplan als Grundtypus des gesamten Neocortex.

Parietaler Assoziationscortex

Umfasst beim Menschen die Brodmann-Areale 5, 7, 39 und 40. Er liegt zwischen dem somatosensorischen und visuellen Cortex und reicht vom Gyrus cinguli bis in die Sylvische Furche.

Literatur

1. Zeki S (1999) Inner Vision. An Exploration of Art and the Brain. Oxford University Press, Oxford, New York
2. Hess H-P (2003) Musik und Emotion. Wissenschaftliche Grundlagen des Musik-Erlebens. Springer, Wien, New York
3. Baier G. (2001) Rhythmus. Tanz in Körper und Gehirn. Rowohlt
4. Delacroix E (1993) Mein Tagebuch. Diogenes, Zürich
5. Picasso P (1988) Über Kunst. Diogenes, Zürich
6. Wilson FR (1998) Die Hand – Geniestreich der Evolution. Ihr Einfluss auf Gehirn, Sprache und Kultur des Menschen. Klett Cotta, Stuttgart
7. Damasio A (1995) Descartes' Irrtum: Fühlen, Denken und das menschliche Gehirn. List, München
8. Kuckenberg M (2001) Als der Mensch zum Schöpfer wurde., Klett Cotta, Stuttgart
9. Churchland PM (1997) Die Seelenmaschine. Eine philosophische Reise ins Gehirn. Spektrum Akademischer Verlag, Heidelberg, Berlin, Oxford
10. Poizner H, Klima ES, Bellugi U (1990) Was die Hände über das Gehirn verraten. Neuropsychologische Aspekte der Gebärdensprachforschung. Signum Verlag
11. Springer SP, Deutsch G (1998) Linkes/Rechtes Gehirn 4. Auflage. Spektrum Akademischer Verlag, Heidelberg Berlin
12. Fedrizzi E, Avanzino G, Crenna P (eds) (1994) Mariani Foundation Paediatric Neurology series (2 Series). In: Manjo M (ed) Motor Development in Children. John Libbey, London, Paris, Rome
13. Niewenhuys R, Ten Donkelaar HJ, Nicholson C (1998) The Central Nervous System of Vertebrates, Vol 1–3. Springer, Berlin, Heidelberg, New York, Tokyo
14. Passingham R (1995) The Frontal Lobes and Voluntary Action. Oxford Psychology Series. Oxford University Press, Oxford, New York, Tokyo
15. Burgess N, Jeffery KJ, O'Keefe J (1999) The Hippocampal and Parietal Foundations of Spatial Cognition. Oxford University Press, Oxford, New York, Tokyo
16. Schuster M (1997) Wodurch Bilder wirken. Psychologie der Kunst. 3. Auflage. Dumont, Köln
17. Klee P (1987) Kunst – Lehre. Reclam, Leipzig
18. Kandinsky W (1973) Über das Geistige in der Kunst, 10. Auflage. Benteli, Bern
19. Kant I (1977) Kritik der reinen Vernunft I und II, 3. Auflage. Suhrkamp, Frankfurt am Main
20. Hegel GWF (1971) Ästhetik I/II. Vorlesungen über die Ästhetik. Erster und zweiter Teil. Mit einer Einführung herausgegeben von Rüdiger Bubner. Reclam, Stuttgart
21. Posner MI, Petersen SE (1990) A Rev Neurosci 13: 25
22. Rolls ET (1999) The Brain and Emotion. Oxford University Press, Oxford, New York, Tokyo
23. Davidson RJ (2000) Anxity, Depression and Emotion. Oxford University Press

24. Davidson RJ, Scherer KR, Goldsmith HH (2003) Handbook of Affective Sciences. Oxford University Press. Oxford, New York
25. Schmidbauer M (2004) Der gitterlose Käfig. Wie unser Gehirn die Realität erschafft. Springer, Wien, New York
26. Gaffan EA, Gaffan D, Hodges JR (1991) Brain 114: 1297
27. Gaffan D, Gaffan EA (1991) Brain 114: 2611
28. Rudge P, Warrington EK (1991) Brain 114: 349
29. Graff-Radford NR, Tranel D, Van Hoesen GW, Brandt JP (1990) Brain 113: 1
30. von Cramon DY, Hebel N, Schuri U (1985) Brain 108: 993
31. Hodges JR, Warlow CP (1990) Brain 113: 639
32. Lilly R, Cummings JL, Benson DF, Frankel M (1983) Neurology 33: 1141
33. Squire L, Alvarez P (1995) Curr Opin Neurobiol 5: 169
34. Palmini AL, Gloor P, Jones-Gotman M (1992) Brain 115: 749
35. Duvernoy HM (1998) The Human Hippocampus. Functional Anatomy, Vascularization and Serial Sections with MRI, 2nd ed. Springer
36. Nieuwenhuys R, Voogd J, Van Huijzen C (1991) Das Zentralnervensystem des Menschen. Übers. von W. Lange, 2. Auflage, Springer
37. H. Förstl (Hrsg) (2002) Frontalhirn. Funktionen und Erkrankungen. Springer, Berlin, Heidelberg, New York
38. Calvin WH (2000) Die Sprache des Gehirns. Wie in unserem Bewusstsein Gedanken entstehen. Hanser, München, Wien
39. Wirth T (1998) Emotionale Asymmetrien. Theoretische und empirische Beiträge zu emotionalen Funktionen der rechten und linken Gehirnhälfte (WB – Edition Universität, Bd. 6). Wissenschaftliche Buchgesellschaft, Darmstadt
40. Schmidbauer M (2001) Psychopraxis 8: 8
41. Lavie P (1999) Die wundersame Welt des Schlafes. Entdeckungen, Träume, Phänomene. Deutscher Taschenbuch Verlag
42. Carvey PM (1998) Drug Action in the Central Nervous System. Oxford University Press
43. Stein DG, Brailowsky S, Will B (eds) (1995) Brain Repair. Oxford University Press, New York, Oxford
44. Koch T (1996) Lebendig Begraben. Geschichte und Geschichten vom Scheintod. Weltbild, Augsburg
45. Damasio AR (2000) Ich fühle also bin ich. Die Entschlüsselung des Bewusstseins. Econ Ullstein List
46. Aggleton JP (ed) (1999) The Amygdala. A Functional Analysis, 2nd ed. Oxford University Press, Oxford, New York
47. Leonardo da Vinci, zitiert nach Clark K (1969) Leonardo da Vinci. Rowohlt, Reinbek, S. 71 ff
48. Hegerl U (Hrsg) (1998) Neurophysiologische Untersuchungen in der Psychiatrie. EEG, EKP, Schlafpolygraphie, Motorik, autonome Funktionen. Springer, Wien, New York
49. Baumgartner G, Bornschein H, Hanitzsch R, Jung R, Kornhuber HH, Rentschler I, Schober H, Thoden U (1978) Sehen. Sinnesphysiologie III. In: Gauer OH, Kramer K, Jung R (Hrsg) Physiologie des Menschen. Band 13. Urban & Schwarzenberg, München, Wien, Baltimore
50. Gregory RL (2001) Auge und Gehirn. Psychologie des Sehens. Rowohlt, Reinbek
51. Alberti LB (2002) Della Pittura. Über die Malkunst. Herausgegeben von Oskar Bätschmann und Sandra Gianfreda Wissenschaftliche Buchgesellschaft, Darmstadt
52. Barbur JL, Watson JD, Frackowiak RS, Zeki S (1993) Brain 116: 1293
53. Baxandall M (1999) Die Wirklichkeit der Bilder. Malerei und Erfahrung im Italien der Renaissance. Wagenbach, Berlin
54. Tranel D, Damasio AR, Damasio H (1988) Neurology 38: 690
55. Matisse H (1982) Über Kunst. Diogenes, Zürich

56. Max Ernst, zitiert nach Fischer L (1969) Max Ernst. Rowohlt, Reinbek
57. Vasari G (1974) Lebensläufe der berühmtesten Maler, Bildhauer und Architekten. Manesse Verlag
58. Prosiegel M (2002) Neuropsychologische Störungen und ihre Rehabilitation, 3. Aufl., Pflaum, München
59. Ullsperger M. von Cramon DY (2003) Funktionen frontaler Strukturen. In: Karnath HP, Thier P (Hrsg) Neuropsychologie. Springer, S. 505 ff
60. Haase J, Henatsch HD, Jung R, Strata P, Thoden U (1976) In: Gauer OH, Kramer K, Jung R (Hrsg) Physiologie des Menschen, Band 14. Urban & Schwarzenberg, München, Wien, Baltimore
61. Smits Rik (2002) Linkshänder. Geschichte, Geschick, Begabung. Patmos Verlag/ Albatros Verlag, Düsseldorf
62. Geschwind N (1965) Brain, Vol. LXXXVIII, Part I, 237, Part II, 585
63. Cantagallo A, Della Sala S (1998) Cortex 34: 163
64. Cummings JL, Syndulko K, Goldberg Z, Treiman DM (1982) Neurology 32: 444
65. Damasio AR, Damasio H, Van Hoesen GW (1982) Neurology 32: 331
66. Niewenhuys R (1985) Chemoarchitecture of the Brain. Springer, Berlin, Heidelberg, New York, Tokyo
67. Bogousslavsky J, Cummings JL (eds) (2000) Behavior and Mood Disorders in Focal Brain Lesions. Cambridge University Press
68. Patterson P, Kordon C, Christen Y (eds) (2000) Neuroimmune Interactions in Neurologic and Psychiatric Disorders. Researches and Perspectives in Neurosciences Springer, Berlin, Heidelberg
69. Cummings JL (1990) Introduction. In: Cummings JL (ed) Subcortical Dementia. Oxford University Press, New York, pp. 3–16
70. Douglas R, Martin K (1998) Neocortex. In: Shepherd GM (ed) The Synaptic Organization of the Brain, 4th ed. University Press, New York, Oxford, pp 459–509
71. McHugh PR, Folstein MF (1975) Psychiatric Syndromes of Huntington's Chorea: a Clinical and Phenomenologic Study. In: Benson DF, Blumer D (eds) Psychiatric Aspects of Neurologic Disease, Vol. 1. Grune & Stratton, New York, pp 267–285.
72. Selden NR et al (1998) Trajectories of Cholinergic Pathways within the Cerebral Hemispheres of the Human Brain. Brain 121: 2249
73. Albert ML, Feldman RG, Willis AL (1974) The „Subcortical Dementia" of Progressive Supranuclear Palsy. J Neurol Neurosurg Psychiatry 37: 121
74. Charney DS, Nestler EJ, Bunney BS (eds) (1999) Neurobiology of Dementing Disorders. Oxford University Press, New York, Oxford
75. Markesbery WR (1998) Neuropathology of Dementing Disorders. Arnold, London, New York, Sydney, Auckland
76. Filley CM (2001) The Behavioural Neurology of White Matter. Oxford University Press. Oxford, New York

SpringerPsychologie

Manfred Schmidbauer

Der gitterlose Käfig

Wie unser Gehirn die Realität erschafft

2004. X, 185 Seiten. 26 Abbildungen.
Broschiert **EUR 24,80**, sFr 42,50
ISBN 3-211-20319-2

Die klassische Neuroanatomie scheiterte am Versuch, eine Erklärungs-basis für die Gesetzmäßigkeiten von Kognition, Verhalten, Erinnerung und Emotion zu schaffen. Eine Cartesianische Geist-Körper-Kluft verläuft daher mitten durch die Neurologie und Psychiatrie, die erst jetzt mit neuen neurobiologischen Einsichten eingeebnet wird.

Der Autor entwickelt ein anatomisch und neurophysiologisch orientier-tes Verständnis für Gefühle, für die Sexualität, für die trügerische Ge-wissheit von Erinnerung und die Scheinkompetenz der Sprache, aber auch für die Erstarrungstendenzen unseres rationalen Planens und Verhaltens.

Aus dieser Perspektive auf das Leben in Gesundheit und Krankheit zu blicken bedeutet, das eigene Gehirn und seine Funktionen näher ken-nen zu lernen und dabei zu bemerken, dass dieses Gehirn virtuelle Grenzen – einen gitterlosen Käfig – um unseren Lebensraum, um unsere Realität aufstellt, die so echt wirken, dass man nicht auf die Idee käme, sie in eine neue Freiheit zu überschreiten.

SpringerWienNewYork

P.O. Box 89, Sachsenplatz 4–6, 1201 Wien, Österreich, Fax +43.1.330 24 26, books@springer.at, **springer.at**
Haberstraße 7, 69126 Heidelberg, Deutschland, Fax +49.6221.345-4229, orders@springer.de, springer.de
P.O. Box 2485, Secaucus, NJ 07096-2485, USA, Fax +1.201.348-4505, orders@springer-ny.com, springeronline.com
Eastern Book Service, 3–13, Hongo 3-chome, Bunkyo-ku, Tokyo 113, Japan, Fax +81.3.38 18 08 64, orders@svt-ebs.co.jp
Preisänderungen und Irrtümer vorbehalten.

SpringerPsychologie

Horst-Peter Hesse

Musik und Emotion

Wissenschaftliche Grundlagen des Musik-Erlebens

2003. X, 199 Seiten. 17 Abbildungen.
Gebunden **EUR 29,80**, sFr 51,–
ISBN 3-211-00649-4

Einflüsse von Klängen auf Psyche und Körper des Menschen sind seit der Antike bekannt. In diesem Band werden sie in einem umfassenden System beschrieben und erklärt. Der Autor gibt Einblicke in Bau und Funktion des Gehirns und erweitert dadurch das Verständnis für dessen bewusste und unterbewusste Leistungen.

Auf dieser Grundlage werden die komplexen Einflüsse der Musik auf den Menschen und seine Emotionen erklärt. Ein Schichten-Modell der Persönlichkeit zeigt Möglichkeiten auf, wie heilsame Wirkungen der Musik genutzt werden können.

Das Buch wendet sich an Ärzte, Psychologen, Musiktherapeuten und Studierende in diesen Fachgebieten, darüber hinaus aber auch an interessierte Laien. Fußnoten erläutern unmittelbar die wissenschaftliche Fachterminologie und erleichtern so die Lektüre. Ein ausführliches Sachregister macht das Buch gleichzeitig zum Nachschlagewerk, und das Literaturverzeichnis bietet umfassende Hinweise auf weiterführende Literatur.

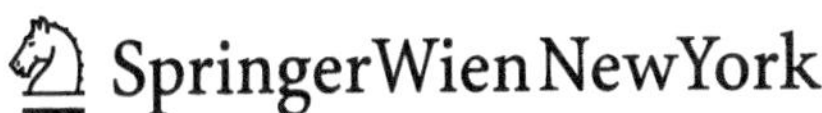

SpringerWienNewYork

P.O. Box 89, Sachsenplatz 4–6, 1201 Wien, Österreich, Fax +43.1.330 24 26, books@springer.at, **springer.at**
Haberstraße 7, 69126 Heidelberg, Deutschland, Fax +49.6221.345-4229, orders@springer.de, springer.de
P.O. Box 2485, Secaucus, NJ 07096-2485, USA, Fax +1.201.348-4505, orders@springer-ny.com, springeronline.com
Eastern Book Service, 3–13, Hongo 3-chome, Bunkyo-ku, Tokyo 113, Japan, Fax +81.3.38 18 08 64, orders@svt-ebs.co.jp
Preisänderungen und Irrtümer vorbehalten.